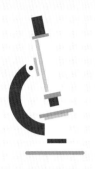

流行病

你需要知道的一○一個病原體圖鑑

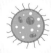

醫檢博士 詹哲豪 —— 編著

晨星出版

從專業的微生物學角度切入
淺談流行病病原體

在詹哲豪博士出版《健康檢查：你需要知道的一〇一個健康檢查知識》時，我們就曾提到詹君於任職本公司的醫檢顧問及研發主任這段時間，對健檢護士及健康管理師的教學不遺餘力，對指導「健檢客戶的諮詢工作」相當精闢又有效率。本公司的健檢護士曾説，她們發現詹博士除了一般健康檢查的項目學有專精外，對於血清學檢驗也特別熟稔且有不同的見地，例如：B型肝炎病毒感染之血清學標記（serologic markers）檢查數據的解釋；C型肝炎的新分子生物檢驗的應用與意義；胃幽門螺旋桿菌檢驗的臨床意義；過敏原特異性免疫球蛋白E檢查；優生婚前健康檢查中的德國麻疹抗體、梅毒血清反應、愛滋病病毒抗體篩檢等。已故的創辦人朱俊興總經理則對她們説：「妳們不知道詹博士在研究所是唸微生物的嗎？後來又到陽明醫技系、微免所及臺北榮總病毒室進修博士。」

二〇一七年底，詹君請全球醫管鑑修出版《過敏：你需要知道的一〇一個過敏知識》、《健康檢查：你需要知道的一〇一個健康檢查知識》時曾説，其實他手上早有一本與流行病、微生物病原體有關的生醫普書。我們看了初稿，發現詹君以他多年的寫作經驗把流行病的傳染病原體寫得如此生動又輕鬆易讀，令人驚豔！所以我們樂於為之鑑修並列為全球醫管預防保健檢查指定用書，也請本公司的健檢客戶或會員特別針對與血清學及微生物檢驗有關的部分輕鬆研讀，相信對相關檢查項目之理解絕對大有助益！

全球醫院管理顧問有限公司　謹識

二〇一八年　夏

用流行病來談微生物病原會更有趣又容易懂

　　回想在醫學院三年級時，學長曾告訴我：「基礎醫學課程的重頭戲之一即是微生物學和實驗，一年共十學分，老師當人不手軟，要好自為之。」這建議我聽進去了，認真上課不缺席，毛遂自薦（時任學藝股長）幫各系同學錄謄老師授課內容，製作精美的「共同筆記」。順利高分修完不必說，還培養出對微生物學的興趣，畢業後直接挑戰更高階的微生物或微生物免疫學研究所。

　　幸運的考上臺大醫學院研究所後，臺灣大學自由開明的風氣令我眼界大開，渡過一生中最享受又愉快的求知時光。修碩士期間，有位唸護理研究所在職班的同學，她替華杏護理出版機構邀約我為他們寫一些護理基礎醫學的教科書（當時內人俞玉潔是我的編輯，此書也要獻給她），戰戰兢兢接下重責，五年內完成《微生物學》、《簡明微生物學》、《微生物學實驗》共三本四冊，等於把多年所讀的醫學微生物及免疫學又複習了一遍。

　　一九八八年拿到學位後，前往陽明醫學院（現陽明大學）及臺北榮總病毒室就任，在劉武哲教授（陽明大學名譽教授、前考試委員）的指導下，從事研究及教學工作六年，大都與組織培養技術、分子生物、中藥材萃取成分抗病毒研究及雷射共焦距螢光顯微鏡的應用有關。一九八八年自北榮首位愛滋病病人體內分離出來的細胞株 HL-CZ（意思為陳先生的人類白血球細胞），我將之養成前單核球細胞株（promonocyte cell line）。其次分株（sub-clone）以我的姓名英文縮寫（當時我的舊名是詹前朕 Ch'ien-Chen Chan）名為 CCC-3、CCC-6，證實可做為體外接種、養殖登革熱病毒及流行性感冒病毒的研究模型。恩師劉武哲把這些年的研究成果投稿於三份英美醫學期刊，以及將 CCC-3、CCC-6 提供給國內外各學術單位研究用並永遠保存在美國的疾病管制中心 CDC，讓我獲得準博士學位及些許殊榮。後來在

二十幾年的臨床檢驗工作，則多著墨於細菌學、血清免疫學檢驗以及過敏原檢查。

三十年來我與這些微生物「關係匪淺」，說專家不敢當（應是什麼都懂一些皮毛的「博」達人），但透過多年的寫作經驗，自認可以把與傳染或流行病有關之微生物的一舉一動、一顰一笑，講得妙趣橫生！

二○一四年的春天，新作《健檢報告完全手冊》付梓之後，一向致力推廣「科學普及化」的晨星出版社，接續與我商議出版傳染病或微生物病原相關的通識書。自多年前的登革熱、SARS 到近年的禽流感、口蹄疫、狂牛症等引起一般民眾的關注，我特別留意到部分的網路文章、新聞報導、談話性節目或所謂醫藥記者名嘴，對這些流行性傳染病的評述常有疏漏或沒那麼精細之處。所以，我們有了出版這本《流行病：你需要知道的一○一個病原體圖鑑》的共識，出版社並將之編輯成「看懂一本通」書系，與拙作《過敏：你需要知道的一○一個過敏知識》、《健康檢查：你需要知道的一○一個健康檢查知識》以及《蟲蟲危機：你需要知道的寄生蟲＆節肢動物圖鑑及其疾病與預防！》同為輕鬆易讀的生醫普書。

我希望憑藉專業又正確的醫學知識，以通俗又淺顯的文筆、報導文學的方式，配合盡心蒐購或重製的圖片，述說一則則與流行性傳染病相關的有趣情事，讓大家明白傳染病或微生物其實並非像「火星文」那麼難懂。也期望對生物醫學有興趣的高中和大學生，能把本書當作課外的輔助讀物（超過一半的內容是課本裡找不到的），在掩書一嘆的剎那間，臺灣未來或許會出現另一位何大一教授（國際知名的愛滋病治療研究權威）或陳定信醫師（享譽國際的臺灣肝炎病毒研究之光）。

最後將本書獻給在第一線從事傳染病防治的醫護及相關人員，希望你們看完書後不吝給我們指正！

詹 哲 豪

二○一八年　戊戌年春

導讀
流行病簡單講

　　我們常說，欲了解某件事、物，先明白它的「名字」比較容易進入狀況，尤其是與科學或醫學相關的英文名詞，大都有拉丁或希臘字源之意義，可幫助我們很快地理解。以本書的主題 epidemic（形容詞「流行的」；當可數名詞為「流行病」、「傳播」、「時尚流行」）或 epidemiology 來說，epi- 的字源是 among/upon/on（之上／身上／有關）；demos- 為 people/human（人／人類）；字尾加 -logy 則是 doctrine/science/study（研究／學問／學科）。組合起來即是「與人類身上有關事物之研究」，用英文解釋為「The study of distribution and determinants of disease frequency in man」。所以，一般對流行病學所下的定義是：研究人類群體之健康狀態和健康或疾病事件之分布情形及其決定因素，並應用科學方法和統計數字之研究成果，以控制健康或疾病問題的一種學科。

　　我們常用六個 D 開頭及一個 F 開頭的英文單字來讓「流行病學」較易進入狀況：disease「疾病」、defect「缺陷」、disability「失能、殘疾、殘障」、death「死亡」、distribution「分布區域」、determinants「決定因素」；frequency「頻率、次數」。綜合起來，流行病學是指：所見某一群體人類的疾病、缺陷、失能殘疾甚至死亡的情事，研究其發生的分布區域、決定因素及頻率。

　　若要進一步說明，則可加上五個 W 及一個 H，what、who、when、where、why 和 how。在 distribution「分布區域」方面了解是什麼、那些人、何時、何地；determinants「決定因素」則是什麼、為何、如何。也可反過來問：what——事件是什麼？陳述如何；who——是什麼族群？性別？年齡？ when——發生的時間？ where——發生的地點？ why——發生的原因？ how——要如何控制。

正常期望值才是重點

再說一次，「流行性／流行病」是指任何一種疾病，它在特定的人、時、地之發生率遠超過「正常期望值（normal expectancy）」而言。研究的基本標準是：1.同一族群同地異時比較。2.同一族群同時異地比較。3.同時同地不同族群比較。以公共衛生的角度，流行病可以是任何一種疾病（並非單純指因微生物感染所引起的傳染病），且無絕對的比較標準。

病例數目多寡，不是流行與否的指標，超過正常期望值，才是流行的條件。所謂的「正常期望值」是指平均值的正常變動範圍，例如同一族群同地異時比較，則採用同一族群同地異時的平均值（需加上生物統計學上的意義和標準）。舉例說明：臺灣五十年已未曾有狂犬病患者，若今天發現一個病例，且為非境外移入者，則狂犬病是否又在臺灣流行？再例如：某小學有三百名學生，若經常約有三十名學生患感冒，而今天罹患感冒的有四十人，是否表示該學校正在流行感冒？

流行病學所探討的是族群疾病的分布狀況，而非某一特定個人的健康狀態，故流行病學又可稱為族群醫學（population medicine）。透過流行病學的研究設計及生物統計的工具，來量化疾病及致病因子的分布。流行現象所談的病例是指某地區所發生的本土病例（endogenous cases），至於外來的病例則不能列入計算。

在流行病學裡有幾個常見且重要的名詞，有必要先說明。

一、散發性（sporadic）：健康事件的發生，偶而分散在不同時間、不同地區。

二、地方性（endemic）：某特定地區其健康事件發生數比其它地區呈經常性的高。也就是說某種疾病在某一地區會經常發生，即為地方性疾病。例如臺灣的烏腳病集中在臺南學甲及北門一帶；新竹縣竹東地區的甲狀腺腫大等。

三、流行性（epidemic）：如上文所述，健康事件的發生數目在某一
　　大範圍地區超過正常期望值。

四、大流行（pandemic）：如果疾病流行在廣大地區且大多數人受到
　　波及，例如流行性感冒則稱之為大流行。或說健康事件的發生數
　　目，同時在世界各地區均超過正常期望值。

流行病的研究範疇

　　被尊為「現代醫學之父」的古希臘（公元前四世紀）醫師希波克拉底
（Hippocrates），他的醫學觀點及研究理論對後世西方醫學的發展有巨大
影響。除了留下眾所周知的相關醫學實驗和理論外，他在流行病學上也有許
多貢獻，我就以希波克拉底為首來簡述流行病學的研究史。

　　希波克拉底曾發表一本著作《論空氣、水和地方（On Air, Waters and
Places）》，裡面提到某種疾病的發生與身體的內在及外在環境有關，如一
年四季之變化、居民的飲食、水質、水源、土質及生活型態、風俗習慣等，
與現代流行病學強調「人、時、地」相符，不過，只缺乏現代公共衛生量化
的概念。

　　生物統計學的鼻祖約翰·葛蘭特（John Graunt，生一六二〇年四月
二十四日，卒一六七四年四月十八日）原是一位英國經濟學家，也是第一位
提出並利用生命表（Life table）概念的流行病學者，呈現出檢視既有資料對
人類疾病的影響價值，並指出大量的生物現象都具有可預測性。

　　威廉·法爾（William Farr，生一八〇七年十一月三十日，卒一八八三
年四月十四日）被尊為現代生統監測之父。最著名的研究例子為對不同職
業死亡率進行比較，得出某些職業的死亡率較高。提出疾病的發生頻率與分
布，族群之界定選擇合適的比較團體，並要考慮會影響研究結果的「干擾因
子」。

　　英國醫師約翰·斯諾（John Snow，生一八一三年三月十五日，卒

一八五八年六月十六日），田野流行病學（field epidemiology）之父，一八五五年發表著名的倫敦霍亂研究。這是一份倫敦地區的自來水汙染情形和霍亂分布的調查研究：兩家水公司的用戶特性（社會階級、性別、工作性質、年齡差異）大致相同（合適的比較團體）的人類自然實驗。利用地圖標出病患的地理分布，找出可能受到汙染的飲用水源，並停止該水源的供應，發現該區疫情即受到控制，因而證實他提出霍亂和飲用水有關的假說，後來被譽為流行病學研究的創始者。

臺灣也有兩大流行病學相關研究的知名例子：甲狀腺腫的防治（食鹽加碘）；西南沿海烏腳病的調查及防治（深水井裡的砷元素與烏腳病的關聯）。

有關流行病學的研究範圍，依時間的進程可分為以下：

一、百年前的傳染性疾病：如霍亂、天花、瘧疾等。根據當時的「細菌說」，研究疾病與病原、宿主及環境特質的關係。

二、過去五十年的非傳染性疾病：如糖尿病、高血壓、惡性腫瘤、腦心血管疾病等。

三、現在的行為流行病學：如酗酒、毒癮、虐待兒童、自殺等行為，造成了相當可觀的社會資源、經濟衝擊。另外，天然災害、工業安全、交通事故等所造成的傷害，也已成為威脅人類健康的重要問題。

人類的健康問題，可以按其病程是急性或慢性；病原（或病因）是傳染性或非傳染性；流行病學的特徵是流行性或地方性等三個層面來加以區分。例如：烏腳病是慢性且非傳染性的地方病；麻疹是急性的傳染性流行病等。流行病學研究的範圍，已涵蓋這所有的可能分類。換句話說，流行病學既研究傳染病也研究非傳染病；既研究急性病也研究慢性病；既研究流行病也研究地方病。

至於慢性病的成因相當複雜，而且有很大的民族性、地域性和時代性差異。相同的疾病在不同的人、時、地，其主要致病因子可能會有所不同。例如原發性肝細胞癌，在中國南部及臺灣，與 B 型肝炎病毒之帶原有密切相關；而在歐美國家，則是與酒精中毒的關係較密切。利用流行病學方法加以研究，可以釐清各種危險因子的相對重要性。慢性病的發生，也牽涉到生活

習慣、健康信念和健康行為的層面，因此，愈來愈多的流行病學研究也針對
與健康有關的社會、人文和行為因素加以探討。

病原體的定義與分類

　　自然界中存在著許多結構簡單、形體微小的生物，在顯微鏡下呈現出多
樣的特性，稱為微生物（microorganisms；microbes）。由於微生物具有
許多獨特的性狀（traits），無法也不易將之歸類為動物或植物。實際上，
微生物與動植物是由共同的祖先演化而來，只是幾億年來，這群微生物沒有
什麼太大的「長進」。

　　十八世紀以前，所有生物只分為植物和動物兩界，直到一八六六年賀
寇爾（R. R. Haeckel）主張，某些微生物應該是不屬於植物或動物而獨立
成一生物界，名為原生生物（Protista）。根據賀寇爾的看法，原生生物
界的成員有藻類（algae）、原蟲（protozoa）、真菌（fungi）以及細菌
（bacteria）。二十世紀中期，利用電子顯微鏡技術進一步觀察細胞的內部
構造，發現細菌的細胞構造較為原始，並沒有任何帶膜的胞器，故稱為原核
細胞（prokaryotic cell）。原蟲和真菌與較高等的動植物細胞相似，細胞核
有核膜包覆著，我們叫它真核細胞（eukaryotic cell）。現今，將所有細菌
族群統稱為原核生物（prokaryotes）。

　　某種動植物疾病，若是由任一形形色色的微生物寄生與傳播所引起的，
可以稱之為病原體（pathogens）。十九世紀末，德國醫師羅伯柯霍（德語：
Heinrich Hermann Robert Koch，生一八四三年十二月十一日，卒一九一○
年五月二十七日）根據實驗，提出「柯霍假說」（Koch's postulate），歸
納出四項判斷特定微生物是否為某傳染病之病因的「病原體法則」如下：

　　一、必須能從患者身上分離出微生物。

　　二、該微生物必須能在試管內（體外）生長成純培養物。

　　三、純培養物接種於實驗動物內可引起類似的典型疾病。

四、從發病的實驗動物身上必須能再次分離出同種的微生物。

　　以當時的科學認知與研究背景，「柯霍法則」適用於絕大多數的細菌感染症，但後來也陸續明白某些如介於細菌和病毒間的特殊病原體、病毒或類病毒等，不完全適用於「柯霍法則」，主因只在這些病原體可能無法輕易於體外培養出來，以及再次於實驗動物身上所表現的病症與人類的典型疾病略有不同，不過，對這偉大的「柯霍病原體法則」來說，仍瑕不掩瑜。

詹哲豪
二〇一八年　戊戌年春

目　錄

壹　病原體是什麼？

貳　皮膚病症

參 上下呼吸道感染

肆 腸胃道病症

伍　肝膽疾病

陸　性接觸傳染病

柒 心血管及腦部疾病

捌 全身性疾病和其他

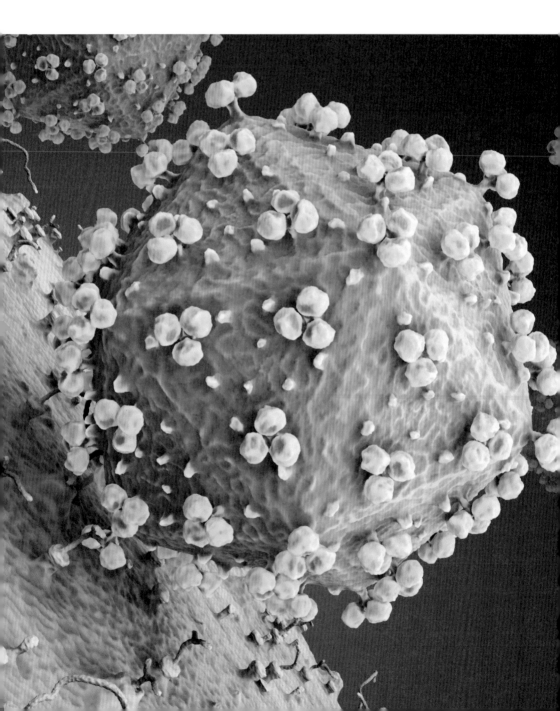

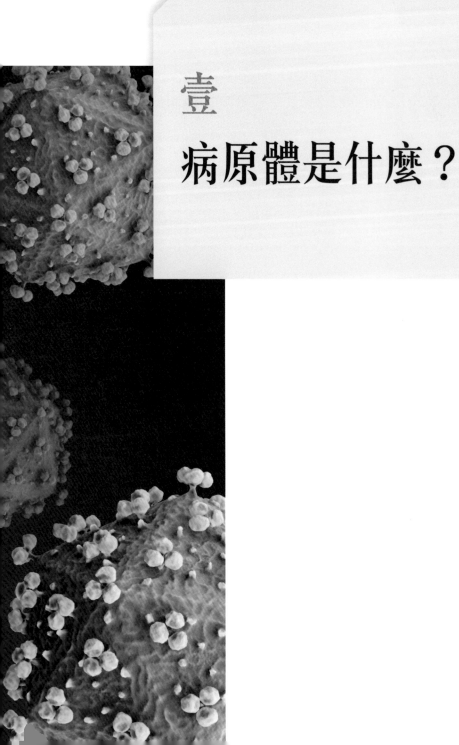

壹

病原體是什麼？

001 黴菌病——真核生物之真菌

黴菌病 Mycoses
醫學上的真菌，即俗稱的黴菌。
存在於大自然各處、土壤；人類、動植物的體內和體表。藉由直接接觸或者透過媒介物傳染。從皮膚、傷口；呼吸道、腸胃道等腔道黏膜侵入人體。潛伏期從數天到幾年依不同病原體及宿主的免疫力而定。

真菌是一群形態較大、不能行光合作用（無葉綠素）的腐生性微生物，無論在大小、形態、結構、細胞核構造及化學組成上都異於細菌，兩者之差異整理於下表供各界參考。

真菌與細菌之比較

特性	真菌	細菌
菌體直徑	4 毫米	1 毫米
細胞核	真核細胞	原核細胞
細胞質	粒腺體及內質網	無胞器
細胞膜	含有麥角固醇	不含麥角固醇（黴漿菌除外）
細胞壁	含幾丁質	胜肽聚糖
孢子	生殖用的有性或無性孢子	惡劣環境時形成
雙形性	有	無
代謝	需有機碳，無專性厭氧	需有機酸，許多厭氧菌

真菌分為單細胞和多細胞兩大類。前者是俗稱的酵母菌，為圓形或卵圓形單細胞，以母細胞產生芽孢而繁殖，並不形成有性孢子。後者具有多細胞的菌絲體，可藉由有性及無性孢子來散播，俗稱黴菌，在醫學上兩者統稱為真菌。

真菌約有五萬多種，廣存於大自然，大部分為腐生菌（自然分解者），一般以引起植物的疾病為主。大約百種的真菌與動物或人類的疾病有關，但只有念珠菌和皮癬菌可在人類間相互傳染。由真菌寄生所引起的疾病稱為黴菌病。

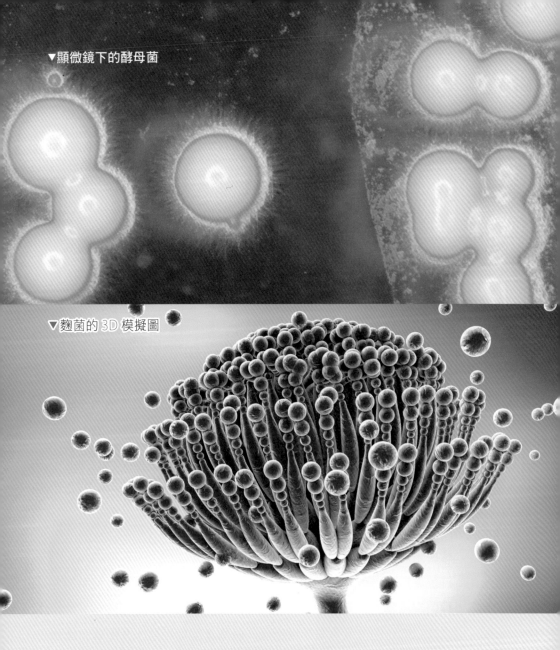

▼顯微鏡下的酵母菌

▼麴菌的 3D 模擬圖

　　當真菌的孢子生長於適合的環境或人工培養基時，會長出發芽管，並形成修長又分枝的細絲，一般稱為菌絲。菌絲有分隔菌絲（大部分）和無隔菌絲（少數）兩類。當菌絲大量生長分枝而形成一叢網狀結構時稱為菌絲體，可分為兩種不同功能的生長菌絲體和空中菌絲體（能生成孢子，又稱為繁殖菌絲體）。菌絲的有無以及菌絲體外形是黴菌分類的標準之一。

002 細菌感染症——原核生物之細菌

原核生物之細菌
一種具有多形性的原核生物。
存在於大自然，偶爾寄生於人類、動植物、節肢動物的體內和體表。分為內生性正常菌叢伺機感染和外來性微生物入侵。從皮膚、傷口；呼吸道、腸胃道等腔道黏膜侵入人體。潛伏期從數天到幾年依不同病菌及宿主免疫力而定。

　　除了大型寄生性蠕蟲可用肉眼或低倍數的解剖「放大鏡」來觀察外，一般「微生物」是指必須使用顯微鏡才能看見的細菌、真菌及原蟲。蠕蟲以公厘（mm）、公分（cm）甚至公尺（m）為測量單位，細菌則是以微米（μm）；病毒以微毫米（奈米，nm）為其大小的表示單位。生物小至細菌大至動植物，都是由最基本的單位——細胞所組成。目前所知最小的細菌為黴漿菌，其直徑只有 0.125 ～ 0.25 微米。多數細菌大小約 1 微米，以光學顯微鏡即可清楚觀察到染色後的菌體形態。細菌以近似真核細胞（動植物細胞）的模式，維持細菌體正常的生理活性，經由染色體 DNA 的複製，將遺傳訊息轉錄成訊息 RNA（mRNA），再將 mRNA 轉譯成蛋白質，這些蛋白質產物則負責執行產生能量、代謝及生化合成等生理機能。

　　細菌依其大小、形態及染色特徵，可大致分為球菌、桿菌及螺旋菌三類，分述如下：

一、**球菌**：單一菌體呈圓形或卵圓形，依其種類及分裂方式不同，常見的菌體排列有成雙、四聯、八聯、長鏈、不規則成叢等。

二、**桿菌**：菌端多為圓鈍或平，菌體呈桿狀或微彎。桿菌的大小不一，因種類的不同，其長度和直徑差異頗大，如球桿狀、圓端狀、鈍端狀、柵狀、雪茄狀、分叉狀、鼓棒狀等。

三、**螺旋菌**：菌體彎曲或扭旋的統稱為螺旋菌，其彎曲程度及數目有所不同，如弧菌只有像逗點一個彎曲；螺菌菌體較硬，有兩至三個彎曲；螺旋體菌體柔軟富彈性，有兩個以上的彎曲。

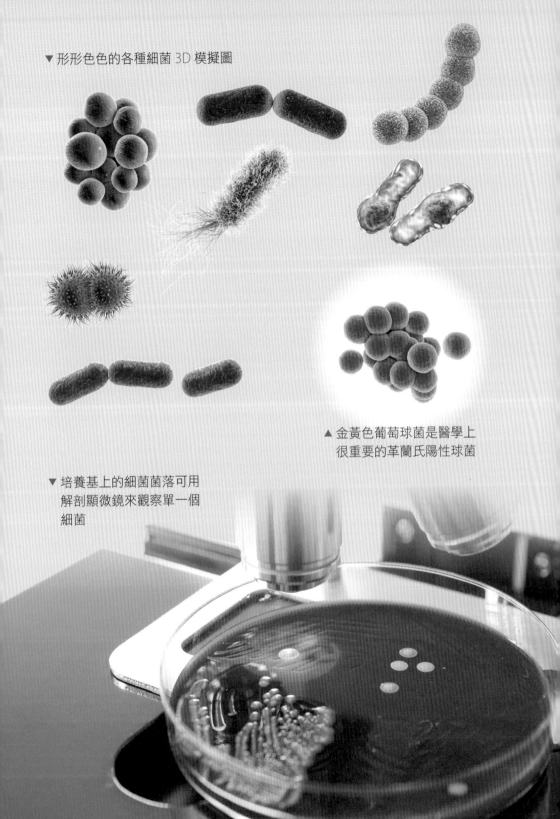

▼ 形形色色的各種細菌 3D 模擬圖

▲ 金黃色葡萄球菌是醫學上
　很重要的革蘭氏陽性球菌

▼ 培養基上的細菌菌落可用
　解剖顯微鏡來觀察單一個
　細菌

由於細菌、真菌或原蟲在光學顯微鏡下幾乎為無色透明，與周圍媒劑間的對比極不明顯，因此要藉助染色將之單獨顯現。最常用的細菌鑑別染色法名為革蘭氏染色法，細菌若保留染劑的結晶紫——碘複合物（呈藍紫色），為革蘭氏陽性菌；細菌細胞壁內的物質被酒精完全脫色，再被對比染劑染成紅色，此為革蘭氏陰性菌。因此，細菌學上常有革蘭氏陽性球菌、革蘭氏陽性桿菌、革蘭氏陰性球菌、革蘭氏陰性桿菌的描述，醫學上較重要的是革蘭氏陽性球菌（GPC）和革蘭氏陰性桿菌（GNB）。

　　雖然細菌小到無法用肉眼觀察，但單一活菌在固態人工培養基上持續增殖分裂所形成的集團物，稱為「菌落」，可用肉眼或放大鏡來觀察。菌落形態因細菌種類不同而有所差異，菌落的觀察包括大小、顏色、形狀、表面、高度、邊緣、黏度、透明度和氣味等，可做為菌屬種類初步鑑別及判定的依據。除了細胞壁外，細菌（原核生物）的構造要比動植物細胞（真核生物）來得簡單。細菌的主要構造大致可分為以下兩大類：

　　一、一般結構：如類核體、細胞質的構造及內容物、細胞膜和細胞壁。
　　二、特殊結構：如莢膜、鞭毛、纖毛（菌毛）以及部分細菌在環境惡劣
　　　　時才會形成的內孢子。

　　細菌在自然界中無所不在，只有少數會對宿主造成傷害。大部分的情況，微生物能與宿主和平共存而無任何病害發生。這是因為宿主體內有足夠的天然抵抗力，可將微生物局限在能夠耐受的部位而成為正常菌叢，如皮膚、口腔上和呼吸道的葡萄球菌；腸道內的大腸桿菌、類桿菌；陰道的乳酸桿菌，絕大多數的正常菌叢分布在大腸。

　　感染是指微生物進入宿主體內或體表的過程，其步驟包含：一、經由容易及適當的管道如表皮黏膜、皮膚傷口、呼吸道、腸胃道和泌尿生殖道入侵宿主，有些可穿過完整的皮膚、黏膜或藉由蟲類的叮咬進入。微生物的表面組成，決定了其是否能黏附到表皮細胞。二、要在宿主體內繁殖。三、有適當的散布管道並另覓新宿主。微生物的感染來源可分為內生性正常菌叢（也就是臨床上常說的伺機性感染）和外來性微生物。後者與疾病的傳播很有關係，常見的有空氣傳染、糞口傳染、經手傳染、直接接觸和其他人為因素等。

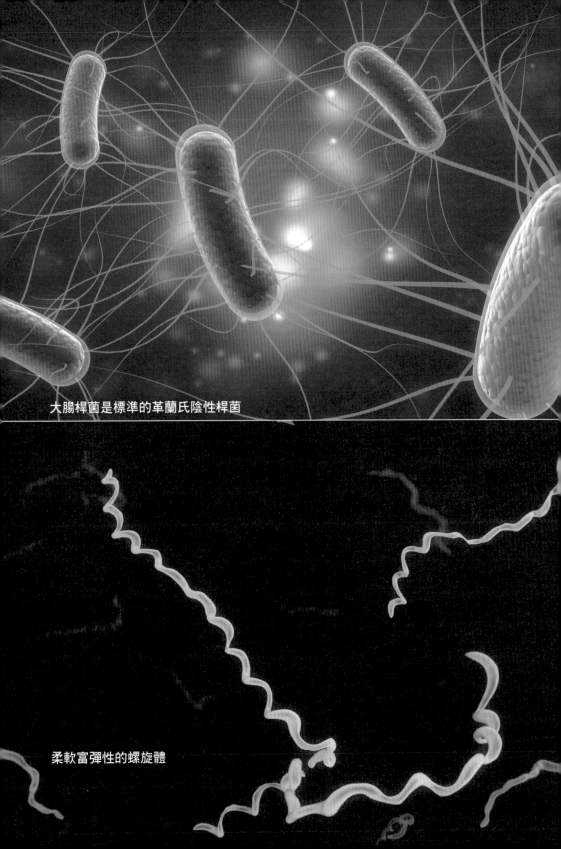

大腸桿菌是標準的革蘭氏陰性桿菌

柔軟富彈性的螺旋體

003 披衣菌病；黴漿菌病——特殊病原體

披衣菌 Chlamydia；黴漿菌 Mycoplasma。
這兩群似細菌的特殊病原體存在於大自然及人類、動物體內和體表。以直接接觸或飛沫傳染侵入眼睛、呼吸道、腸胃道、泌尿生殖道黏膜。潛伏期依不同病原體及宿主免疫力而定，一般約三至三十天。

　　披衣菌是一大群性質類似、無運動性、最簡單的小型特殊細菌，僅能生存於活細胞內，曾被誤認為最大的「不像病毒之病毒」，故過去有「衣原體」之稱。對人類有致病性的披衣菌共有三種，分別是砂眼披衣菌、鸚鵡披衣菌及肺炎披衣菌。

　　由於披衣菌有下列不同於病毒的特性，故在分類上仍屬於細菌。一、不像病毒只有 DNA 或 RNA 其一，而是如細菌具有的 DNA：（脫氧核糖核酸）和 RNA：（核糖核酸）。二、以二分裂法增殖。三、具有與細菌相似成分的細胞壁。四、具有多種新陳代謝活性酵素（病毒沒有）。五、能被多種抗菌藥物所抑制（病毒不會）。至於披衣菌也有一些特性又與細菌不同，例如：一、細胞壁對革蘭氏染色的反應不同於細菌，通常是用金沙氏染色法來染色，初體被染成藍色，而基體被染成紫色。二、無法用人工培養基來培養，屬於絕對細胞內寄生。三、與一般細菌不同，對溫度及化學藥劑的抵抗力較弱。四、與細菌有完全不同又特殊的生殖循環，基本上是經由初體、基體兩種不同菌形體互換所構成。在宿主體內的生殖循環與感染及致病性有關。

　　黴漿菌是一群小型、有細菌特性但沒有細胞壁的特殊細菌，廣泛存於自然界，在人類、哺乳動物及鳥類的呼吸道、泌尿生殖道等處均可發現，只有少數菌種是致病菌。尿漿菌與黴漿菌同為黴漿菌科，其中只有一菌種與人類的泌尿生殖道感染有關。

　　黴漿菌的大小約 0.125 ～ 0.25 微米，能通過一般濾除細菌的濾膜（孔徑 0.2 ～ 0.45 微米），是最小且有增殖能力的自由營生微生物。缺乏堅硬的細胞壁（所以破壞或抑制細菌細胞壁的抗生素如青黴素對其無效），必須

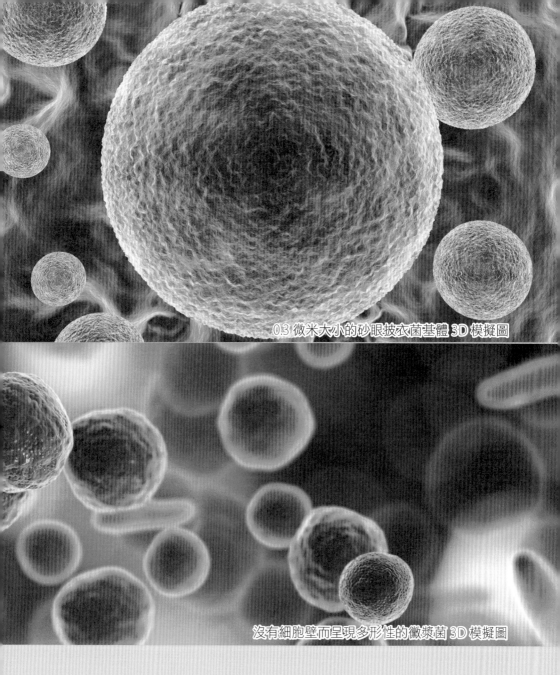

0.3 微米大小的砂眼披衣菌基體 3D 模擬圖

沒有細胞壁而呈現多形性的黴漿菌 3D 模擬圖

要以金沙氏染色法來染色。可在人工培養基內生長,在液態培養液內呈細長狀;固態培養基則常見氣球狀或圓盤狀。大部分的黴漿菌無法運動。典型的菌落為圓形、粒狀表面、中央為暗黑色突起且下層又陷入瓊脂表面的樣式,看起來像是「荷包蛋」。

004 病毒感染症——病毒

病毒感染症 Viral infections
不用林奈氏生物學拉丁屬種二名法命名的簡單生物。
廣泛存在於大自然、人類、動植物上,直接接觸或者透過生物病媒進行傳染。侵入皮膚、呼吸道、腸胃道等腔道黏膜及傷口等。潛伏期從數天到幾年依不同病毒及宿主免疫力而定。

由病毒引起的疾病自古便有,但病毒的發現與研究則只是近百年的事。一百多年前科學家們把罹患某疾病的植物病株汁液,用可以阻擋細菌大小微粒的濾膜過濾,然後發現過濾後的液體仍可感染植物,產生相似的疾病。因此推測這些病株液體內必定含有某種比細菌還微小的東西能引起疾病,於是用「濾過性病毒」來說明這種史無前例的極小病原體。現今大家對極微小的病毒已有概念,不適合再用「濾過性病毒」稱之,因為這可能會引起誤會,以為病毒有「濾過性」和「非濾過性」之分。

病毒是目前已知構造最簡單、最小的生命體,整個病毒顆粒的直徑約從20 到 300 奈米(所有動物病毒中最大的是天花病毒;最小的是小兒麻痺病毒),遺傳物質為核酸(DNA 或 RNA 其一),被裹在一個蛋白外殼內。病毒無酵素系統以合成「生命能量」,因此必須絕對寄生在活細胞內,利用宿主細胞的酵素系統及核醣體進行核酸複製及生長繁殖。當病毒複製完成(核酸複製加蛋白外殼「組裝」好)後,大量的「後代」會從宿主細胞釋出(大多是採破壞細胞的方式,少數是用不破壞細胞的芽出),再感染鄰近或透過血流侵犯其他細胞。

病毒的形態、核酸型式(DNA 或 RNA)以及大小是分類的重要準則。測定病毒顆粒大小的方法最常使用電子顯微鏡技術,觀察到標本裡的病毒後,將影像放大,比對標準度量後可估計其大小。

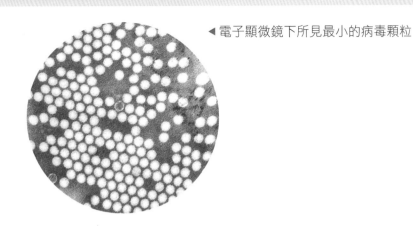

◀ 電子顯微鏡下所見最小的病毒顆粒

單純皰疹病毒
巴爾的摩病毒分類系統第一組（雙鏈 DNA）

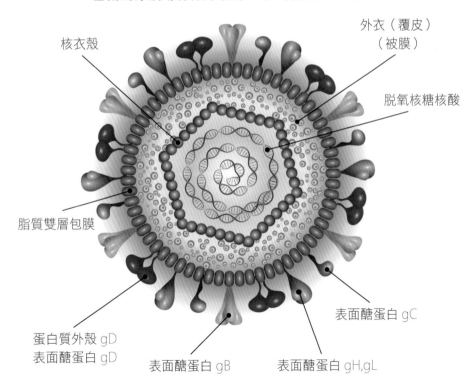

核衣殼

外衣（覆皮）
（被膜）

脫氧核糖核酸

脂質雙層包膜

蛋白質外殼 gD
表面醣蛋白 gD

表面醣蛋白 gB

表面醣蛋白 gH,gL

表面醣蛋白 gC

疱疹病毒是標準的病毒顆粒，有包裹核酸的二十面體蛋白衣，外圍以套膜，上有各種不同的蛋白突出物。

005 類病毒感染症——類病毒與感染性變性蛋白

類病毒感染症 Viroid infections
無法用林奈氏生物學二名法命名的最簡單病原體。
廣泛存在於大自然、人類、動植物上。透過直接接觸或媒介物傳染。例如：誤食病牛羊肉，進行醫療行為或為遺傳所致。其潛伏期很長，一般以年計算。

　　類病毒的核酸 RNA 分子常形成核苷酸（約 245～375 個）內部的鹼基配對，形成一個約 15 奈米長的桿狀 RNA。此 RNA 分子不會產生蛋白質，也無任何蛋白質包裹於外，但此裸露的 RNA 分子卻具有感染力，是一種非典型病毒，主要是造成植物之間的感染，在農業上是一種聲名狼籍的致病菌。類病毒似乎不易感染動物細胞，現今已知只有 D 型肝炎病毒在與 B 型肝炎病毒聯手下才會造成人類感染，所以名為 D 型（D「缺陷」）肝炎病毒的病原體或許是一種類病毒。

　　感染性變性蛋白質簡稱為蛋白子，是一種醣蛋白，分離出來的病原體只有蛋白質而沒有核酸。能通過濾膜並具有感染力，潛伏期很長，故有慢病毒之稱。對一些物理或化學處理皆有抗性，可耐 80℃高溫，抗紫外線、甲醛及蛋白酶。人類或動物感染了蛋白子會引起致命性傳染性海綿樣腦病，使腦組織出現空洞化的海綿樣變化，並有類澱粉樣顆粒堆積，造成漸進性腦功能退化，出現癡呆與活動失調等症狀。感染後往往要經過很長的潛伏期才發病，且不會刺激宿主產生干擾素，人類在出現症狀後半年至一年左右死亡，是一種致死性很高的疾病。

　　動物感染蛋白子所引起的疾病有羊括搔病、傳染性貂腦病、牛海綿樣腦病（俗稱狂牛症）等。人類感染所造成的疾病有庫魯病、賈庫氏病症候群及致死性家族性失眠症。

蛋白子的 3D 化學結構式

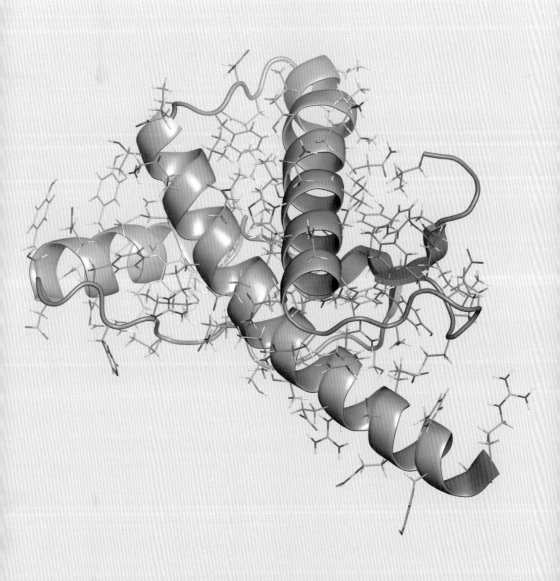

006 寄生蟲感染症——真核生物之寄生蟲

寄生蟲感染症 Parasitosis
從單細胞的各式原蟲到多細胞的線蟲、吸蟲、條蟲。
存在於大自然、人類、動植物、節肢動物的體內和體表。藉由叮咬或主動鑽入來侵入
人體皮膚、呼吸、腸胃、生殖等腔道黏膜及傷口等。潛伏期依不同寄生蟲及宿主免疫
力而定。

　　廣義而言，所有侵犯人體而造成疾病的微生物都可稱作寄生物，但「醫用寄生蟲學」研究的對象，一般僅限於肉眼不可見的單細胞原蟲與較大隻、多細胞的蠕蟲。至於研究節肢動物與人類疾病關係的「醫用昆蟲學」，有時也包含在寄生蟲學探討的範圍內。

　　從生物的起源來看，無論哪一種動物或植物，均是從獨立自由生活的原始生物演化而來。在演化的過程中，某些較低等的生物在生存競爭壓力下，隨著環境發生變化及本身適應能力之差異，逐漸發展出一套以依賴其他生物來獲得生存空間的生活方式，此即所謂的寄生生活。寄生生活的生物統稱為寄生物，被寄生的生物一般稱為宿主。寄生蟲學是研究兩種生物生存關係的學科，了解寄生蟲的形態、分類、生活史及生態等，而「醫用寄生蟲學」則須著重在人類（宿主）是如何受到寄生蟲的感染與寄生、相互關係以及引發疾病時如何診斷、治療和預防等。

　　常見的寄生蟲學相關名詞定義，分述如下：

一、依寄生部位區分為體內寄生蟲和體外寄生蟲。

二、依寄生時間長短區分為暫時性寄生蟲和永久定留性寄生蟲、永久週期性寄生蟲。

三、依宿主需要程度區分為專性寄生蟲和兼性寄生蟲。其他還有感染型寄生蟲和偶然性寄生蟲。至於在宿主方面則需要了解終宿主、中間宿主、保幼宿主、保蟲宿主、帶蟲者及病媒等。

從原蟲、蠕蟲到節肢動物及昆蟲病媒的各種寄生蟲

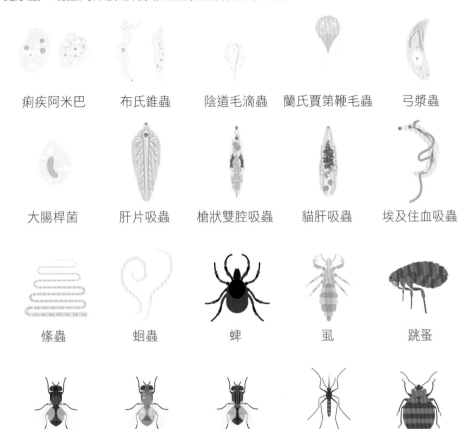

痢疾阿米巴	布氏錐蟲	陰道毛滴蟲	蘭氏賈第鞭毛蟲	弓漿蟲
大腸桿菌	肝片吸蟲	槍狀雙腔吸蟲	貓肝吸蟲	埃及住血吸蟲
條蟲	蛔蟲	蜱	虱	跳蚤
蒼蠅、果蠅等			蚊子	臭蟲

一般醫學上較重要的寄生蟲，其特性可歸納有以下：

一、對動物體外環境的抵抗力較弱，大多在離開終宿主或中間宿主體外後，便難以生存或完成其生活史。

二、對宿主的選擇性較低，因此常有伺機性感染、意外寄生和人畜共通寄生蟲病等現象。

三、生殖能力頗強（生殖方式依種類而異），分為無性及有性生殖兩個世代，有些則兼具而部分只有其一。

四、除了少數線蠕蟲及原蟲外，大部分均需一個或一個以上的宿主才能完成其生活史，以便維持繁衍生物族群的使命。

皮膚病症

007 香港腳的主要病原——絮狀表皮癬菌

絮狀表皮癬菌 Epidermophyton floccosum。
存在於大自然、人類的鞋襪及人體大腿內側上方到鼠蹊部、腳指間及腳掌皮膚。接觸
及透過媒介物（鞋、襪）傳染來侵入人體表皮角質層。潛伏期從數天到幾週依不同病
原體及宿主免疫力而定。

　　群極相近的皮膚癬菌侵犯表層皮膚及其衍生物如毛髮、指甲，但不侵襲深層組織，所造成的疾病稱為表皮黴菌病又名皮膚癬菌病。這些真菌的感染局限於皮膚角質層，僅生成菌絲和關節孢子。利用培養基上的菌落特徵以及玻片培養法所觀察到的分生孢子形態，可將皮膚癬菌分為表皮癬菌、小芽孢癬菌及毛癬菌三屬。

　　表皮黴菌病在臨床上統稱為癬，依病害在身體不同部位而有不同的名稱，香港腳即是腳上長的癬。會造成足癬的病原菌有很多種，以表皮癬菌屬和毛癬菌屬為主，在臺灣較常見的是絮狀表皮癬菌、鬚瘡毛癬菌、紅色毛癬菌三種。

　　表皮癬菌屬之病原菌只有絮狀表皮癬菌一個菌種會感染人類。通常只感染大腿內側上方至鼠蹊部的皮膚，以及趾間、腳掌和指甲，不侵犯毛髮。在培養基上形成絲狀或粉狀、黃綠色之菌落，生長甚慢。在孢子形態方面，鏡檢中可見到一條菌絲上形成 1～5 個卵圓形或棒狀的大分生孢子，孢子壁厚且光滑，大小約 40 微米，孢子內約有 2～4 個橫格，共可分成 3～6 個細胞。

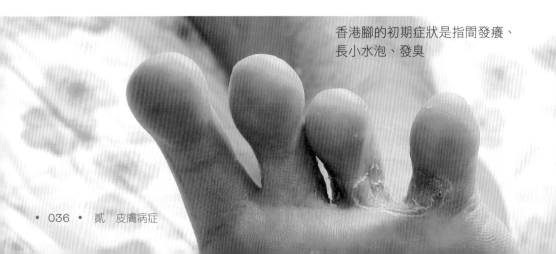

香港腳的初期症狀是指間發癢、
長小水泡、發臭

008 香港腳的另一病原——小芽孢癬菌

小芽孢癬菌屬 Microsporum sp.。

存在於大自然、人類的鞋襪及人體大腿內側上方到鼠蹊部、腳指間、腳掌皮膚。接觸及透過媒介物（鞋、襪）傳染來侵入人體表皮角質層。潛伏期從數天到幾週依不同病原體及宿主免疫力而定。

　　小芽孢癬菌之菌落生長快速，其棉絮狀蓬鬆的通氣性菌絲體會逐漸變成粉末狀，中心呈白色至黃茶褐色。主要的孢子型式是位於菌絲頂端的大分生孢子，外形具大（約 100 微米）且厚壁，呈多橫隔紡錘狀，看像四季豆。各菌種的大分生孢子結構與外觀有其特殊性。此屬癬菌通常只感染皮膚和毛髮，不會侵犯趾甲，常見致病菌有石膏狀小芽孢癬菌、犬小芽孢癬菌及奧杜盎氏小芽孢癬菌。

　　我在臺大醫學院唸微生物研究所時，有一門必修課程「高等醫用微生物學」，其中黴菌學的部分，上課時只見穿著白袍的老教授，手拿四支不同顏色的粉筆（當時已有幻燈機、投影機棄而不用），口沫橫飛加手舞足蹈，在黑板上畫出各種病原黴菌的菌絲或分生孢子，如數家珍般述說著他的「口袋寶貝」，令人永生難忘！這位呂耀卿教授是國內知名的皮膚科權威。聽同學說呂醫師手邊有一本圖譜（後來集結出書《中國人皮膚病圖譜》）被實習醫師們視為皮膚科「聖經」。

　　現今，有愈來愈多的醫師選擇「不痛不癢」、醫療糾紛少、「市場需求（若加上醫美）」頗大的皮膚科做為終生職科，他們戲稱：「你想開業不愁吃穿，一本呂 P 的圖譜就夠了！」

009 灰趾甲的病原——毛癬菌

毛癬菌屬 Trichophyton sp.。
存在於大自然、人類的鞋襪及皮膚、毛髮、腳指間、腳掌皮膚。藉由接觸及透過媒介物（鞋、襪）傳染來侵入皮膚、毛髮和趾甲。潛伏期依不同菌種生長代謝速率而異，原則上數天到幾週。

　　毛癬菌之菌落為粉狀或顆粒狀，顏色介於淺黃和玫瑰紅之間。毛癬菌能侵犯皮膚、毛髮和指甲，菌種繁多，每種毛癬菌的菌落形態與顏色不盡相同（特徵受到培養基的影響），醫學上較重要的毛癬菌往往以菌落特徵來進行分類。臨床上常見的致病菌有鬚瘡毛癬菌、紅色毛癬菌、匐行疹髮癬菌及許蘭氏髮癬菌。

　　長期不癒（不去管它）的足癬可能會使趾甲也受到牽連，趾甲變黃、變脆、增厚及破裂，即為灰指甲，正式病名甲癬。灰指甲不痛不癢，也沒有任何不適，只有「心理」層面問題——女孩子無法塗擦美美的指甲油，穿露趾高跟鞋出門而已。

　　小朋友的皮膚角質層有一種酸性化合物，可抵抗表皮癬菌和毛癬菌的寄生，但青春期後可能是受到賀爾蒙的影響，此有機酸會消失，所以才有「香港腳是全世界最盛行的皮膚癬病，多發生於成人」一說。

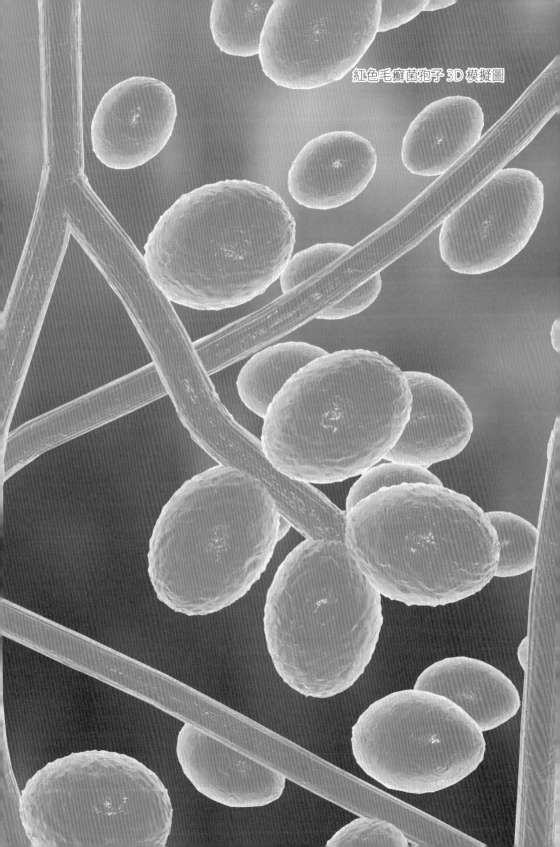
紅色毛癬菌孢子 3D 模擬圖

010 體癬的病原——毛癬菌和表皮癬菌

毛癬菌 Trichophyton；表皮癬菌 Epidermophyton。
存在於大自然、人類身上的皮膚。藉由接觸及透過衣物進行傳染。通常只侵入皮膚和
毛髮。潛伏期依不同菌種生長代謝速率而異，原則上數天到幾週。

　　造成人體皮膚斑癬的表皮黴菌相當繁雜，醫學上常以黴菌寄生的部位、特色或病灶之形態特徵來命名，常見的致病真菌有各種毛癬菌、表皮癬菌、小芽孢癬菌、花斑癬菌（糠粃馬拉色氏菌）、分枝胞子菌等。

　　錢癬是身體不具毛髮部分的皮膚癬病，致病原包括了許多種毛癬菌和表皮癬菌。病害處通常在體表，呈現出圓環狀病灶，故有圓癬或體癬之別稱。病灶中心為清楚的鱗屑結構，外圍具擴展的紅色邊緣且常見有小水泡，如果長在股間的錢癬又名為頑癬或股癬。

　　除了皮膚癬菌感染所造成的癬病外，其他少數真菌亦可引起各種表皮癬病，例如：

一、俗稱白砂毛、黑砂毛的毛幹結病。

二、流行於熱帶、亞熱帶地區，由渦絞毛癬菌所引起的渦紋癬。

三、俗稱汗斑的花斑癬，是由糠粃馬拉色氏菌感染所引起。

四、病原菌為分枝胞子菌屬的黑癬。

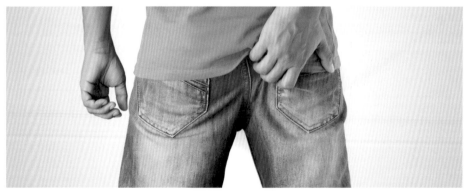

跨下癢常是股癬所造成，嚴重時會延伸到臀部

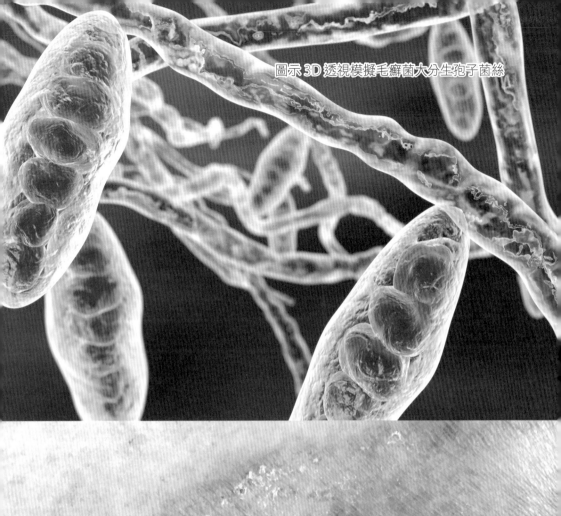

圖示 3D 透視模擬毛癬菌大分生孢子菌絲

體癬的圓環狀病灶

011 頭癬的病原——小芽孢癬菌和毛癬菌

小芽孢癬菌 Microsporum；毛癬菌 Trichophyton。
存在於土壤、人身上的頭皮、毛髮。藉由接觸及透過媒介物（衣、帽子、毛巾）進行
傳染。通常只侵入皮膚和毛髮。潛伏期依不同菌種生長代謝速率而異，原則上數天到
幾週。

　　皮膚癬病的病原黴菌若侵襲頭髮或頭皮則為頭癬，又稱作髮癬、頭皮之錢癬。

　　在臺灣，較常見的頭癬病原菌有鐵繡色小芽孢癬菌、堇色毛癬菌及許蘭氏毛癬菌。前兩者的菌落呈現特殊的鐵繡色和紫色；後者引起的頭癬又名為黃癬，在受感染毛囊周圍可形成杯狀痂皮或疤痕，聞起來有鼠尿味。

　　另外，少數較敏感的患者會產生明顯的發炎反應，類似化膿性感染，稱為頭膿癬，這些類似化膿或痂皮等較嚴重的頭癬，即為民間所稱的「癩痢頭」（中國明朝開國皇帝朱元璋小時候曾短暫出家做和尚，野史傳說朱元璋當時患有癩痢頭）。頭癬常見於古早衛生習慣不良或貧窮家庭的小孩，如果是小芽孢癬菌的感染，一般到青春期時會自然痊癒，這與人體表或毛囊內的有機酸之有無或分布有關，青春期後頭皮內所分泌的有機酸具有抗小芽孢癬菌的能力（這是成人為何不易長頭癬的原因）；若為毛癬菌屬的感染，不去理它則可能一直持續到成人。

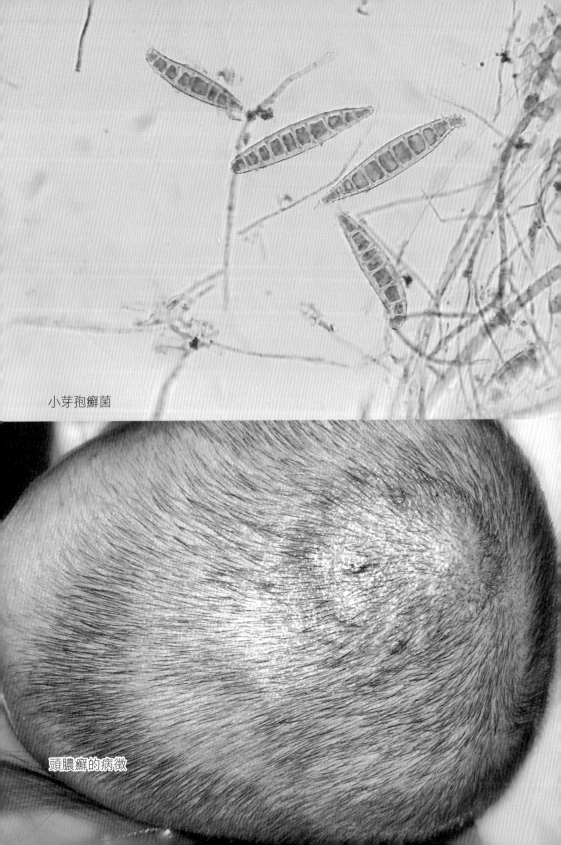

小芽孢癬菌

頭膿癬的病徵

012 已被人類滅絕的病毒——天花病毒

天花病毒 Smallpox virus 或稱痘症病毒 Variola virus。
存在於人類的黏膜組織內。飛沫傳染或接觸痘疹的分泌物會侵入呼吸道或皮膚黏膜，
潛伏期約十至十四天。

　　痘病毒屬於痘病毒科，是所有動物病毒中最大且構造最複雜的。痘病毒科包含六個病毒屬，其中只有三種與人類的疾病有關，分別是天花病毒或稱痘症病毒；牛痘病毒及傳染性軟疣病毒。痘症又分成兩類，一為大痘症也就是天花；另一是小痘症又稱作類天花。

　　病毒顆粒呈磚形或卵圓狀，大小約 230×300 奈米。外層是脂蛋白膜，圍入兩個含蛋白質的側體，並具有一個啞鈴狀的厚膜核心。核心內為分子量很大的雙股 DNA 基因體。可耐受乾熱好幾個月，但在潮溼狀態下，60℃十分鐘即被破壞。除了酒精、乙醚、氯仿之外，對化學或物理的作用甚有抵抗力。痘症病毒的天然宿主只有人類，實驗動物模式可人為感染猴子。病毒易於十至十二天的雞胚絨毛尿囊膜內生長，產生白色的小痘班。所有痘症病毒的內部核心含有一種共同抗原，名為核蛋白抗原，除了這結構蛋白外，還有一些血球凝集素（脂蛋白複合物）及可溶性抗原（病毒體內的多胜肽）。病毒之 DNA 是在宿主細胞的細胞質中複製，產生嗜伊紅性的包涵體，至於病毒的組裝也在細胞質內進行。

　　痘症病毒繁殖快速，能在空氣中以驚人的速度傳播。病毒侵入呼吸道黏膜後經淋巴或血液而至網狀內皮細胞進行二度增殖（即約十二天的潛伏期），最後經由血流（強烈的病毒血症）侵犯身體各處黏膜、皮膚。疹病出現前會有一至五天的發燒、頭痛、噁心、嘔吐與不適等全身症狀，約兩至三天燒退後，開始出現天花的臨床皮膚症狀。

　　「古典微生物學」所發展出來的「種牛痘」對預防病毒感染相當有效，成功杜絕了天花的流行。由於人類是天花病毒唯一的天然宿主，加上只有一

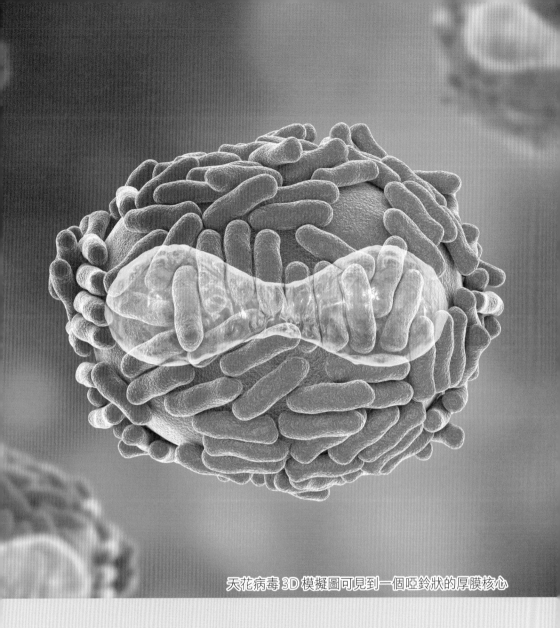

天花病毒 3D 模擬圖可見到一個啞鈴狀的厚膜核心

種血清型且感染了天花一定發病（沒有所謂的健康帶原者），所以病毒容易被免疫系統「圈住」並被消滅。聯合國世界衛生組織 WHO 於一九六七年提出一項全球性的「天花滅絕運動」，一九七八年十一月十三日，WHO 宣布天花已完全自地球上消失，此為歷史上第一個被人類滅絕的傳染病病原體。目前世上僅有的天花病毒被冷凍保存於美國的疾病管制中心 CDC 和俄羅斯莫斯科某研究中心。

013 困擾中老年人的「皮蛇」
——水痘帶狀疱疹病毒

水痘帶狀疱疹病毒 Varicella-zoster virus；VZV。
存在於人類的黏膜組織內。經由空氣、接觸或汙染物而傳染。由上呼吸道黏膜進入體內。潛伏期約兩至三星期，有輕微發燒，接著身軀上出現丘疹，並沿中央線向頭部及四肢擴散。

目前已知約有八十種的疱疹病毒，七種與人類的疾病有關。其一的水痘帶狀疱疹病毒（VZV）是水痘和帶狀疱疹的病原，帶狀疱疹是水痘的溫和復發疾病。病毒的形態、構造與單純疱疹（參見右頁）極為相似，性質不甚穩定，但活力較強。水痘極易散布，經由空氣、接觸或汙染物而傳染，由上呼吸道黏膜進入體內，先在網狀內皮系統繁殖，之後隨血液循環由軀幹散布至四肢的皮膚，並在上皮細胞大量增生，產生水泡。

水痘常見於小朋友，發生率以兩至八歲幼童最高，家庭和學校是主要的傳播環境。潛伏期約兩至三星期，有輕微發燒，接著身軀上出現丘疹，並沿中央線向頭部及四肢擴散。之後三至四天連續出現成群的新鮮水泡疹，後來可能全身同時見到丘疹、水痘及水痘乾化所形成的痂皮（女兒小時候發水痘時我都有全程觀察，發現與書上所載的差不多）。水痘自然痊癒後通常不會留下疤痕，這點與天花不同。

水痘是一種很溫和的疾病，幾乎每年都有水痘發生，無明顯的季節分布。死亡率低，具有典型的病毒疾病自限性，出現併發症的機會很少。免疫機能有缺陷的幼童或新生兒感染水痘通常較危險，可能會導致全身性感染，死亡率可達 20% 以上。婦女懷孕時若感染水痘，可能會影響胎兒，此即先天性水痘症候群，嚴重時會導致流產。

水痘較少產生嚴重的症狀，只要善加照顧即可，要注意不要抓破水泡，以免造成細菌感染。免疫機能較差的患者可使用樂威素、免疫球蛋白或干擾素等來減輕症狀。自然感染或經過疫苗接種後可產生抗體，終生免疫力。

單純皰疹病毒
巴爾的摩病毒分類系統第一組（雙鏈 DNA）

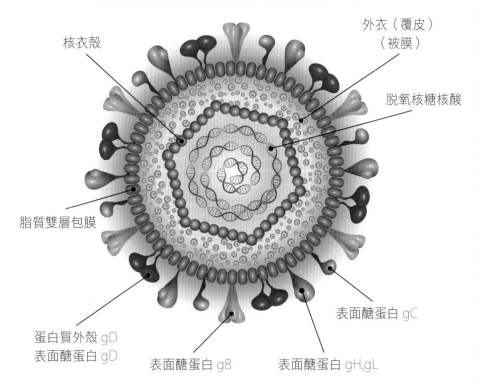

核衣殼

外衣（覆皮）
（被膜）

脫氧核糖核酸

脂質雙層包膜

蛋白質外殼 gD
表面醣蛋白 gD

表面醣蛋白 gB

表面醣蛋白 gH,gL

表面醣蛋白 gC

▲ 所有皰疹病毒科成員，如水痘帶狀皰疹病毒的顆粒結構都類似

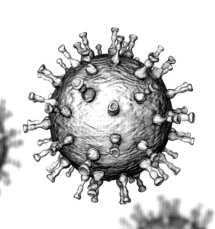

◀ 水痘帶狀皰疹病毒 3D
模擬圖

俗稱「皮蛇」的帶狀疱疹

　　罹患過水痘的幼童（現今三十歲以上的成人幾乎全數在小時候都曾感染），若體內的病毒未被免疫系統完全消滅，則會進入背根神經節長期潛伏，在若干年後會經由一些不名的原因（如免疫失調、精神上的壓力、刺激）而復發。

　　帶狀疱疹沒有明顯的潛伏期，在發熱和全身不適的前驅症狀後，沿著感覺神經所分布的皮膚或黏膜會產生疼痛，數天後迅速出現成群的水泡，位置多在額頭、胸口、腹腰部或大腿，俗稱「皮蛇」。病症可能會持續數週，年齡愈大發病率愈高，臨床上所見，大約一半左右的病例是五十歲以上的長者，免疫機能不良的人可能會導致嚴重的病症。

長在幼童背上的水痘

成人後腰上的皮蛇（帶狀疱疹）

014 一生總要發一次——麻疹病毒

麻疹病毒 Measles virus。
存在於人類及猴子的呼吸道黏膜組織內。靠呼吸道飛沫傳染來侵入呼吸道黏膜。潛伏期約十天，再經過三至四天會出現全身紅疹。

　　麻疹病毒屬於副黏液病毒科，病毒的直徑約 120 ～ 200 奈米，為不規則的顆粒狀。核酸形態為單股一條環狀 RNA，核蛋白不分段，呈螺旋狀，直徑 13 ～ 18 奈米。對熱及一些化學藥劑較敏感，加熱至 56℃即可破壞病毒，在 37℃下只能存活兩小時，於室溫則可保存數天，在 -70℃則可保存很久。易在雞胚、猴腎或人類的養殖細胞內生長，六至十天後可見有多核巨細胞或細胞退化成紡錘形之細胞病變，染色觀察並可見到嗜酸性包涵體。病毒缺少神經胺酸酶活性，其血球凝集素只對猴子或狒狒的紅血球有作用，在 37℃時會引起紅血球凝集現象。麻疹病毒只有一種血清型，病毒抗原與其他人類的副黏液病毒無交叉反應。

　　麻疹病毒的天然宿主只有人類及猴子等靈長類動物，疾病主要是藉由呼吸道（飛沫）傳播，傳染性極強，無論任何年齡群皆易受到感染。麻疹病毒引起孩童全身性疾病之致病過程及臨床症狀如下：由感染（病毒自呼吸道進入宿主體內，在呼吸道黏膜上皮細胞內繁殖）至發燒之潛伏期大約是十天，再經過三至四天，會出現前驅症狀（此時為初期病毒血症，病毒進入淋巴細胞、結膜、淋巴結、呼吸道、腎臟之細胞。透過鼻咽分泌物、尿液、眼淚傳播），有發燒、咳嗽、打噴嚏、眼睛發紅、結膜炎及頰部口腔黏膜上的柯氏斑點（中央灰白而周圍紅暈之丘疹。此斑點最為特殊，可做為麻疹的臨床診斷依據）。接著，症狀逐漸消失直至出現全身紅疹，但咳嗽可持續至恢復期。之後，病程進入後期病毒血症，病毒侵入皮膚、淋巴結，當宿主開始產生免疫力時，此為約十天的「紅疹期」（紅疹與宿主的免疫力有關）——前額及顏面最早出現紅疹（一至兩天）；自胸部、軀體蔓延至四肢（兩至四天）；

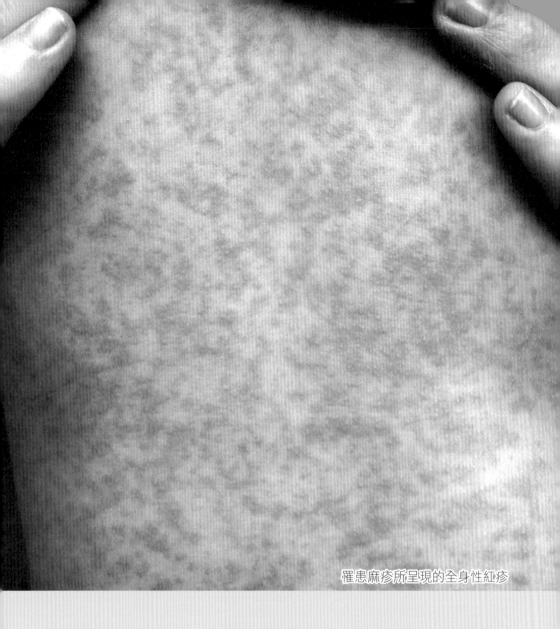

罹患麻疹所呈現的全身性紅疹

全身的紅疹變為紅棕色（五天內）且逐漸消退。兩成的病例有細菌性感染之中耳炎、支氣管炎、肺炎等併發症。最後病症因免疫力發揮作用而排除（中和）了病毒（恢復期），宿主獲得終生免疫力。

015 德國人得的麻疹？ ——德國麻疹病毒

德國麻疹病毒 Rubella virus。
存在於大自然及人、猴類的呼吸道黏膜內。靠呼吸道飛沫傳染來侵入呼吸道黏膜。由感染至發燒到全身出現紅疹約十六至十八天。

　　套膜病毒科中，在醫學上較重要的病毒為阿法病毒屬與風疹病毒屬，其中風疹病毒屬中的德國麻疹病毒並不屬於節肢動物媒介病毒，在致病性與流行病學上類似麻疹病毒。

　　德國麻疹病毒的病毒顆粒為卵圓形，外有雙脂層之套膜，直徑大小約 60 奈米，具有二十面體對稱之核蛋白，內含一條單股正向 RNA。病毒較不安定，對乙醚、氯仿等化學藥劑敏感。在套膜上有兩種蛋白質與一些長約 5～6 奈米的突起物，與血球凝集素有關，可凝集新生雞、鴿子、鵝與人類 O 型的紅血球，凝集後不會自然脫離。

　　德國麻疹病毒是由飛沫傳染而侵入上呼吸道黏膜，潛伏期約十六至十八天，病程短且較溫和。潛伏期過後的早期症狀為淋巴結腫大、疲倦、鼻咽炎及溫和的結膜炎。這些前驅症狀只持續一至兩天，接著是臉部出現鮮紅且分立的斑點狀紅疹，向軀幹和四肢伸展。紅疹會在兩天內完全消退，很少超過三天以上。年紀愈小的臨床症狀較不典型，年紀愈大愈典型。

　　先天性德國麻疹是指孕婦在懷孕期間感染了病毒，病毒會通過胎盤而侵襲胚胎細胞，造成胎兒的畸形與疾病。據統計，孕婦愈早（三個月內）受到病毒感染，導致流產或胎兒發生嚴重畸形的機會愈大。出生後，嬰兒的死亡率約兩成。最常見的畸形病徵有小頭、白內障、視網膜病變、半聾或全聾、心臟血管缺陷及心智遲滯等，其他非屬於畸形的病症有紅疹、腦炎、肝脾腫、肺炎、貧血、血小板減少、長骨密度不足、生長緩慢等。

　　德國麻疹病毒只有一種血清型，感染後可終生免疫。母親體內的抗病毒抗體可傳給胎兒，使其具有四至六個月的保護作用。

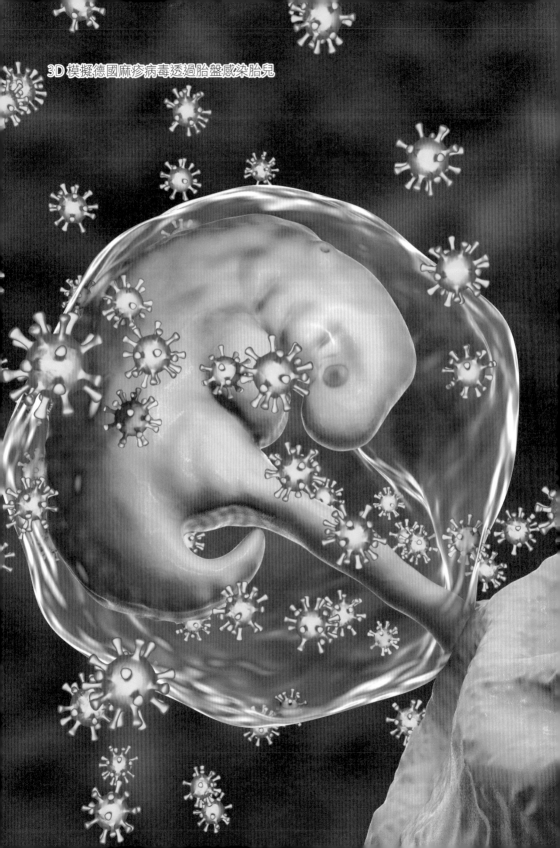
3D 模擬德國麻疹病毒透過胎盤感染胎兒

016 跟著人類走過冰河時期的 寄生蟲——疥蟎

疥蟎 Sarcoptes scabiei。
存在於人類的皮膚上，透過附著有蟲體和蟲卵的衣物或床被單而傳染。雌蟲啃食皮膚角質層。潛伏期與感染疥蟎的數量和活躍性有關，造成劇癢的時間約兩至六星期。

　　疥蟎（又名疥蟲）在分類上屬於蜘蛛綱，感染人類的疥蟎只有一種（與貓狗的疥蟎不同）。雌疥蟎在皮膚表面與雄蟲交配後，會啃食角質層以獲取能量並方便產卵。所謂的潛伏期與感染疥蟎的數量及活躍性有關，一旦交配產卵且大量孵化後，因啃咬表皮造成劇癢的時間約兩至六星期。疥蟎的「挖掘活動」及蟲卵在孔穴裡的存在，使得皮膚出現類似過敏反應的癥狀，伴隨難忍的奇癢。由於疥蟎喜歡在夜間活動，晚上睡覺時癢感尤劇（秋冬天蓋被子，體溫上升更利於疥蟎活動），甚至使人無法入睡。這種刺癢感迫使患者忍不住地搔癢，進而導致疥蟎或蟲卵經由手指傳染到其他地方，最終遍布身體各處。「不上人臉」是因臉部皮膚少皺折，裸露於外，體表溫度低。

　　疥瘡在皮膚上的表現非常多樣化，最常見的就是無數約 1～2 公厘大小的全身散布性丘疹。這些疹子最常分布在柔軟的皮膚，例如指縫；手腕、手肘內彎曲側、腋下、腹部及鼠蹊、生殖器附近。運氣好的話，可以看到疥蟎在皮膚上挖掘的小隧道。這時，刮皮屑在顯微鏡下檢查，若看到疥蟎的話，就可確立診斷。

　　疥瘡是具有高傳染性、古老的皮膚瘙癢病症，在一般門診中時有所聞。再加上其臨床表徵與許多皮膚病如溼疹、昆蟲咬傷等不易區分，所以，皮膚科醫師細心的問診和檢查，對診斷疥瘡來說特別重要。疥瘡的防治，我認為有「一難、一易、一重要」。臨床診斷要特別留心（難），疥蟎、蟲卵從人體身上驅除或殺死很容易（抗疥膏易用又有效），最重要的是防止散布。

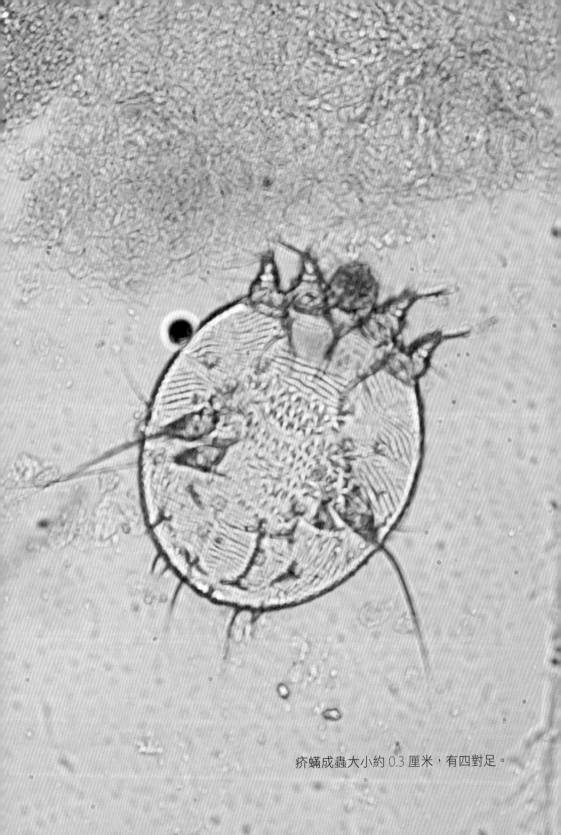

疥蟎成蟲大小約 0.3 厘米，有四對足。

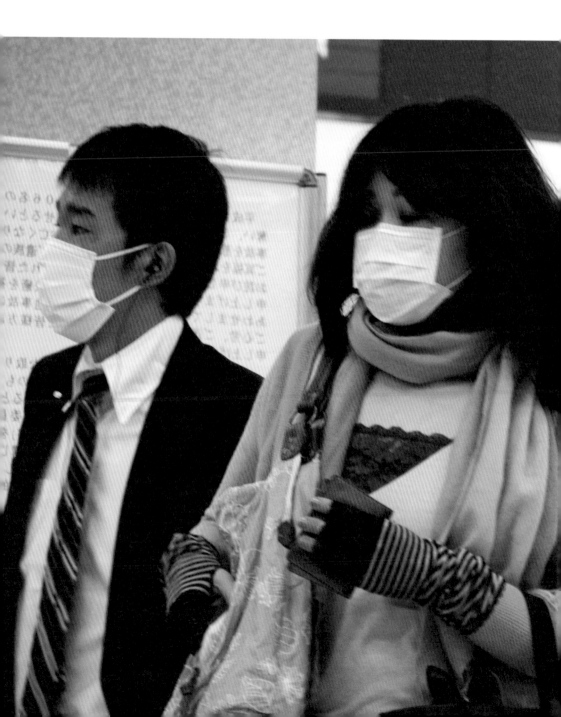

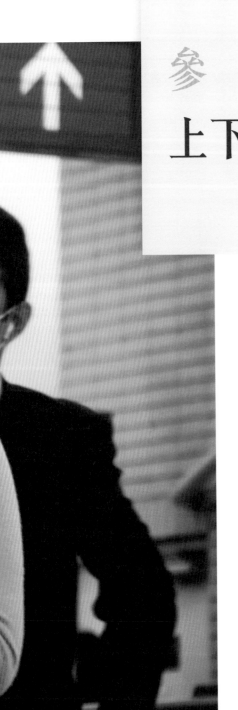

參

上下呼吸道感染

017 常被忽略的法定傳染病病原
——肺炎鏈球菌

肺炎鏈球菌 Streptococcus pneumoniae。
廣存於水中、灰塵、牛奶、動物糞便、人類的咽喉。藉由直接接觸分泌物或飛沫傳染來侵入呼吸道黏膜。潛伏期視個體的免疫抵抗力而定，原則上三天到兩星期。

除了葡萄球菌外，另有一群名為鏈球菌的細菌，均為醫學上非常重要的革蘭氏陽性球菌（GPC），由於這些細菌侵襲人體以造成化膿性感染為主，故又簡稱化膿球菌。其中有一種名為肺炎鏈球菌，易造成幼童及成人的大葉性肺炎，為常被忽略的第四類法定傳染病——侵襲性肺炎鏈球菌感染症。

肺炎鏈球菌昔日被稱為肺炎雙球菌，為典型的革蘭氏陽性球菌。形狀呈橢圓矛頭狀，在痰或膿內有時以單個或短鏈狀排列。具有明顯的莢膜、無芽孢及鞭毛，大多為需氧菌或兼性厭氧菌。生長溫度以 37.5℃為佳，100℃加熱五分鐘可將之殺死，牛奶中的致病性鏈球菌可用巴氏滅菌法消毒。培養時需要有血液或血清才能生長，最適合的 pH 值為 7.6 左右，生長溫度以37.5℃為佳，10%的 CO_2 可助其生長。在血液瓊脂培養基上培養一至兩天後，會出現圓小、扁平、1～2 公厘半透明的菌落。

肺炎鏈球菌細胞壁的組成物為磷壁酸。當細菌分裂及細胞壁水解時，磷壁酸的膽鹼會促進細菌自溶。肺炎鏈球菌莢膜的成分為具型特異性的多醣體，抗血清若與細菌同型，實驗時菌體莢膜會出現莢膜腫脹現象。在固體培養基上，有毒力的肺炎鏈球菌具有莢膜，呈平滑型（S 型菌落）；無莢膜者則為粗糙型（R 型菌落），無致病力。

鏈球菌有許多細胞壁抗原，較重要的有 C 醣體、M 蛋白質、莢膜抗原等。龐大的溶血性鏈球菌菌群可用藍氏血清學法（Lancefield）將鏈球菌分成 A～H 及 K～U 等族，以 A、B、D 族較為重要。大部分具有致病性的溶血性鏈球菌如化膿球菌，屬於 A 族鏈球菌。

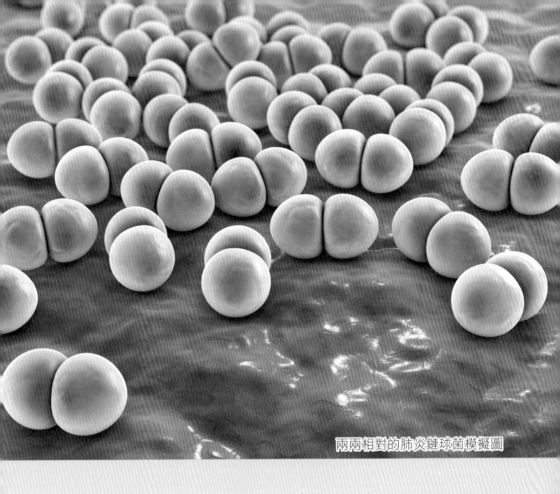

兩兩相對的肺炎鏈球菌模擬圖

　　S 型肺炎鏈球菌的莢膜能抵抗各類吞噬細胞，可稱為毒力菌株，具有侵入力，能在組織內增殖。肺炎鏈球菌藉由下列方式由人的鼻咽喉擴散至肺、鼻竇、耳、腦膜等器官。致病性肺炎鏈球菌可寄生於呼吸道內而不引起疾病（可稱為健康帶原者），主要是因為呼吸道黏膜具有天然的抵抗力。當個體的抵抗力減低時，細菌可能被吸入肺泡，聚集在肺下葉內增殖而引起肺炎等疾病。所引起的大葉性肺炎，在寒冷季節的發病率較高。大葉性肺炎之症狀為 39 ～ 40℃的高燒、發寒、胸膜尖端疼痛、咳嗽、痰中帶血成鐵鏽色或具惡臭，若延遲治療易導致死亡。另外，約有 25％的患者，細菌可能侵入腦膜（造成腦膜炎）、耳鼻（引發鼻竇炎、中耳炎）、心內膜炎，以及化膿性關節炎等併發症。

018 喉嚨內的白色「皮革」？
——白喉棒狀桿菌

白喉棒狀桿菌 Corynebacterium diphtheriae。
只存於人類的咽喉、傷口、皮膚。皮膚直接接觸分泌物或飛沫傳染以及藉器物間接傳染。侵入皮膚或呼吸道黏膜。潛伏期視個體的免疫抵抗力而定，原則上兩至五天。

　　白喉的英文字 diphtheriae 源自希臘語，意思是「隱藏的皮革」，是一種被稱為白喉棒狀桿菌感染所造成的呼吸道或皮膚的疾病。症狀可從輕微到嚴重，且一般通常是在接觸到病菌兩到五天後開始出現症狀，初期的症狀進展通常較和緩，伴隨有喉嚨痛和發熱。而嚴重的病人其喉嚨會出現灰色或白色的斑塊，這些斑塊（隱藏的皮革？）可阻塞呼吸道且讓患者在咳嗽時產生如同狗吠一樣的叫聲。

　　白喉棒狀桿菌是一種不帶芽孢的革蘭氏陽性桿菌，菌體長約 2～6、寬 0.5～1 微米，一端或兩端常有不規則膨脹，看起來像是鼓棒或啞鈴。沒有莢膜，無運動性，在染色抹片中所見的菌體通常成柵狀或「人」字型排列。細胞壁含台口酸，菌體內含不規則分布的異染色小體，以甲烯基藍染色則著色較深於菌體。為絕對需氧菌，適合生長的溫度稍低於 37 ℃。在常用的樂富勒氏血清培養基上，會長出細小、灰白色、帶有光澤的菌落。由於馬氏血液瓊脂培養基（McLeod）內含亞碲酸鹽，桿菌生長時會將其還原而沉澱於菌體內，使菌落變成黑色。依此生長特性可將白喉棒狀桿菌分成重型（灰黑色、不溶血、大菌落）、中型（灰黑色、不溶血、小菌落）、輕型（黑色、溶血、小菌落）三種菌型。

　　人類是白喉棒狀桿菌唯一的天然宿主，主要存在於呼吸道、傷口或皮膚。藉由吸入、皮膚直接接觸傳染，或是患者（尤其五歲以下兒童）的分泌物在手指、筆、餐具或杯子邊的間接傳染。白喉棒狀桿菌生長在咽喉黏膜上皮細胞中，分泌外毒素，造成咽喉發炎及發燒。纖維蛋白、紅血球和白血球

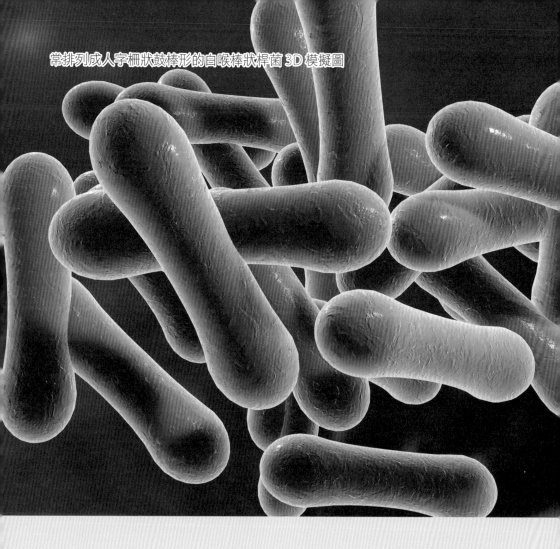

常排列成人字柵狀鼓棒形的白喉棒狀桿菌 3D 模擬圖

會滲出而掩蓋壞死的表皮，形成一層淡灰色的偽膜，覆蓋咽喉或扁桃腺。細菌在偽膜內的壞死組織內繼續增殖，不會侵入全身，也不會隨血流散布，但其分泌的外毒素會滲入血液中而引起毒血症。毒素的作用是急性的，往往造成宿主死亡。白喉棒狀桿菌也可感染傷口或皮膚，在傷口處形成偽膜，傷口組織對外毒素的吸收有限，因此較少見到全身性病害。

　　對疑似白喉病例，不必等檢驗報告就要先給予抗毒血清治療，並同時投予抗生素以抑制細菌生長。預防接種疫苗的效果專一且持久，國內常規注射的 DPT 三合一疫苗之 D，即是指由類似白喉外毒素所製成的類毒素疫苗。

019 呼吸道上的腸內桿菌
——肺炎克雷白氏桿菌

肺炎克雷白氏桿菌 Klebsiella pneumoniae。
主要是棲息在水中、動物的腸道及人類的呼吸道，大多為腐生菌。為呼吸道的正常菌叢，在院內感染、下呼吸道及傷口感染，是很重要的伺機性感染菌。

　　克雷白氏桿菌主要棲息於水中及動物腸道，大多為腐生菌，此菌屬只有四個菌種，以肺炎克雷白氏桿菌最為重要。在形態上與其它大腸菌型桿菌相似，但具有大莢膜以及無運動性（無鞭毛，其他腸內桿菌幾乎都有周鞭毛）是其兩大特徵。多數的克雷白氏桿菌菌株能醱酵醣類，產酸也產氣，並且具有尿素酶，但其他的生化反應各菌株間差異頗大。

　　血清學上對克雷白氏桿菌的分型，以多醣體的 K 抗原和 O 抗原為依據。肺炎克雷白氏桿菌有三種 O 抗原和十四種 K 抗原，其中第 2 型的莢膜多醣體與肺炎雙球菌第 2 型相似。人類呼吸道的感染通常是由莢膜型 1 和型 2 所引起；尿道感染則為型 8、9、10 和 24。從痰液的直接鏡檢中，發現帶有莢膜的革蘭氏陰性桿菌時，可利用特種抗血清做「莢膜腫脹試驗」加以鑑定。將採集到標本（以痰液為主）接種於腸內桿菌常用的鑑別培養基如馬康基氏瓊脂（MacConkey）或伊紅美藍（EMB）瓊脂盤時，會長出典型、上凸、紅灰色、呈黏液狀的大型菌落，以此可做為菌屬鑑別。不過，要儘早觀察，因為培養過久後菌落易混成一大片。

　　肺炎克雷白氏桿菌為呼吸道的正常菌叢，在院內感染、下呼吸道及傷口感染是很重要的伺機性感染菌。莢膜為其主要的毒力因子，能抗白血球吞噬作用的即為毒力菌株，引起肺部廣泛出血性壞死，對免疫力衰弱者可引起大葉性肺炎，鐵鏽色的痰是重要特徵。另外，對小孩或虛弱患者容易引起尿路感染、腸炎或具有局限性病害的菌血症。

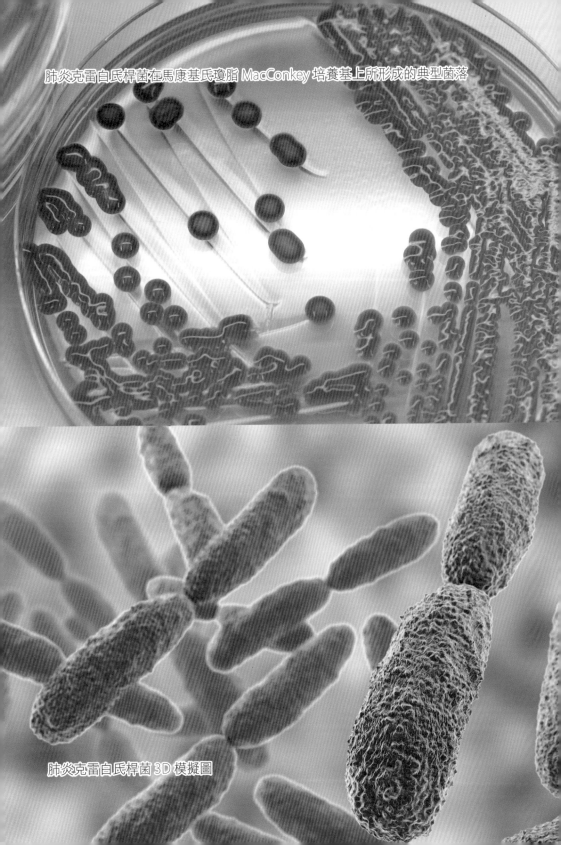

肺炎克雷白氏桿菌在馬康基氏瓊脂 MacConkey 培養基上所形成的典型菌落

肺炎克雷白氏桿菌 3D 模擬圖

020 流行性感冒的幫兇——
流行性感冒嗜血桿菌

流行性感冒嗜血桿菌 Haemophilus influenzae。
只存於人類的呼吸道。主要藉由飛沫傳染來侵入呼吸道黏膜。潛伏期視個體的免疫抵抗力而定，約兩至十星期。

　　小型革蘭氏陰性桿菌共有六個菌屬，外觀大致相似，為具有多形性的球桿菌，其中嗜血桿菌屬、迦氏桿菌屬與博德氏桿菌屬為一些營養需求較為挑剔（生長時需要有新鮮血液或其衍生物，特別是在初分離時）的嗜血性細菌，大部分的菌種會引起呼吸道感染。

　　嗜血桿菌大多為絕對寄生，部分菌種為人類呼吸道黏膜上的正常菌叢，可伺機成為原發性或繼發性病原。較重要的菌種有流行性感冒嗜血桿菌、杜克氏嗜血桿菌、埃及結膜炎嗜血桿菌、溶血性嗜血桿菌、副流行性感冒嗜血桿菌。流行性感冒嗜血桿菌曾被認為是流行性感冒的病原菌（常從感冒患者的呼吸道中分離出來），現在已知真正的病原是流行性感冒病毒，此菌或許僅是造成續發性感染，而使感冒症狀更嚴重、病程加長，故「流行性感冒嗜血桿菌」這個菌名已無病原意義。

　　流行性感冒嗜血桿菌最顯著的形態特徵為多形性，形態的變異視使用的培養基與培養時間而定，最常見的是 2 微米以內的球桿狀（見右頁圖），有時排列成短鏈狀，亦見有長桿絲狀形態。為絕對需氧菌，在 5 ～ 10% CO_2 下才能生長良好。培養時必須添加刺激生長因子或血液，常用的分離培養基為加了血液的腦心浸汁瓊脂基。形成圓形、上凸的小菌落。不耐乾、熱，易被化學消毒劑破壞。不會產生孢子，無運動性，在培養初期會形成莢膜，可抗宿主白血球之吞噬。

　　具毒力的平滑型菌株含有莢膜抗原，是一種有菌型專一性的多醣體，利用抗血清實施「莢膜腫脹試驗」可將菌株分為 a ～ f 六型。病菌不會產生外

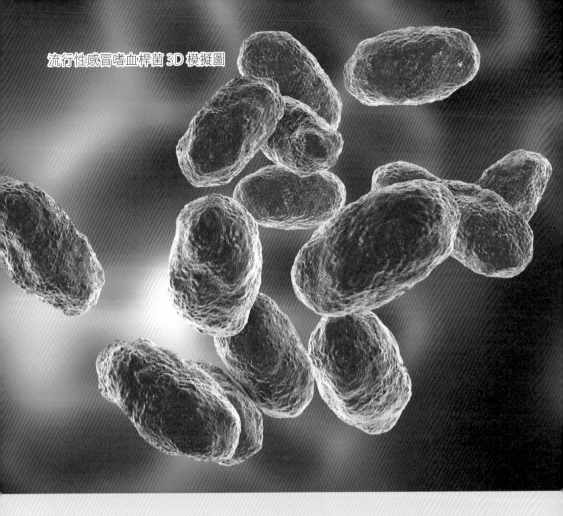

流行性感冒嗜血桿菌 3D 模擬圖

毒素,其毒力與莢膜有關。不具莢膜者常成為人類呼吸道的正常菌叢(健康成人的咽喉常可分離到),致病菌大多為帶有 b 型莢膜,在臺灣所見的嗜血桿菌腦膜炎及敗血症以 b 型為主。

具莢膜的病菌侵入幼兒(三歲以上個體的血液中存在有許多、很強的殺菌細胞)的呼吸道後,可局限於該處而不致病。若此時受到病毒感染,則可能引發後續的化膿性呼吸道感染及感冒症狀,嚴重時也會導致菌血症、腦膜炎(幼兒為主)、心內膜炎及化膿性關節炎。幼兒腦膜炎以早期診斷、早期治療(磺胺類藥物或氯黴素對 b 型菌有效)及預防注射疫苗為重點。目前衛福部推行「五合一疫苗 DPTHbP」中的 Hb,即是用流行性感冒嗜血桿菌 b 型死菌。

021 咳了一百天就會好？
——百日咳博德氏桿菌

百日咳博德氏桿菌 Bordetella pertusis。
只存在於人類的呼吸道。主要藉由飛沫傳染來侵入呼吸道黏膜。潛伏期平均七至十天。

　　老人家所說「咳了一百天就會好」的百日咳（即哮吼，而非哮喘臺語的「嗄龜嗽」），是傳染性很強的細菌感染呼吸道疾病，病原是一種名為百日咳博德氏桿菌的革蘭氏陰性、卵圓形短桿菌，長約 0.2～0.5 微米，有莢膜、無鞭毛，類似嗜血桿菌，但較無多形性。此菌對於環境的抵抗力較弱，不耐熱，易受化學消毒劑所破壞。

　　此菌代謝作用不甚活潑，絕對需氧，可醱酵葡萄醣以及乳糖，產酸不產氣。於初次分離時需要 X 及 V 因子，常用的是博德——根古培養基，又名馬鈴薯——血液——甘油瓊脂基。培養後形成上凸、光滑、具有珍珠樣色澤的小菌落，有狹窄溶血區。次培養時則不需要 X 及 V 因子。在培養基上生成的菌落有變異性，初次分離培養的菌落為平滑型（具莢膜、有毒力）之第一菌相，經過數代人工培養後變為第二、第三菌相，菌落形態為中間型，最後變成第四菌相，為平滑型菌落（無莢膜、無毒力）。細胞內的外毒素即百日咳毒素，是一種對熱不安定的蛋白質，與致病性有關，其毒力無法以抗毒血清中和，且抗原結構尚未確定。細胞壁中的內毒素為對熱安定的脂多醣體，化學性質和生物特性與其他革蘭氏陰性桿菌的內毒素相似。

　　任何年齡層的人均可罹患百日咳，但仍以小孩居多。約 33％的病人年齡小於六個月；60％的病例在五歲以下；一歲以下的嬰兒，尤其是早產兒得病時，症狀往往會很嚴重，常會併發肺炎、痙攣或腦部病變，這也是要積極鼓勵預防接種的原因。百日咳博德氏桿菌只在人類發生自然感染，病原菌存在於急性病人的呼吸道分泌物中，藉由空氣飛沫接觸而散播，潛伏期短的是

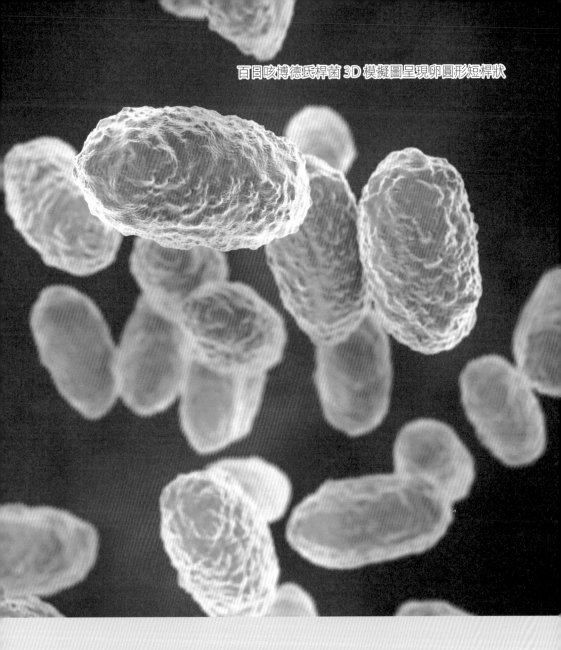
百日咳博德氏桿菌 3D 模擬圖呈現卵圓形短桿狀

六天，長的可達二十天，平均為七至十天。臨床上所見病程可分為卡他期、發作期及恢復期三期（可參見附表生物醫學名詞中英對照及簡介）。多種抗生素如紅黴素均有療效，但最好配合抗組織胺等症狀改善劑使用。兩歲以下幼兒於發病早期應給予高價免疫球蛋白，以減輕病情。國內常規注射的 DPT 三合一疫苗的 P，即是指百日咳死菌。

022 只有老兵會得病？
——肺炎退伍軍人病桿菌

肺炎退伍軍人病桿菌 Legionella pneumophila。
存在於充滿水珠的環境及人體呼吸道。透過水塔及冷氣噴出的水滴而傳播，通常只侵犯人的呼吸道黏膜。潛伏期兩至十天。

　　一九七六年七月，一群美國「榮民伯伯」在費城參加「美國退伍軍人協會」舉辦的年度大會時，有兩百多人突發一種呼吸道感染現象及嚴重肺炎。後來有三十多人死亡，隨即引起恐慌，起初大家不明原因，故稱「退伍軍人病」。一九七七年初，經約瑟夫‧麥克達德（Joseph Mcdade）博士分離證實這是一種新的病原菌，因此命名為肺炎退伍軍人病桿菌。

　　此桿菌長約 2 ～ 3 微米，有一根端鞭毛。用改良的革蘭氏染色法，可觀察到紅色的革蘭氏陰性桿菌。細菌某部分可能因膨脹而有液泡產生。此菌營養需求的最大特色是要有鐵質，只能以含有焦磷酸鐵鹽和半胱胺酸的 FG 瓊脂基或緩衝配製活性碳酵母萃取物培養基（BCYE）瓊脂基來培養。因其生長只需 2.5% CO_2，應在 35℃ 及足夠絕對溼度的蠟燭缸中培養。生長極慢，約四至五天才會出現菌落，在 FG 瓊脂基上為切割玻璃狀的暗綜色菌落。

　　肺炎退伍軍人病桿菌大多寄居在充滿水珠的環境中，尤其是旅館、醫院、高樓大廈的水塔中（因為水塔經常有鐵鏽，可利其生長），或是透過中央空調系統的冷卻水塔、噴水池、蓮蓬頭等，經由噴出之水滴散在空氣中。抵抗力弱或年長有菸癮的人，一旦吸入病菌很容易造成呼吸道感染。潛伏期約兩至十天，開始時症狀為不適、肌肉痛、頭痛、發燒、輕微腹瀉及局部肺炎等，數天後會自癒。病情嚴重者則有近 40℃ 的高燒、大葉性與小支氣管性肺炎，以及肝、腎功能受損等病症，甚至死亡。

　　經研究顯示，此病的嚴重程度與感染細菌之數量和個人體質（如慢性呼吸道疾病、免疫力差或年老體衰等）有很大的關係。最常使用也最有效的治

▶ 肺炎退伍軍人病桿菌 3D 模擬圖，
  隱約見有一根端鞭毛

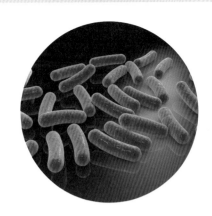

▼ 退伍軍人病的感染與症狀

退伍軍人病

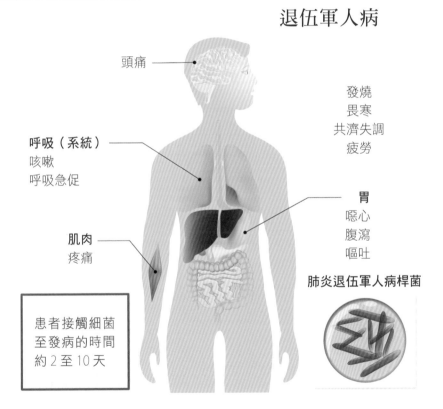

頭痛

發燒
畏寒
共濟失調
疲勞

呼吸（系統）
咳嗽
呼吸急促

胃
噁心
腹瀉
嘔吐

肌肉
疼痛

患者接觸細菌
至發病的時間
約 2 至 10 天

肺炎退伍軍人病桿菌

療藥物為紅黴素，其他多種抗生素的療效也不錯。控制傳播源及帶菌者是最
重要的預防。空氣調節器及水塔應常清洗、加氯處理或換新，對於病患須儘
快治療並隔離，以免藉飛沫傳染給他人。

023 沒有細胞壁的特殊細菌
——肺炎黴漿菌

肺炎黴漿菌 Mycoplasma pneumonae。
廣泛存於自然界以及在人類、哺乳動物及鳥類的呼吸道、泌尿生殖道等處。藉由飛沫傳染來侵犯人的呼吸道黏膜。潛伏期一至三星期。

　　黴漿菌科成員是一群小型且缺乏細胞壁的細菌（過去認為是不像細菌的特殊病原體），廣泛存於自然界，在人類、哺乳動物及鳥類的呼吸道、泌尿生殖道等處均可發現，只有少數菌種（見右頁表）如肺炎黴漿菌是致病菌，主要是引起原發性非典型肺炎。

　　菌體大小約 0.125 ～ 0.25 微米，能通過一般濾除細菌的濾膜（孔徑 0.20 ～ 0.45 微米）。與傳統細菌最大的差別在於缺乏堅硬的細胞壁，菌體呈多形性，有時為桿狀、球狀、絲狀，或是大的多核體。由於缺乏細胞壁，故抑制細菌細胞壁合成的抗生素對其無效，也因此傳統的革蘭氏染色無法著染，必須要用金沙氏染色法。

　　黴漿菌最外層的細胞膜也與細菌的不同，反而與動物細胞的三層胞膜相似，這說明了黴漿菌在演化的過程可能與長期寄生在動物體內有關。大部分的黴漿菌不能運動，但少數可能有滑行運動。可在人工培養基內生長，菌體在液態培養基內為細長形；在固態培養基內則呈氣球狀或圓盤狀。菌落特徵視菌種而異，典型的黴漿菌菌落為圓形、粒狀表面、中央為暗黑色突起且下層有陷入瓊脂表面的特性，整個菌落看起來像個荷包蛋。

　　肺炎黴漿菌是人類呼吸道重要的致病菌，藉由飛沫傳染，少量細菌即可引起感染。大約兩成的肺炎是由肺炎黴漿菌所引起，屬於能自行痊癒的急性呼吸道疾病，比細菌性肺炎要溫和得多。

菌名	分布位置	引起的疾病	存在情形
肺炎黴漿菌 M. pneumonae	咽喉及 下呼吸道	原發性非典型肺炎、 氣管性支氣管炎。	常可被分離出來的 致病性黴漿菌。
人類黴漿菌 M. hominis	泌尿生殖道及 鼻咽喉	產褥熱、骨盆炎、 呼吸道疾患、咽喉炎。	泌尿生殖道之正常 菌叢。
溶尿素尿漿菌 Ureaplasma urealyticum	泌尿生殖道及 鼻咽喉	非淋菌性尿道炎、 流產、不孕症。	很普遍的致病菌。

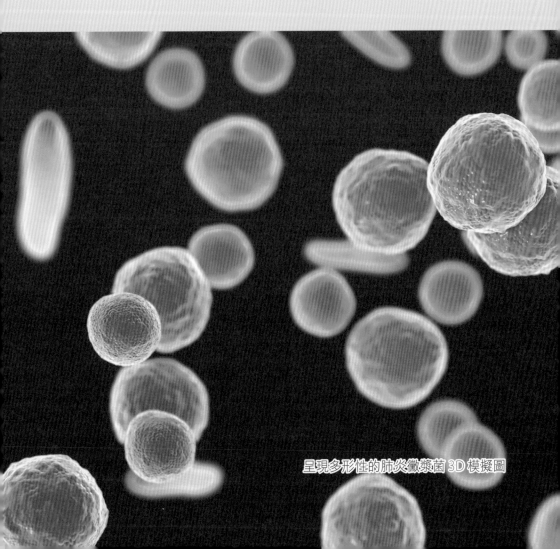

呈現多形性的肺炎黴漿菌 3D 模擬圖

024 令人恐懼的感冒——流行性感冒病毒

流行性感冒病毒 Influenza virus。
存在於人類、禽鳥、豬的呼吸道。主要藉由飛沫傳染來侵入人的呼吸道黏膜。潛伏期很短約一至兩天，一般人通常可在七天內復原。

　　人類史上最致命的傳染病「西班牙流感」，曾被戲稱為「Spanish Lady 西班牙女士」，不過她卻名不符實。首先她的起源與西班牙無關；其次，這場流感絕對沒有像她的名字般那麼「溫柔」。

　　流感的全稱是「流行性感冒」。也許有人會覺得，不就是區區一個感冒嗎？誰沒感冒過呢？我們終其一生可能得過很多次「普通感冒」，俗稱「傷風」，多是由鼻病毒引起，出現打噴嚏、鼻塞、流鼻涕、低燒等症狀，大約幾天內痊癒，極少引起流行。

　　流行性感冒雖有「感冒」二字，但與一般感冒完全不同，它是因流感病毒感染所引起，屬於較嚴重的急性呼吸道傳染病，潛伏期短、傳染性強、傳播迅速。一般是發病突然，出現全身明顯不適，合併高燒（通常大於39℃）、畏寒、頭痛、乏力、肌肉酸痛（重點症狀）、咽喉痛、乾咳等，體弱者會發生如肺炎的併發症而死亡。一旦爆發流行，人就像保齡球瓶般一一倒下。

　　在分類上，正黏液病毒科中只有一屬名為流行性感冒病毒，主要引起呼吸道的感染，分為 A、B、C 三型流行性感冒病毒。具有多形性，典型的病毒以圓球狀或橢圓狀為主，有些病毒株在初次分離時可見「管狀」。整個病毒顆粒之大小 80～120 奈米，內部核心則約 70 奈米左右。病毒的基因體是由八個不同的單股負向 RNA 片段所組成，RNA 與內部蛋白緊密結合成螺旋狀的核醣核蛋白，外被套膜所包裹著。套膜內層有一個 M 蛋白，分為 M1、M2。M1 可幫助病毒在複製完後的組裝；M2 有助於病毒進入細胞後的「脫殼」作用（也被視為一種毒力因子）。至於在套膜外層上有兩種長約

流感症狀 —— 流感信息圖表

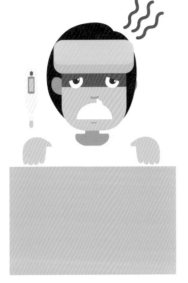

高燒

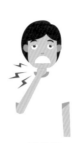

喉頭炎

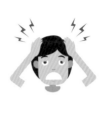

頭痛

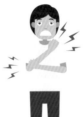

肌肉疼痛

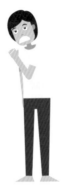

咳嗽

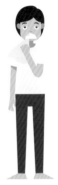

鼻炎

預防方式

戴口罩

掩口鼻

多喝水

多運動

常洗手

營養均衡

10奈米的醣蛋白突起物，此可說是整個流感病毒結構中極為重要的物質，分別是一、血球凝集素：又稱為病毒的毒力抗原，突出於病毒表面。主要功能為結合呼吸道黏膜上皮細胞上的接受器，也是誘導宿主體內產生中和抗體的主要抗原。二、神經胺酸酶：主要作用是破壞細胞接受器的唾液酸，幫助病毒顆粒從宿主細胞內釋放出來。

　　血球凝集素和神經胺酸酶由各自獨立的基因所控制，由於病毒的基因體為分段，故能呈現出數種特殊的生物學現象，如高度的基因重組率和突變率等。加上病毒的 RNA 也會與宿主（特別是雞、豬、人）的基因發生交換，病毒具有抗原性的結構常隨基因之改變而跟著產生變異（宿主前次感染所獲得的免疫力等於失效了），因此常有新的病毒株或血清型陸續出現。流感病毒之分類與分型是依據核醣核蛋白成分以及血球凝集素和神經胺酸酶之血清學反應而定。核醣核蛋白內的可溶性抗原（內部蛋白）為族專一性，依此抗原可分為 A、B、C 三族，A、B、C 各族內可再細分出一些亞型（如 A_0、A_1、A_2 等）或病毒株。A 型流行性感冒病毒是依據套膜上的 HA 血球凝集素和 NA 神經胺酸酶來分為亞型，HA 分成 $H_1 \sim H_{16}$ 等十六種；NA 則分為 $N_1 \sim N_9$ 九種，兩相組合後的亞型就更多了。與感染人類有關的亞型較常見者為 H_1、H_3，且抗原性經常發生改變，會引起全球性的大流行。

　　在二十世紀人類所發生之多起流感大流行，皆是由 A 型流感病毒引發，如一九一八年（H_1N_1）、一九五七年（H_2N_2）及一九六八年（H_3N_2）皆造成許多人死亡，因為病毒抗原性改變而導致全球大流行。A 型流感病毒的宿主雖然很廣，病毒會感染何種動物是由該動物細胞上的接受器來決定，並非同一型流感病毒皆可感染所有的宿主。

　　A 型流感病毒的抗原（特別是 HA、NA）經常在變化，除了同亞型病毒之再感染時可能具有免疫力外，其他發生抗原變異的病毒株仍能造成感染與發病。過去認為人感染 B、C 型病毒後，所得到的免疫力對同型病毒之再感染有抵抗性（但二〇一〇年後世界各地發現 B 型流感有愈來愈嚴重且失控的趨勢，故疫苗的研製與施打均以「多價」為主）。

　　病毒基因的突變、重組以及與動物病毒株間之交換（可做為流感病毒突

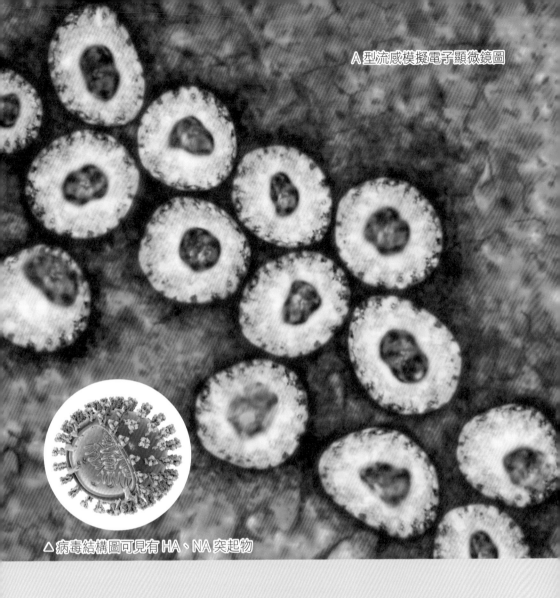

A型流感模擬電子顯微鏡圖

△ 病毒結構圖可見有 HA、NA 突起物

變而跨越不同物種感染的中間宿主以豬最為重要），是造成病毒抗原變異的原因。A型流感病毒具有極高的抗原變異性，因為血球凝集素改變或血球凝集素和神經胺酸酶一起改變後，形成新亞型所致。抗原變異的方式主要有抗原偏差：血球凝集素和神經胺酸酶抗原內的小變化，宿主對其仍有交叉保護作用，造成每年不同的地方性流行；以及抗原改變：整個血球凝集素或神經胺酸酶的轉換，形成新的病毒亞型，此種「新」病毒所造成的感染，屬於十至四十年間不連續性的大流行。

025 較溫和的流感病毒
——副流行性感冒病毒

副流行性感冒病毒 Parainfluenza virus。
存在於人類的呼吸道。主要藉由飛沫傳染來侵入呼吸道黏膜。病毒潛伏期很短,約兩至五天。

　　副黏液病毒科較重要的病毒有:副流行性感冒病毒、呼吸道細胞融合病毒、流行性腮腺炎病毒、麻疹病毒及新城雞瘟病毒。有部分病毒會引起類似流行性感冒病毒的呼吸道感染,但與正黏液病毒在構造及特性上卻不同,兩科黏液病毒特性的比較整理於右頁表供各界參考。

　　副流行性感冒病毒的大小為 100 ～ 250 奈米,能凝集、吸附及溶解紅血球,病毒的安定性不佳。現已知有型 1、2、3、4(A、B)四種血清型,型 1、2、3 是造成嬰幼兒嚴重下呼吸道感染的病毒(重要性僅次於呼吸道細胞融合病毒),特別是可引起小孩之哮喘(尤其是型 2)與成人的普通感冒;型 4 則引起小朋友和成人較溫和的上呼吸道感染。經由飛沫傳染,由於病毒感染主要限於呼吸道上皮細胞,所以潛伏期只有兩至五天。幼兒初次感染時病毒會散布至喉部、氣管、細支氣管和肺泡,造成喉氣管炎和哮喘,甚至支氣管炎、肺炎(特別是型 3)。症狀通常有低熱、鼻炎、咽喉炎等;最嚴重是俗稱哮喘的小兒急性喉氣管支氣管炎。較大的孩童與成人可能已從過去的感染獲得抗型 1、2、3 病毒之抗體,再次感染時通常只有輕微普通感冒症狀,有時可見咽喉炎、支氣管炎。

　　自然感染副流行性感冒病毒後,鼻分泌物中會有 IgA 抗體,但只有持續高效價的 IgA 才可抵抗再次感染。感染此病毒所獲得的免疫力較差,不過可使再次感染只局限於上呼吸道且症狀溫和。副流行性感冒病毒的感染雖無明顯季節之分,但以冬天較為旺盛,也不會造成大流行。目前並無特殊的抗病毒藥物及疫苗以治療或預防此病毒的感染。

正黏液病毒與副黏液病毒的特性差異

特　性	正黏液病毒科	副黏液病毒科
病毒種類	A 型流行性感冒病毒、 B 型流行性感冒病毒、 C 型流行性感冒病毒。	副流行性感冒病毒、呼吸道細胞融合病毒、流行性腮腺炎病毒、麻疹病毒及新城雞瘟病毒。
病毒大小	較小，80 ～ 120 奈米。	較大，120 ～ 200 奈米。
病毒形態變化	有時呈管狀	均呈圓球狀，少有變異。
核酸形態	單股分段的 RNA； 分子量 2 ～ 4 × 106。	單股一條環狀的 RNA； 分子量 5 ～ 8 × 106。
內部核醣核酸蛋白的螺旋結構大小	直徑 9 奈米。	直徑 18 奈米。
RNA 複製的位置	宿主細胞的細胞核內。	宿主細胞的細胞質內。
明顯的細胞質包涵體	無	有
溶血素	無	有
凝集動物的紅血球	除了雞、天竺鼠、人的紅血球外，尚可凝集多種動物的紅血球。	可凝集的動物紅血球較少。

副流行感冒病毒 3D 電顯模擬圖示出病毒顆粒外觀

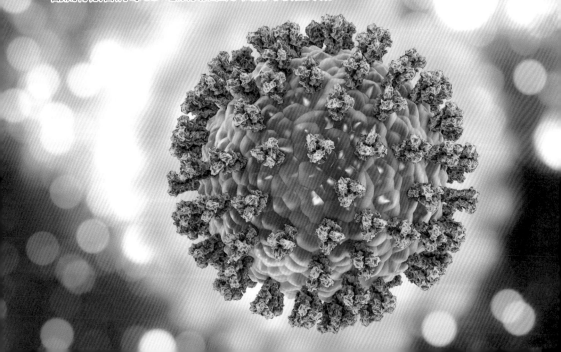

026 嬰兒房的院內感染
——呼吸道細胞融合病毒

呼吸道細胞融合病毒 Respiratory syncytial virus。
為副黏液病毒科的重要成員之一。存在於人類的鼻咽喉黏膜，主要藉由飛沫傳染，以
侵入上呼吸道黏膜為主。潛伏期只有三至四天。

呼吸道細胞融合病毒是副黏液病毒科的成員之一。但有幾個較特別的地方，分述如下。

一、基本形態雖類似，但在電子顯微鏡下所見，常有不規則形態。

二、病毒顆粒直徑較小，只有 100 ～ 120 奈米；核蛋白殼直徑也小，約 13.5 奈米。

三、於雞胚內無法生長，在養殖細胞中生長常造成細胞有「融合」現象（因而得名）。

四、無血球凝集、血球吸附、溶血及神經胺酸酶等作用。

五、對乙醚敏感，是所有副黏液病毒中最不穩定的。

此病毒感染與副流行性感冒病毒相似，在鼻咽喉的黏膜內增殖，臨床症狀也類似，潛伏期只有三至四天。

對嬰兒以及小朋友，感染可延伸至下呼吸道，常引起兩歲以下幼兒支氣管炎及六個月以下嬰兒肺炎，是種相當重要且嚴重的感染病症，可能導致支氣管阻塞和肺氣腫，甚至死亡。年齡較大的孩童與成年人感染此病毒，病情通常僅限於上呼吸道（類似普通感冒），數天後會自癒。

如果臨床檢體（如痰液、鼻分泌物、呼吸道黏膜沖洗液等）處理運送得當且接種快速，在 Hela 或 Hep——2 養殖細胞培養三至五天後，可觀察到典型的細胞融合病變。由於呼吸道細胞融合病毒不具血球吸附作用，極易與其他副黏液病毒相區別。使用受感染的養殖細胞或從檢體剝落下來的細胞執行免疫螢光抗體法，可早期確立診斷。

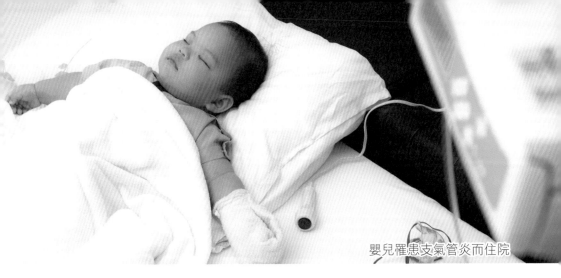

嬰兒罹患支氣管炎而住院

呼吸道細胞融合病毒

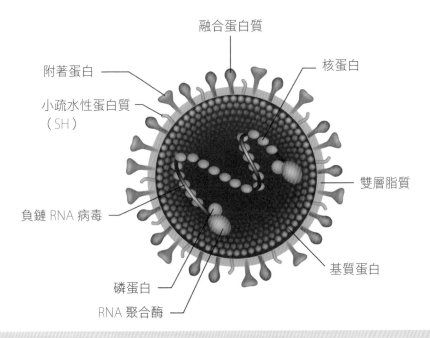

融合蛋白質

附著蛋白

核蛋白

小疏水性蛋白質
（SH）

雙層脂質

負鏈 RNA 病毒

基質蛋白

磷蛋白

RNA 聚合酶

　　主要傳播途徑是經由呼吸道，醫院裡的嬰兒房是個常引起傳播的環境，現已將呼吸道細胞融合病毒列為重要的院內感染病原。由於受到病毒感染之細胞會與周邊的細胞發生融合，宿主的免疫重點是在黏膜上能中和掉病毒的細胞融合作用。感染病毒後並無法產生終生免疫力，故常出現重複感染，再感染的症狀會隨著年齡增長而愈緩和。目前臨床上未有可用的疫苗來防治。

027 家禽養殖業者的夢魘——禽流感病毒

禽流行性感冒病毒 Avian influenza virus。
存在於鳥類等多種動物（包括傳給人時）的腸胃道、呼吸道。禽傳人或人傳人均是透過飛沫傳染來侵入呼吸道黏膜。人的呼吸道症狀之潛伏期兩至八天。

自從一九九七年在香港發現人類也會罹患鳥禽流感病（雞瘟）後，此病症引起世界衛生組織的高度關注。其後，人的禽流感一直在亞洲地區零星爆發，但從二〇〇三年底開始，人的禽流感在東南亞多國，主要在越南、韓國、泰國嚴重爆發，並造成越南多名病人喪生。直到二〇〇五年中，疫情不但未有平息的跡象，而且還不斷擴散，甚至遠到東歐多國亦有案例。

前文所提到的 A 型流行性感冒病毒套膜上的抗原具有變異性，易產生新亞型病毒株而感染無抵抗力（未曾感染過）的動物族群，引起的疾病統稱為流行性感冒，常屬於全球性的大流行病。近幾年來造成人類感染的禽類流行性感冒病毒（禽流感病毒）即為 A 型流行性感冒病毒的變異株（亞型）。至於在病毒核醣核蛋白的抗原性分類上，禽流感病毒屬於 A 型流感病毒，A 型流感病毒再根據位於其套膜上的血球凝集素（HA）及神經氨酸酶（NA）的抗原性分為若干亞型，血凝素有 16 個亞型（$H_1 \sim H_{16}$）；神經氨酸酶有 9 個亞型（$N_1 \sim N_9$）。任何 HN 組合的亞型都可以感染禽類，在雞、鳥中屬於高致病性的為 H5H7 亞型。截至二〇一三年十二月止，已發現的 A 型流感病毒整理如右頁表。

禽流感病毒可以傳染給許多種動物，包括鳥類、豬（即俗稱的豬瘟）、馬、海鳥、鯨和人類。野生鳥類經常充當著無症狀攜帶者，將病毒傳染給更易感的雞、鴨、鵝等家禽。在鳥類間主要通過呼吸和糞口途徑傳染，現在還沒有證據顯示病毒能在熟肉中存活。病毒首先感染的是鳥類的消化道，它們在小腸的上皮細胞內複製，最終隨糞便擴散。禽流感在動物中的發病症狀很不一樣，但高毒性的亞型可能在幾天內致動物於死。

當禽流感病毒產生變異而可人傳人時，就可能引發大流行，造成不少患

病毒亞型	出現首宗確診病例之年份	發現病毒的地方
H5N2	一九八三年	美國東岸
H5N1	一九九六年	中國廣東省
H9N2	一九九九年	香港
H7N7	二〇〇三年	荷蘭
H3N2	二〇〇六年	美國
H7N9	二〇一三年三月	中國上海
H10N8	二〇一三年十二月	中國江西省

流行性感冒套膜上醣蛋白突起物模式圖

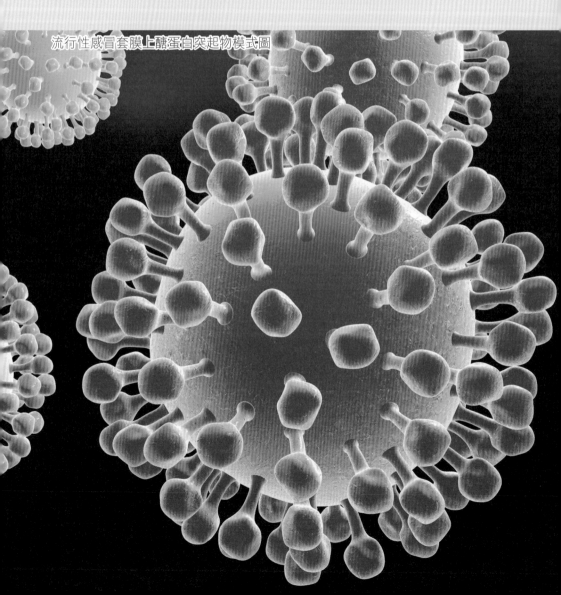

者死亡，此種殺傷力極強的流感稱為超級流感或殺手流感。禽流感傳染給人或再人傳人後的症狀與其他人流感的症狀相似，潛伏期為兩至八天，症狀有發燒、咳嗽、喉嚨痛、全身肌肉酸痛、頭痛、寒顫和疲勞，少數病例出現結膜炎、腹瀉、嘔吐等，嚴重者出現呼吸問題和肺炎。與一般流感類似，兩者不易區分，但也可能會產生併發症（如果合併其他細菌或病毒感染），甚至危及生命。

爆發禽流感疫情的國家和地區，出於防疫的考量會在疫點附近大規模撲殺家禽，對養殖業造成嚴重影響。禽流感疫情還會影響消費信心，對餐飲業造成打擊，出於防疫的考慮，其他國家和地區會暫停進口疫區的禽鳥及製品，這都會對經濟造成影響。

控制禽流感必須要從傳染病的三個環節入手：傳染源、傳播途徑和易感人群。根據二〇〇九年衛生署疾管局建議防治禽流感的方法如下：

一、遠離感染來源：避免前往人潮聚集處以及到醫院探訪病人。

二、注意個人衛生：養成勤洗手的習慣或用含有酒精成分的乾洗手液清潔手部。

三、養成個人保健習慣：規律運動、均衡飲食，並要常量體溫。

▼禽流感病毒外觀 3D 結構模式圖

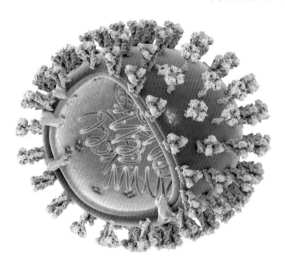

▼雞感染到禽流感病毒時常造成大規模的死亡（雞瘟），病毒可透過鳥禽傳給人再人傳人，引起與人流感相似的病症。

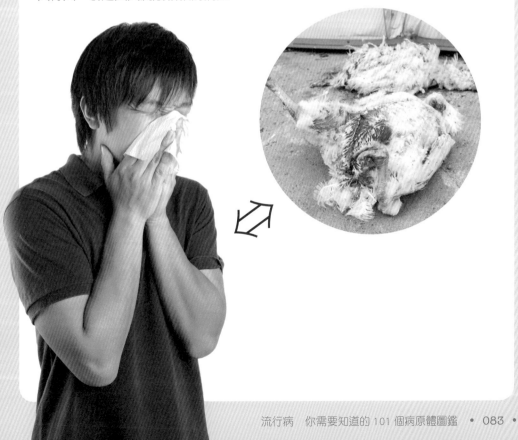

028 曾讓人聞之色變的傳染病
——SARS 冠狀病毒

SARS 冠狀病毒 SARS coronavirus；SARS-CoV。
存在於人類及多種動物的腸胃道、呼吸道。冠狀病毒主要是動物間的傳染病，人傳人
是透過飛沫侵入呼吸道黏膜或直接接觸被病毒汙染之物品而感染。潛伏期兩至七天，
有時長達十天。

　　所謂的「SARS 事件」於二十一世紀「兩岸多地」流行病學史留下一個最重大的紀事。根據傳染病防治的史料，嚴重急性呼吸道症候群（簡稱SARS）最早是於二〇〇二年十一月十六日在廣東順德爆發的。二〇〇二年十二月十五日在河源市一名黃姓患者，於隔年一月十日康復出院，後被認定為中國（全球）首件 SARS 報告病例。之後在越南、港澳、中國南方等地陸續出現不少病例，後來傳到臺灣、東南亞甚至北美。當時不知是由何種病原體所引起，只知病人的肺炎有別於一般細菌或病毒感染的肺炎，故稱之「非典型肺炎」（中國大陸愛稱「非典」），又因為常會合併呼吸衰竭的症狀，世衛組織 WHO 於二〇〇三年三月十五日將此感染症統一正名為「嚴重急性呼吸道症候群 SARS」。同年四月中，確認病原為一新種的冠狀病毒，定名為 SARS 冠狀病毒。

　　冠狀病毒為 RNA 病毒，分類上屬於冠狀病毒科，最早於一九三七年從雞隻身上分離出來，至今被發現的病毒已超過十五種，除了感染人類外，於牛、豬、貓、狗、囓齒類以及鳥類也會造成呼吸、神經及消化系統的不同感染。這感染算是相當常見且遍及全世界，造成的臨床症狀並不嚴重，大多是以動物之間的傳染為主。在人類主要造成一般類似感冒的呼吸道感染（僅次於鼻病毒），也引起腸道感染，特別是一歲以下的嬰兒，少數則會引起神經系統的症狀，對人類健康的威脅很小。

　　冠狀病毒的基因體為不分節、單股、正向 RNA，核醣核酸的長度因不同病毒而異，介於 27 ～ 31Kb，並與核心蛋白結合。病毒直徑 60 ～ 220 奈

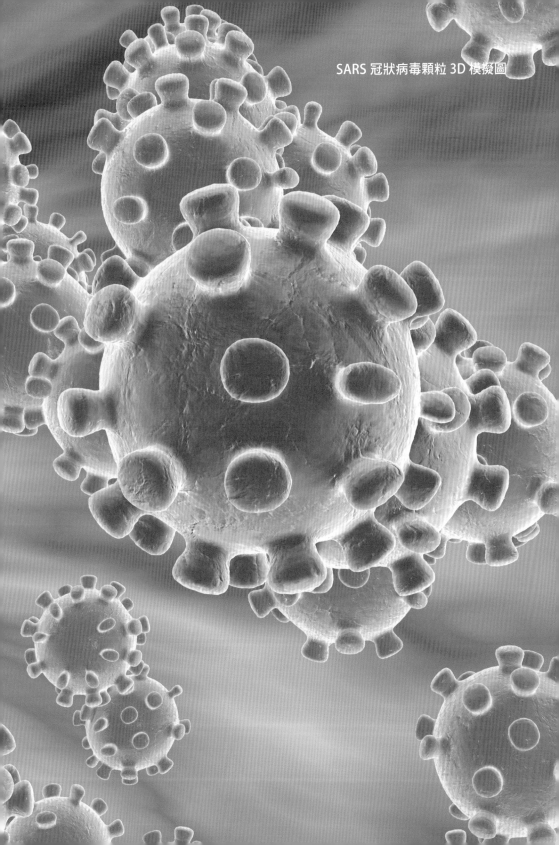

SARS 冠狀病毒顆粒 3D 模擬圖

米，其外膜在顯微鏡下有明顯類似皇冠、花冠狀排列的突出物，故名為冠「corona」狀病毒。典型的冠狀病毒外膜皆具有三種病毒蛋白，包括突起蛋白、套膜蛋白、膜蛋白，少數病毒具有血球凝集素——酯化酶。

SARS 冠狀病毒為冠狀病毒科旗下的一群新病毒，病毒的基因體為一條不分節、單股、正向 RNA，全長大約為 29,700Kb（核苷酸鹼基對）。病毒為典型的二十面體球狀顆粒，直徑 60 ～ 200 奈米，具有套膜且有突起蛋白突出於脂質套膜外。還有其他冠狀病毒共通的重要病毒蛋白如套膜蛋白、膜蛋白、包裹 RNA 的核心蛋白及一些非結構蛋白質。病毒可穩定存活於 4℃以及 -80℃環境中，在外界室溫下存活的時間比一般冠狀病毒長。由於具有套膜，高溫持續一段時間及在消毒劑處理後，病毒會失去其傳染力。據研究，SARS 病毒可能是由數種冠狀病毒之基因重組而演化成，與從果子貍分離出來的冠狀病毒在突起蛋白上有很高的相似性，推測可能是由果子貍的冠狀病毒經由突發或基因重組而成。

SARS 冠狀病毒經由近距離的飛沫傳染（所以高效能口罩如 N95 供不應求），亦可由直接接觸被病毒汙染之物品而感染。潛伏期為兩至七天，有時長達十天。病毒的致病性包括以下兩階段：

感染後十天內主要為病毒的複製期，此時受感染者並未有症狀，亦不會將病毒傳給別人。隨後會因為病人體內對病毒抗原產生的免疫反應，形成免疫病理變化階段。

有些病人在出現典型症狀的七天內，症狀似乎會改善，但是第二週起卻隨之惡化，可能與病人免疫反應造成的病理病變有關。

由此可推測——幼兒的免疫系統因未發育完全，免疫反應不似成年人強烈，因此，孩童的 SARS 只會出現發燒、流鼻水、咳嗽等較不嚴重的症狀，肺炎也較輕微。SARS 的主要症狀有高燒（>38℃）、乾咳、呼吸急促、頭痛、血氧濃度降低，當發燒時，具傳染力。其他症狀則有倦怠、肌肉痛、腹瀉、食慾差等。病人的血液和生化檢查，呈現淋巴球數目降低、肝功能指數 GOT、GPT 中度上升。胸部 X 光檢查有肺局部浸潤現象，嚴重時會導致肺泡損害引起瀰漫性肺炎，病人因呼吸困難缺氧而死。

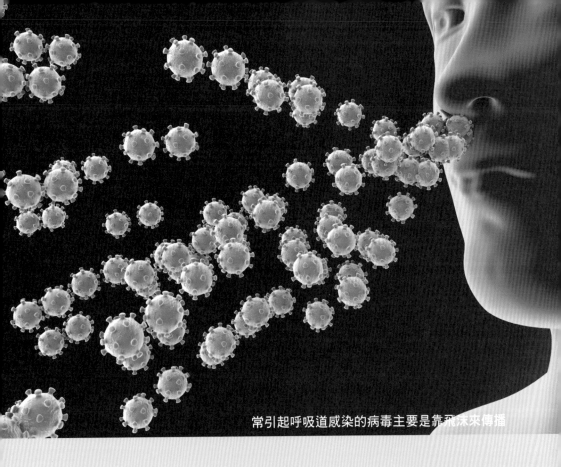

常引起呼吸道感染的病毒主要是靠飛沫來傳播

　　SARS 是近年來非常重要的新興傳染病，人類面對此病經驗尚嫌不足，在診斷上除了病人的臨床症狀和病程外，也可利用血清學檢查、免疫螢光分析法或酵素連結免疫分析法偵測病人血清內抗病毒抗體。有些人在兩星期內可測到抗體，在症狀發生後至少二十一天所測到的抗體陽性反應才是最好的診斷，所以血清學檢查對於 SARS 的早期診斷較無意義。

　　SARS 冠狀病毒也可利用 Vero 細胞培養病毒，從病人身上不同組織採集檢體，經細胞培養觀察有否細胞病變（CPE），以研究病毒特性。

　　目前並無有效藥用以治療 SARS，在疑似疾病早期給予病人抗病毒藥物如（ribavirin），以抑制病毒在體內的複製。由於人體免疫系統對病毒產生過度反應，患者肺部出現變化，白血球數目增加，可視病情需要給予類固醇或免疫球蛋白等免疫調節劑治療。若病情持續惡化，患者會出現嚴重的肺部損害而發生呼吸衰竭，需靠插管及呼吸器等積極性治療來維持患者性命。

029 吃到沒熟的毛蟹——衛氏肺吸蟲

衛氏肺吸蟲 Paragonimus westermani。
動物吃到淡水蝦蟹內的囊蚴而感染，在體內發育為成蟲後排卵，蟲卵隨痰液或糞便排出。囊蚴先在腸道及胸腔發育成幼蟲，再侵入肺部，會有成蟲移行症。潛伏期以肺吸蟲在人體內的生活史來推定，約為三到六個月。

　　衛氏肺吸蟲的人體感染報告常見於日本、韓國、中國、臺灣、菲律賓、泰國等東南亞地區。由於環境改變及衛生知識水準提升，肺吸蟲的傳染率已比從前降低很多。

　　活的肺吸蟲成蟲為紅褐色，體形不像一般吸蟲扁平，略帶橢圓形，像一顆小花生米，長 7 ～ 12、寬 4 ～ 8、厚 3.5 ～ 5.8 公厘。蟲卵呈黃棕色，形狀不規則，略呈橢圓形，大小約 97×50 微米。卵殼厚度不一，蓋緣略厚，隨糞便排出時尚未分化成胚胎。

　　成蟲寄生於人、貓、狗的肺臟，蟲卵隨痰液被吐出（或隨糞便被吞下）宿主體外。蟲卵若能來到水中，兩至三星期後可孵出毛蚴，感染第一中間宿主螺獅（在臺灣為川卷螺），在此螺類宿主體內經一代的胞蚴、兩代雷蚴，最後發育成尾蚴。尾蚴離開螺獅後會鑽入第二中間宿主如淡水蝦蟹等甲殼動物體內成為囊蚴，在臺灣，溪裡的毛蟹是最主要的感染來源，人若吃下未煮熟又含囊蚴的毛蟹而受到感染（貓狗則是生食蝦蟹）。囊蚴於終宿主胃內脫囊，穿過胃壁抵達腹腔，再穿過橫膈膜來到胸腔。幼蟲會鑽入肺中發育為成蟲，於此產卵，蟲卵再隨痰液或糞便排出。

　　當囊蚴於腹腔移行時，會有發燒、腹痛及腹瀉等症狀。當幼蟲來到肺部並在該處發育時，會有胸痛及發燒。患者會咳血痰，痰液呈鏽紅色，常被誤診為肺結核（這時需要實驗室的幫忙）。成蟲在宿主的肺部渡過一段長時間後，可能會「搬家」導致異位寄生，最常見的是在腦部，造成膿瘍。

　　不吃未煮熟的淡水蝦蟹是唯一的預防方法。以酒泡製的「醉蟹」（上海名菜，用海蟹則可）亦不宜食用，因為即使高濃度的白酒也無法殺死囊蚴。

衛氏肺吸蟲成蟲的壓平玻片染色圖（左）及手繪構造圖

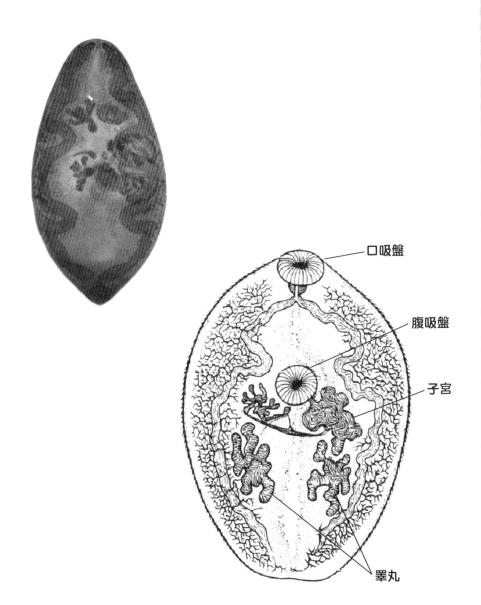

口吸盤

腹吸盤

子宮

睪丸

至於名聞遐邇的陽澄湖野生大閘蟹，至今尚未見有蟹內囊蚴感染率的調查報告。最直接的診斷方法是鏡檢痰液、糞便中是否有蟲卵？治療藥物可用吡喹酮（praziquantel），若發生異位寄生，可考慮以外科手術摘除。

030 愛滋病患者的伺機性感染
——肺囊蟲

卡氏肺囊蟲 Pneumocystis carinii。
肺囊蟲的傳染途徑目前仍不明，大家比較同意的理論是潛伏在人體之肺囊蟲的伺機性感染。不過近年來已多有發現人與人之間的傳播是導致新感染發生的主要模式。寄生於人類肺泡。伺機性感染時的潛伏期約三星期。

一九〇九年卡瑞尼（Carini）博士在受感染的老鼠身上發現一種病原體，後來才確認這是一種以肺部感染為主的新病原體，為了紀念卡瑞尼發現此蟲，以其姓氏為拉丁文學名之種名，將之命名為 Pneumocystis carinii。過去一般常將此姓氏誤譯為拉丁字「carina 隆凸」之意，故有「隆凸孢子（肺囊）蟲」之譯名，正確應為卡氏肺囊（孢子）蟲。此蟲的分類尚不明確，目前視為孢子蟲與真菌之間。另一個與孢子蟲不同之處是卡氏肺囊蟲為細胞外寄生。

此病通常為潛伏感染，免疫不全者有一半以上感染過此蟲，為愛滋病患者最常見的伺機性感染病原之一。引起肺囊蟲病，這是一種間質性漿原細胞肺炎，造成肺泡隔膜增厚、膠原細胞侵潤，出現發燒、呼吸急促、乾咳。死亡原因是肺泡內充滿細胞分泌物，妨礙空氣交換，導致呼吸困難、窒息而死。

小而圓的囊體，直徑約 5 微米，內含 8 個囊內體，大小 1～2 微米。營養體 1～5 微米，具多形性（常見橢圓形），生活史目前尚不清楚，普遍存在於環境中。由於卡氏肺囊蟲在體外也可存活（對消毒水有抗性），從環境中感染也是可能的，不過目前尚不清楚確定的來源及模式，只能從環境衛生著手，鼠類被懷疑為傳播媒介。唯一的診斷方法是經由肺部穿刺或由氣管抽痰，檢查蟲體。可用 pentamidine isethionate（噴他脒）、sulfadiazin（磺胺嘧啶）或 pyrimethamine（必利美達民）治療。

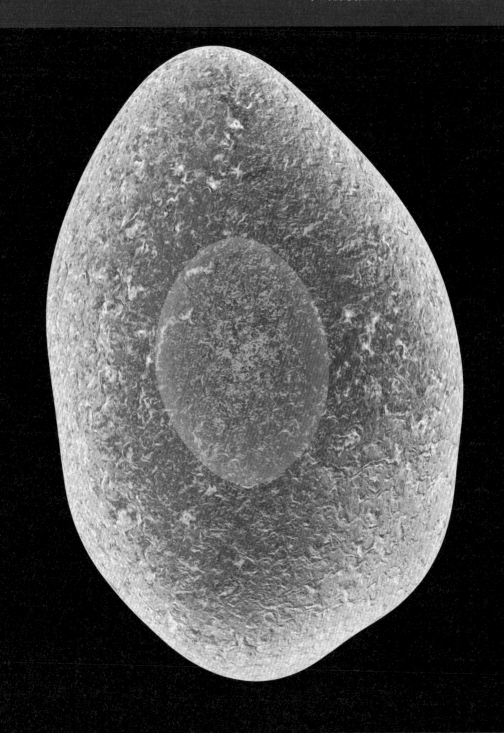

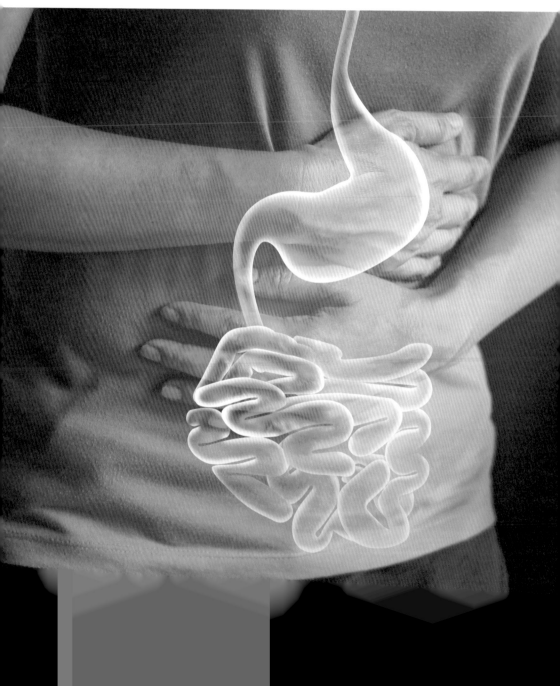

肆
腸胃道病症

031 龐雜又重要的革蘭氏陰性桿菌
──腸內桿菌

腸內桿菌 Enteric bacilli。
廣存於人類和動物的腸道或土壤及水中。大多是經由受汙染食物、飲水進入腸胃道，進而侵入腸道的黏膜層或再加上細菌分泌的內、外毒素而傳染。由於有正常菌叢的伺機性感染，潛伏期視個體的免疫抵抗力而定。

　　腸內桿菌為一群龐大的革蘭氏陰性菌，存在於人類和動物的腸道，或是土壤及水中，大部分為腸道的正常菌叢，少數為人類的致病菌。

　　腸內桿菌包含數菌科，如腸內桿菌科（本文的主角）、假單胞菌科及弧菌科等。腸內桿菌科有超過三十個以上菌種，分布在六菌屬內，均為革蘭氏陰性、不產芽孢的桿菌，菌體 0.3 ～ 1.0×1.0 ～ 6.0 微米，形態也類似，在高倍顯微鏡下不容易區別。大多數的腸內桿菌具有周鞭毛，運動性活潑，少數如克雷白氏桿菌、志賀氏桿菌則無運動性。某些桿菌有莢膜（如克雷白氏桿菌）或黏液層（如大腸桿菌）。腸內桿菌可為需氧或兼性厭氧菌，營養需求簡單，在一般的培養基上即可生長，適合的溫度為 15 ～ 40℃。

　　所有腸內桿菌都有觸酶，可將硝酸鹽還原成亞硝酸鹽，缺乏細胞色素氧化酶。可醱酵葡萄醣而產生酸或氣體（氫和二氧化碳）。腸內桿菌具有耐低溫的特性，在水、土、冰、牛奶或其他食品中可生存數小時至數週之久。不產生孢子，易被乾燥、陽光、化學消毒劑及熱所破壞，以加熱 100℃、五分鐘或巴氏消毒法便可將之殺死。

　　大多數的腸內桿菌位於細胞壁上的複合性脂多醣內毒素，為腸內菌最常見的致死因子，亦是毒力的主要部分。除了內毒素外，尚有神經毒素、細胞毒素和腸毒素。

　　腸內桿菌具有以下複雜的抗原結構，可做為血清學分型的依據。

　　一、O 抗原：即菌體抗原，位於細胞壁，是對熱安定的脂多醣體。

　　二、H 抗原：即鞭毛抗原，位於細菌上的鞭毛，由蛋白質鞭毛素組成，

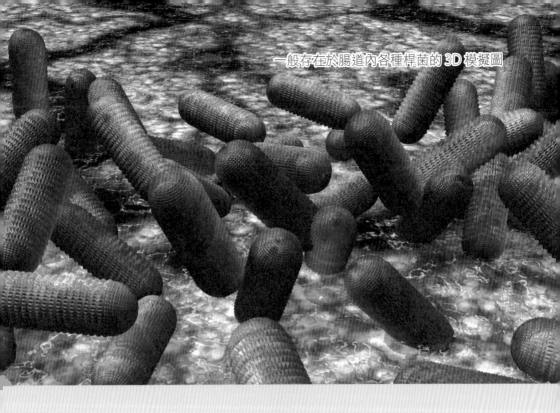
一般存在於腸道內各種桿菌的 **3D** 模擬圖

　　　　　　對熱不穩定，各菌屬的 H 抗原常會發生血清學上的交叉
　　　　反應。

三、K 抗原：即莢膜抗原，為對熱安定的蛋白或多醣體，與細菌的致病
　　　　性有關。

　　如 Vi 抗原為傷寒桿菌所具有的抗原；M 抗原為黏膜抗原，使菌落看起
來有一層黏膜。

　　腸內桿菌的致病性有：

1. 毒素作用：包括內毒素和外毒素。

2. 抗吞噬作用：具有莢膜的腸內桿菌（如克雷白氏桿菌）若侵入血流系
　　統或組織時，可抵抗吞噬細胞的吞食作用。

3. 穿透腸道表皮層的能力：如侵襲性大腸桿菌、沙門氏桿菌，皆具有侵
　　襲腸道上皮細胞而進入血流系統的能力。

4. 腸道上皮細胞的吸附性：具有黏附素的菌株，如病原性大腸桿菌和沙
　　門氏桿菌，皆具有吸附場道上皮細胞並形成群落化的能力。

032 頭號致病性腸內桿菌
——傷寒沙門氏桿菌

傷寒沙門氏桿菌 Salmonella typhi。
廣存於人類和動物的腸道、糞便、土壤或水中。大多是經由受汙染食物、飲水進入腸胃道，進而侵入腸道的淋巴管再隨血流散布到各器官引起各型疾病。潛伏期約一至三星期，副傷寒較短，一至十天。

　　沙門氏桿菌屬是一群致病性腸內桿菌，會造成人類腸胃道病症及動物的疾病。菌體長約 2 ～ 3 微米，形態似一般腸內桿菌，大部分菌種均具有周鞭毛，有運動性，不帶芽孢。沙門氏桿菌在一般的培養基上極易生長，對化學藥劑如去氧膽酸鈉和煌綠等有抗性，而此類藥劑可抑制大腸菌型細菌生長，故常添加於培養基內製備「選擇性培養基」（如 SS 培養基），以便從糞便中分離出沙門氏桿菌。培養後形成周圍清楚、無色或中間黑色（產生硫化氫之菌株）的中型菌落。

　　此菌不能醱酵乳糖和蔗糖。除了傷寒沙門氏桿菌外，大部分可醱酵葡萄糖和麥芽糖而產生酸與氣體，可利用生化反應或抗原分析來鑑定菌種，沙門氏桿菌具有三種主要的抗原，分別是 H 抗原、O 抗原及 Vi 抗原，可做為菌種及菌型的依據。另一種分類法是將所有沙門氏桿菌分成三菌種，分別是傷寒沙門氏桿菌、豬霍亂沙門氏桿菌和腸炎沙門氏桿菌。前兩者各擁有一種血清型，其他一千多種沙門氏桿菌血清型均歸於腸炎沙門氏桿菌。

　　傷寒沙門氏桿菌是經由糞口途徑傳染，一般皆因誤食受汙染的食物或飲水而感染，細菌量需達 105 ～ 108 個才能造成臨床症狀。疾病在臨床上可分為傷寒、敗血症及腸胃炎三大類型，也有混合型的症狀發生。傷寒熱是由傷寒沙門氏桿菌所引起的一種腸熱病，只見於人類。副傷寒沙門氏桿菌 A 型、副傷寒沙門氏桿菌 B 型和腸炎沙門氏桿菌所引起病症較溫和，稱為副傷寒。病原菌進入小腸後會侵入淋巴管，經由血流而散布到其他器官，在小腸的集合淋巴結或膽管內增殖。易侵犯腸壁黏膜的上皮組織，導致腸壁黏及淋

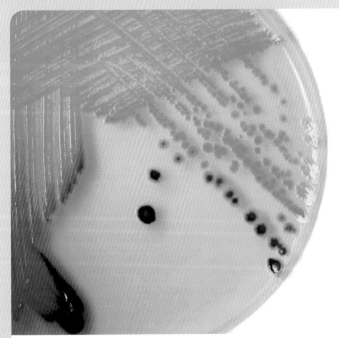

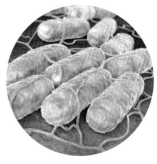

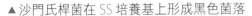
▲ 沙門氏桿菌在 SS 培養基上形成黑色菌落　　▲ 沙門氏桿菌掃描式電顯圖

巴組織的增生與壞死、肝臟與膽囊發炎，引起腸穿孔、出血、腹膜炎、骨膜炎及肺炎等致死症狀。重要臨床表徵有頭痛、發燒、腹部觸痛及腹脹等，常發生便祕、帶血性腹瀉，皮膚出現類似病毒感染的玫瑰疹。患者病癒後可獲得免疫力，有可能變成慢性帶菌者，菌株會隱藏於膽囊，繼續排出病原菌。副傷寒的病情較溫和，潛伏期短，病程約一至三星期，無玫瑰疹出現。

　　沙門氏桿菌所含有的 O 抗原及 Vi 抗原可抵抗宿主之吞噬作用，氯黴素或安比西林能有效抑制 O 抗原及 Vi 抗原。沙門氏桿菌的主要感染源是被汙染的食物和飲用水，應預防食物、飲水被鼠類或蒼蠅所汙染，被感染過的家禽、乳品、肉類、蛋類應經過完全烹調才能食用。永久性帶原者之膽囊、腸道內會隱藏著細菌，應避免從事食物料理方面的工作。接種減毒性桿菌疫苗可降低感染或罹病比例。傷寒懷達試驗自一八九六年由 Widal 發明，使用至今。筆者建議這種抗體篩檢陽性之個案，務必做進一步檢查，因為這攸關受檢者是否需隔離治療或其在餐飲業的工作權！

033 細菌性痢疾中最易傳播的桿菌
——志賀氏桿菌

痢疾志賀氏桿菌 Shigella dysenteriae。
廣存於人類和靈長類動物的腸道、糞便中。大多是經由糞口途徑傳染來侵襲大腸壁及末端迴腸壁的黏膜上皮。潛伏期一至四天。

　　一八九六年，日本細菌學家志賀潔（しがきよし），首先從赤痢病人的糞便中分離出一種腸內桿菌，以其姓氏拼音 Shiga 命名之。志賀氏桿菌為細菌性痢疾中最易傳播的菌種，寄生於人或靈長類動物的腸道，主要是經由糞口途徑傳染，引起人的腸胃道疾病——痢疾。

　　志賀氏桿菌為無莢膜、無運動性的長桿菌，在普通培養基上非常容易生長，形成圓形、上凸、透明、邊緣完整的中小型菌落。除了宋內志賀氏桿菌外，其餘菌種均無法醱酵乳糖，在鑑別培養基上的菌落為無色。利用木蜜醇醱酵反應、組氨酸脫羧酶的有無以及抗原性質，可將致病性志賀氏桿菌屬分為 A～D 四種菌型（種），A 型為痢疾志賀氏桿菌；B 型是費萊斯納志賀氏桿菌；C 型為保帝志賀氏桿菌；D 型是宋內志賀氏桿菌。此菌與大腸桿菌同屬於埃希氏菌族，部分生化性質類似類似埃希氏菌族的「領頭羊」大腸桿菌。此菌的抵抗力甚弱，易被酸性物殺死。

　　由於志賀氏桿菌不具鞭毛，因此沒有 H 抗原，所有菌種都有 O 抗原，部分菌株含有 K 抗原。O 抗原具有很複雜的抗原樣式，不同菌種間的血清學試驗也常出現交叉反應，鑑定時除了血清學分型試驗外，還要配合生化反應。所有志賀氏桿菌菌種於自體溶解後均會釋出內毒素，為刺激疾病發熱的主因。另外，也可產生具有細胞毒性的外毒素，導致腸毒性相關臨床症狀。

　　一般說來，感染僅限於腸胃道，很少侵入血流，當吃到 103 個以上的細菌便可致病。主要是侵襲大腸壁及末端迴腸壁的黏膜上皮，引起發炎（微小膿腫）而導致黏膜表面出血、壞死，並在潰瘍處形成偽膜。經一至四天的

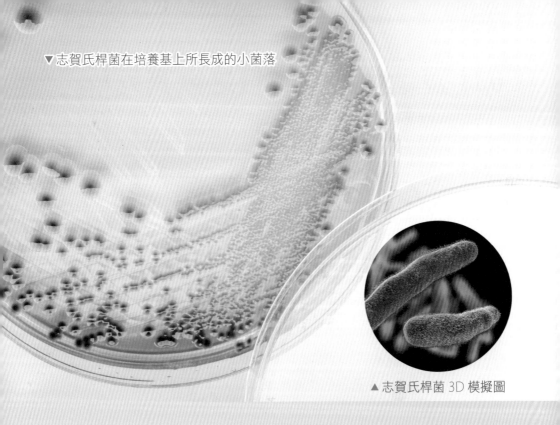

▼ 志賀氏桿菌在培養基上所長成的小菌落

▲ 志賀氏桿菌 3D 模擬圖

潛伏期後，突發腹絞痛、腹瀉、腹部痙攣及發熱（病症可為急性或慢性），幾次的排便之後，糞便開始呈液狀並帶有黏膜、血液及膿細胞，所以得名「赤色的下痢」（可能來自日文漢字「赤」，紅色之意）。病人的痢疾症狀可於幾天後自癒，嬰幼兒的嚴重下痢可能因脫水及酸中毒而致死。細菌性痢疾以痢疾志賀氏桿菌最為嚴重，可能併發菌血症及瀰漫性血管內凝血。

　　由於志賀氏桿菌並不侵入血流，循環血液內的特異性凝集抗體對其無效，需靠腸道中的分泌型 IgA 糞抗體（能凝集細菌，有防衛作用，但免疫效果不是頂好）。感染痊癒後，若再次誤食大量的菌體仍會發病。少數個體會成為慢性腸內帶菌者，可能會復發。一般的抗生素有抑菌作用，能立即壓制痢疾的急性症狀，但無法根除腸道內的細菌，因此建議用最有效的安比西林。此菌以人類為主要的宿主，經由糞便汙染食物、飲水和蒼蠅攜帶而傳播。控制方法應著重於防止食物或水源受到汙染，以注重個人衛生健康及控制院內感染為主。

034 愛之欲其生，恨之欲其死
——大腸桿菌

大腸桿菌 Escherichia coli。
廣存於人類和動物的腸道或土壤及水中。經由食物、飲水以及伺機和異位寄生而傳染。
不同菌株侵入人體不同器官與組織，與毒素共同作用，造成敗血症。潛伏期通常在一
星期內。

　　我們常從媒體上聽聞，欲保障飲食的衛生安全，防止食物中毒，控制及
檢測食物、飲料中的生菌數是很重要的。根據食品科學家表示，會導致食物
中毒，往往是因為食品的生菌數含量太高、超出規範標準，例如：當食物有
過高的大腸桿菌時，人們誤食後可能會出現腹瀉症狀。以食品檢測來說，「生
菌數」（即當食品生菌數高於每公克 10,000 時，就表示食品在製作過程中
滋生過量的細菌）與「大腸桿菌群」（即檢測指標菌，若食品的大腸桿菌群
超過每公克 1,000 最確數，表示食品在製作過程或環境有遭受汙染之虞）是
食品檢驗的兩大指標。

　　另外，大腸桿菌屬（埃希氏菌族）也是造成「院內感染」最主要的細菌，
已知所造成的感染幾乎和人類各組織、器官有關（恨之）。其在新生兒出生
後不久即侵入腸道而終身寄生，因大量存在於大腸（以迴盲瓣部位最多）而
得名，由於土壤及水源常受到糞便汙染，所以此菌分布甚廣。大腸桿菌也算
是有益於人類的共生菌，不僅可以合成定量的維生素 B 群供人體所需，並且
可藉細菌間的拮抗作用，協助腸道內正常菌叢的穩定（愛之），以禦外來病
菌入侵。

　　大腸桿菌為兼性厭氧菌，長約 2 ～ 3 微米的短桿菌。約七成的菌株具運
動性，少有莢膜。培養於伊紅甲烯基藍培養基會產生扁平、具金屬光澤、有
惡臭味、直徑 3 ～ 4 公厘的菌落。能醱酵多種醣類，產生氣體及酸，培養於
含有乳糖的馬康基氏瓊脂 MacConkey 培養基上，會產生大量乳酸而形成紅
色菌落。對溫度的抗性較強，但多數菌株經 60℃ 處理十至二十分鐘即被殺

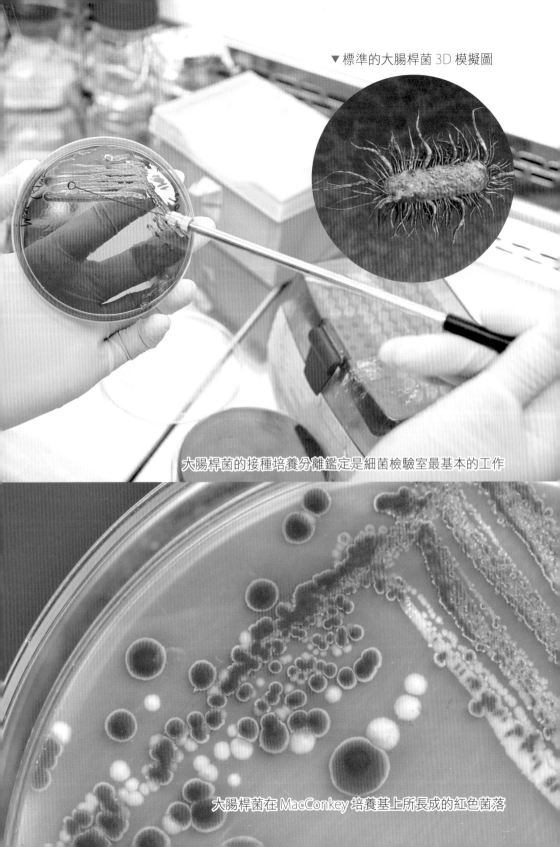

▼ 標準的大腸桿菌 3D 模擬圖

大腸桿菌的接種培養分離鑑定是細菌檢驗室最基本的工作

大腸桿菌在 MacConkey 培養基上所長成的紅色菌落

死，少數菌株經巴氏滅菌法處理後仍能生長，使牛奶變色、變味。飲水中若加入 0.5 ～ 1.0 ppm 的有效氯含量，可殺死大腸桿菌及各種沙門氏桿菌與志賀氏桿菌。

大腸桿菌的抗原結構很複雜，血清學反應上各菌株均存有差異。O 抗原有 170 型以上；H 抗原有 50 型以上；K 抗原則超過 100 型。菌株的代號可直接用抗原型式來表示，例如大腸桿菌 O55：K5：H21 菌株。大腸桿菌會產生兩種不同型式的腸毒素，一為對熱安定的 ST；一為對熱不安定的 LT。產生腸毒素的基因位於菌體胞漿體（質體）。

大腸桿菌為伺機性感染菌，大部分的菌株不會造成疾病，少數菌株引起的疾病中，異處寄生（如尿路感染、新生兒腦膜炎）的病例比腸胃道感染所引起的下痢、腹瀉要多。對人類所引發的主要疾病有腸道感染；尿路感染；新生兒腦膜炎；菌血症、敗血症及休克；其他化膿性感染與傷口感染等數種。

大腸桿菌所引起的腸道感染，依其臨床致病方式，造成腹瀉及腸道感染的大腸桿菌可分成六類：

1. 腸產毒性（ETEC）：疾病名為旅行者腹瀉、夏日腹瀉。症狀是嚴重水樣腹瀉、痙攣性腹痛、噁心及脫水。易感年齡群為成人及小孩。
2. 腸侵襲性（EIEC）：疾病名為痢疾。症狀是排便減少、糞便含血液黏液及白血球、痙攣性腹痛及發燒。易感年齡群為成人。
3. 腸病原性（EPEC）：症狀是急性水樣腹瀉、糞便帶有黏液、發燒。易感年齡群為成人及幼童（尤其是小於兩歲者）。
4. 腸出血性（EHEC）：疾病名為溶血性尿毒性症候群、出血性結腸炎、血栓性血小板缺乏紫斑症。症狀是腹瀉（不含白血球）、糞便帶血、痙攣性腹痛及發燒。主要發生在小孩及老人，尤其是吃到未煮熟的碎肉。
5. 腸聚集性（EAEC）：症狀是水樣腹瀉、嘔吐。可發生在所有年齡層。
6. 腸擴黏性（DAEC）：疾病名為腸炎、小兒腹瀉。易感群為未開發國家的幼童。

而在菌血症、敗血症及休克方面，所有的革蘭氏陰性菌中，大腸桿菌是造成敗血症及引起休克症狀最常見的菌種。少數幾種菌株對白血球的吞噬作

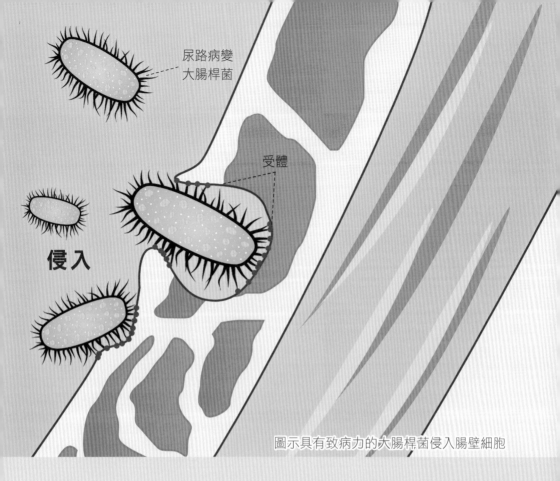

尿路病變
大腸桿菌

受體

侵入

圖示具有致病力的大腸桿菌侵入腸壁細胞

用較有抵抗力，因此易引起菌血症。新生兒時期因母體內具有殺菌力的 IgM 抗體太大而無法通過胎盤，所以，敗血症對嬰幼兒來說有極大的威脅性。

　　無論是腸道病症或伺機性感染病症，以抗生素治療為主，用藥前應視情況請檢驗室執行抗生素感受性試驗。大腸桿菌為伺機性致病菌，常在醫院內藉工作人員、設備或靜脈內療法來散播，控制措施須靠勤洗手、無菌處理、滅菌消毒、限制使用靜脈內療法、注意保持尿道無菌，以及其他防止院內感染的方法。

　　大腸菌型細菌為人類腸道主要的正常菌群，若在食物或飲水中發現有此類細菌，表示可能遭受到糞便的汙染，且可能含有沙門氏桿菌或志賀氏桿菌等病原菌。所以，通常靠檢查大腸桿菌之有無，來證實食物或飲水是否遭受到糞便的汙染。

035 藏在生水裡的「撇形菌」
——霍亂弧菌

霍亂弧菌 Vibrio cholerae。
存在於大自然的水中。人類是因吃進受汙染的食物或飲水而感染，隨飲食侵入小腸黏膜。潛伏期短，約一至四天。

　　霍亂也是一種古老的傳染病，病原叫作弧菌，醫學上最重要的弧菌即是霍亂弧菌，亦稱為「撇形菌」。為革蘭氏陰性菌，部分性質類似腸內桿菌，易分解木蜜糖和蔗糖，緩慢醱酵乳糖及引起腸道疾病，有些性質則與腸內桿菌相差極大。剛分離出來的弧菌呈弧形或逗點形，長約 2 ～ 4 微米，無芽孢及莢膜，有一根單端鞭毛，運動活潑。霍亂弧菌的需氧性較強，在厭氧狀態下較不易生長。營養需求不高，能抵抗強鹼達 pH 9.0 左右，但對酸很敏感。鹽可刺激其生長，具有耐鹽性。在自然的情況下，霍亂弧菌僅對人類具有致病力。對環境的抗性不強，糞便內之細菌在室溫下數小時會死亡，且易被化學消毒劑殺死。菌體產生的腸毒素即是導致霍亂這種傳染病的毒素，主要是刺激小腸細胞膜，讓血管通透性增加，造成水分、電解質以及鹽類的大量外溢，引發腹瀉（水便）。另外，因細菌之附著性，讓具有毒力的弧菌能穿透小腸黏膜，附著在表皮細胞的微絨毛上繁殖，接著，生成的腸毒素更易被黏膜細胞吸收。

　　由於氣候和環境衛生因素，大多是在熱帶國家流行，過去較不文明時代的寒帶地區如中國北方、日本、俄羅斯也曾爆發霍亂流行。人類因食入受到汙染的食物、飲水，若病原菌的數量夠（至少要吃進 108 個細菌），少數躲過胃酸而到達十二指腸（因膽鹽使腸道呈鹼性，有利細菌生長）後大量繁殖，分泌腸毒素，導致上吐下瀉的霍亂病症。霍亂的潛伏期約一至四天，糞便如淘米水狀，患者每日的體液耗損可達 15 ～ 20 公升，最後因酸中毒、休克而死。弧菌不會侵襲到血流，因此不會造成菌血症。

霍亂
病徵和症狀

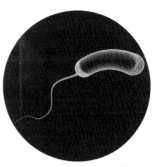

▲ 霍亂弧菌的 3D 模擬圖

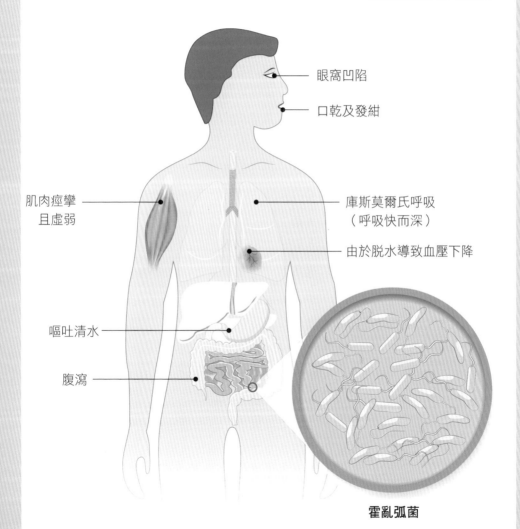

眼窩凹陷

口乾及發紺

肌肉痙攣
且虛弱

庫斯莫爾氏呼吸
（呼吸快而深）

由於脫水導致血壓下降

嘔吐清水

腹瀉

霍亂弧菌

036 海鮮食物中毒的病原
——創傷與腸炎弧菌

創傷弧菌 Vibrio vulnificus；腸炎弧菌 Vibrio parahaemolyticus。
普遍生存於海洋中。主要是經由生食被汙染的海鮮或皮膚有傷口又泡在海水而傳染，
會侵犯筋和肌肉的間隙或腸黏膜。潛伏期短，約一至兩天。

　　醫學上較重要的弧菌是霍亂弧菌、創傷弧菌和腸炎弧菌，部分菌種為動物的致病菌，其餘多為腐生菌。偶爾會引發人類的傷口感染、敗血症等。與腸內桿菌最大的不同在於其氧化酶呈陽性反應，且具有極性鞭毛。創傷弧菌普遍生存於海洋中，又名海洋弧菌。菌體細小，呈微彎狀、似「逗號」，長約 1.5 ～ 3.0 微米。由於會醱酵蔗糖和乳糖，又被稱做乳糖醱酵弧菌。氣候溫暖時，弧菌在海水裡的濃度甚高，與汙染無關。目前已有超過百種的菌種被鑑定出來，其中至少十一種會致病。

　　感染創傷弧菌的途徑有兩大類：

一、食入含有創傷弧菌的食物如甲殼類海鮮。

二、若皮膚有傷口又泡在海水裡，細菌可趁虛而入，侵犯筋膜和肌肉的間隙。在感染初期，手足有明顯水泡及表皮壞死現象，之後傷口會出現潰爛蔓延，病程發展快速。皮膚紅腫變色、出血性水泡、皮下化膿，稱為壞死性筋膜炎。

　　創傷弧菌可放出強烈毒素進入血液，引起敗血症及休克，誘發全身器官衰竭導致死亡。創傷弧菌的感染表現形式敘述如下：

一、原發性敗血症：病人有發燒及寒顫，甚至很快休克，危險性極高。

二、傷口感染：導致蜂窩性組織炎，有時有出血性水泡，並可能由表皮發炎向下層侵犯而引發筋膜發炎。

三、腸胃症狀：嘔吐、腹瀉或腹痛。

　　創傷弧菌的感染，除了施予抗生素治療外，若有合併軟組織發炎時，局

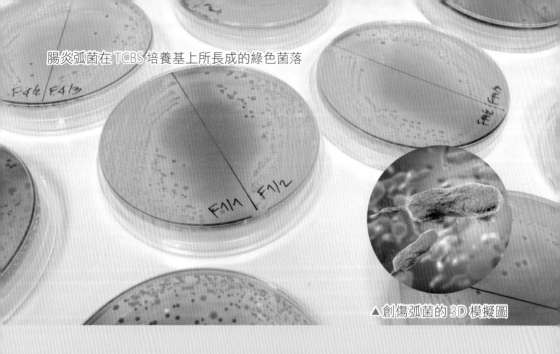

腸炎弧菌在 TCBS 培養基上所長成的綠色菌落

▲創傷弧菌的 3D 模擬圖

部清創、筋膜切開、截肢等外科處置是有必要執行的。

　　腸炎弧菌隸屬弧菌科弧菌屬，棲息於海水中，人類主要是經由生食被汙染的海鮮而傳染，引起下痢、嘔吐等腸胃炎症狀。目前在臺灣、日本及其他許多濱海國家，均有因食用受病菌汙染之貝類等海產而導致食物中毒事件的報告，甚至占食物中毒事件的一半以上，受到衛生相關單位的重視。腸炎弧菌的形態與霍亂弧菌類似，為革蘭氏陰性短桿菌，無芽孢、莢膜，具有單一含鞘之端鞭毛，有運動能力。屬於兼性厭氧菌，特別喜愛 pH7.6 ～ 9.0 的鹼性環境，與霍亂弧菌的不同處在其嗜鹽性，最適合生長的氯化鈉的濃度為 2～ 3%（低於 0.5%；高於 8%則會抑制生長）。一般常用 TCBS 培養皿來篩選弧菌，由於該菌不能醱酵蔗糖，在 TCBS 培養皿上之菌落呈藍綠色，而霍亂弧菌可醱酵蔗糖，菌落呈黃色，藉此可加以區別霍亂弧菌與腸炎弧菌。

　　腸炎弧菌所引起腸胃炎的潛伏期很短，約 12 ～ 24 小時，腹瀉症狀可溫和或類似霍亂的上吐下瀉，水樣狀的糞便不含血及黏液，病人有時會出現發燒、頭痛。嚴重的患者需要補充體液及電解質，並以氯黴素、四環黴素治療。腸炎弧菌對青黴素有抗藥性。預防感染的不二法門是避免生食海鮮，而海鮮的保存必須全程冷凍或冷藏，因為低溫可抑制弧菌生長。

037 論是非聊曲折——曲狀桿菌

曲狀桿菌 Campylobacter。
存在於禽畜及人的腸道。主要是經由糞口途徑傳染。侵入腸道後在小腸繁殖，侵害表皮細胞。潛伏期兩至十天。

　　曲狀桿菌以前歸類為弧菌屬，但由於菌體彎曲折數或幅度較大，常呈海鷗展翅狀或 S 形，現與螺旋菌合併於螺旋菌科內。曲狀桿菌共有五菌種：胎兒曲狀桿菌、空腸曲狀桿菌、大腸曲狀桿菌、唾痰曲狀桿菌和短暫曲狀桿菌，主要是動物的致病菌。其中空腸曲狀桿菌、大腸曲狀桿菌及胎兒曲狀桿菌的一個亞種對人類有致病性，會引起發熱、痢疾、腸炎、菌血症及孕婦流產等。

　　曲狀桿菌為革蘭氏陰性桿菌，菌體長 1.5 ～ 4.0 微米、寬 0.2 ～ 0.5 微米，菌體彎曲常超過一次（所以不屬於弧菌），且有四、五個連結成鏈狀的傾向。具有一根比菌體長好幾倍的單端鞭毛，以直線或螺旋運動。曲狀桿菌屬於專性微嗜氧菌，最適宜的生長溫度為 42℃是很大特色，因而可做為一種突顯其生長的選擇性因子。將細菌接種於曲狀桿菌血液瓊脂平版後，生長之菌落呈灰色黏稠狀，有時有游走現象。不能醱酵葡萄糖，氧化酶、觸酶呈陽性反應，為主要鑑定的生化特性。菌體含有與內毒素活性相關的脂多醣體類抗原結構。

　　空腸曲狀桿菌除了造成各種禽畜的疾病外，也常引起人類（以小孩為主）的腸炎、下痢、衰弱；免疫力低下者之菌血症或其他全身性疾病。在美國，空腸曲狀桿菌感染所受到的重視程度遠甚於沙門氏桿菌及志賀氏桿菌。

　　曲狀桿菌的傳播主要靠糞口途徑，潛伏期兩至十天，細菌進入消化道後在小腸繁殖，侵害表皮細胞，引起急性腸胃病症。突然腹痛、大量腹瀉、含血（糞便檢體中均可找到白血球、紅血球）的水樣狀糞便、發燒、頭痛及不適等，大多可自癒。下痢之發生可能與菌體的侵入性及腸毒素有關。與其他急性細菌性腹瀉相似（特別是桿菌性赤痢），且經常是混合感染，其診斷應

曲狀桿菌 3D 模擬手繪圖

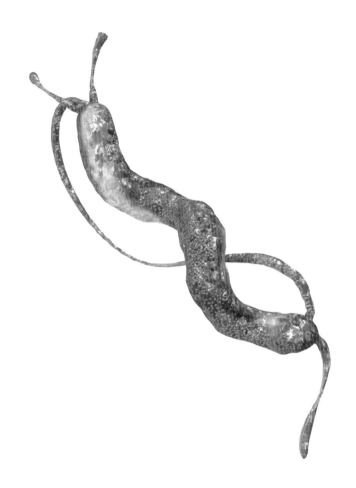

以分離鑑定出糞便培養的病原菌為主。

　　細菌可能會侵入血流，引起腸熱症、菌血症甚至敗血症。大腸曲狀桿菌和空腸曲狀桿菌主要是引起痢疾和偶發性敗血症，而胎兒曲狀桿菌則引發全身性曲狀桿菌病——包括腦膜炎、化膿性關節炎、血栓性靜脈炎、黃疸、肝脾腫及流產等。根據臨床發現，較大嬰兒（八個月以上）的腸道對空腸曲狀桿菌的感染反而較有免疫力，於首次感染痊癒後即有免疫力來抵抗下一次的感染（細菌可於腸道中生存而不讓宿主生病）。

038 「溢赤酸」火燒心的病因
——胃幽門螺旋桿菌

胃幽門螺旋桿菌 Helicobacter pylori。
存於人類的胃腸道。藉由唾液和餐具的口口傳染以及糞口傳染，寄生於人體的胃壁黏膜。潛伏期較長，約數週。

俗稱「溢赤酸」的胃酸逆流、胃食道逆流，所引起的下端食道炎綜合症狀或胃食道逆流病即為「火燒心」。這是指胃酸、十二指腸液過多、不正常地向上反流進入食道甚至口腔，導致食道黏膜受損、發炎等，引起胸口灼熱感、反胃、胸骨後疼痛、慢性咳嗽等不適的一種慢性疾病。雖然病因不單純，但當醫界明白真正造成潰瘍、火燒心之主凶可能是一種桿菌的長期寄生和傳染後，自此決定了用藥治療的方針，大大改善病人的生活品質。

胃幽門螺旋桿菌（簡稱胃幽桿菌）於一九八二年被發現時因其菌體形態酷似曲狀桿菌而將之歸類在曲狀桿菌屬，傳統染色分類上則屬於革蘭氏陰性菌。後來經基因序列的同質性比對，重新歸於螺旋桿菌屬。菌體長約 2.5 ～ 3.5 微米，呈些微立體螺旋 S 狀，一端有四到六根鞭毛，運動性頗佳。於 37℃、5 ～ 10% CO2 之環境下生長得很好，為微嗜氧菌。是所有腸胃道微生物中最容易被分離出來的細菌，並具有其他細菌少有的性質——產生大量的尿素酶。

胃幽桿菌自一九八二年被澳洲醫師馬歇爾（B. Marshall）和華倫（R. Warren）的研究團隊發現以來，對胃腸醫學有重大影響。經過世界各國科學家的接續努力，已證實胃幽桿菌感染是引起胃炎、胃腸潰瘍的主要病因，馬歇爾和華倫兩位醫師因而獲得二〇〇五年諾貝爾醫學獎。

臨床的研究證據指出，所有 B 型胃炎的致病原皆為胃幽桿菌，胃幽桿菌具有許多可能的致病因子，分述如下。

一、菌體鞭毛：幫助穿入胃黏膜層，儘快躲過胃酸危害。

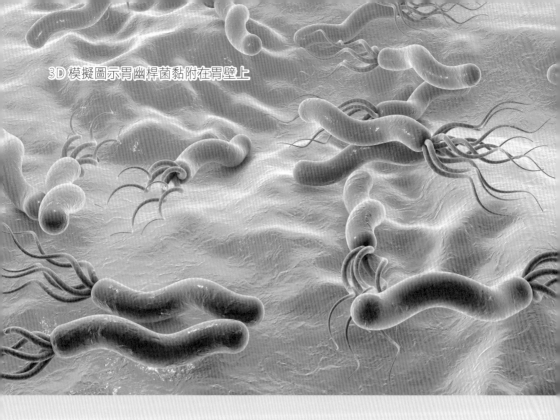

3D 模擬圖示胃幽桿菌黏附在胃壁上

二、尿素酶：分解尿素，生成氨和二氧化碳，以中和胃酸，另可刺激單
　　核球、嗜中性球的趨化性，減輕胃酸對菌體造成的傷害，讓菌體可
　　存活於胃壁黏膜組織內。

三、抑酸蛋白：急性感染期可控制腔壁細胞分泌，減少鹽酸量。

四、黏附素：可促使細菌與宿主細胞結合。

五、黏蛋白酶：可分解胃黏膜。

六、觸酶或過氧化氫酶：可保護菌體免於受到吞噬細胞的毒殺作用。

七、空泡狀細胞毒素：可刺激嗜中性球來到胃黏膜。

　　人類是胃幽桿菌的天然宿主，在人體中只能寄居在胃黏膜的上皮，毒性
較強的菌株在複製時會分泌造成潰瘍的毒素。根據統計，全世界約有一半的
成年人曾受到胃幽桿菌的感染，臺灣地區的盛行率大約 54％。大多數（70
～ 80％）的胃酸逆流食道炎（溢赤酸、火燒心）、胃潰瘍及幾乎所有（95
～ 100％）的十二指腸潰瘍都與胃幽桿菌感染有關，長期感染未經治療，可
能與胃癌也有很高的關聯性。

039 寒冬嬰幼兒感冒腹瀉的病原
——輪狀病毒

輪狀病毒 Rotavirus。
廣存於大自然及人類腸道內。經由糞口途徑傳染進而侵襲腸道絨毛細胞。潛伏期兩天。

　　輪狀病毒為雙股 RNA 病毒，特色是具有雙殼蛋白衣。所以病毒顆粒比一般小 RNA 病毒來的大一點，直徑約 70 奈米左右。一九七三年以電子顯微鏡觀察腹瀉患者的糞便檢體時所發現，病毒外層蛋白衣在電子顯微鏡下所見像是車輪緣圍繞著輪軸的車輪，故命名源自拉丁文「rota——（車輪）」之意。病毒對乙醚、酸及膽汁均有抗性，70%的酒精可消除其活性。

　　輪狀病毒是造成非細菌性嬰幼兒急性腹瀉（病毒性腸胃炎）最重要的致病原，目前已知有四種血清型可造成人類的疾病，其中以 A 型為主要引起人類腸胃炎的血清型。在臺灣，約五成的嬰兒腸胃炎可能與輪狀病毒感染有關，多發生在冬季或初春等較冷的季節。病毒多半是藉由糞口途徑傳染，經過兩天的潛伏期後，會出現腹瀉、腹痛、發熱或嘔吐等臨床症狀，並導致脫水。腸胃炎之病情通常較溫和，持續三至五天常能自癒，但嬰幼兒罹病若不加以治療，嚴重時喪失體液及電解質時會有致命危險。

　　病毒主要是侵犯十二指腸至空腸間的絨毛細胞，在細胞質中複製、增殖而傷害了絨毛細胞，被破壞的細胞會脫落於腸腔道並持續釋出病毒，因此糞便裡充滿了有感染性的病毒顆粒。另外，由於絨毛細胞受到破壞，造成葡萄醣和鈉離子的吸收受阻，因而導致腹瀉。根據血清學變化及檢查的結果，成人也有類似的感染，只是很少表現臨床症狀，糞便裡也不容易檢出病毒，不過，世界各地偶有成人的流行病例報告。

　　輪狀病毒的分布與存在相當廣泛，六個月內的嬰兒經常發生無症狀因為這段時間的嬰兒體內有來自媽媽或母乳的保護性抗體。大部分兒童在六歲前

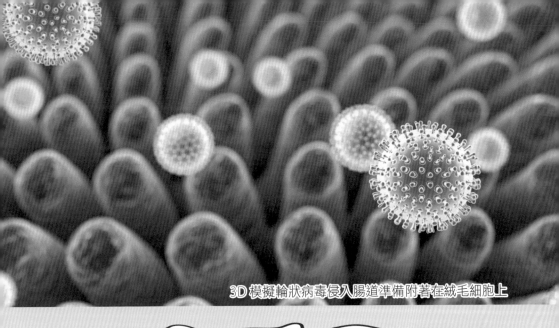

3D 模擬輪狀病毒侵入腸道準備附著在絨毛細胞上

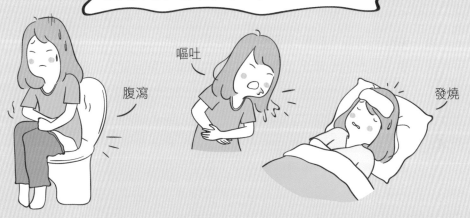

輪狀病毒感染的基本症狀

腹瀉

嘔吐

發燒

具有對抗一種病毒型以上的抗體，不過，即使人或動物體內存在有抗體的情況下仍會再次受到感染，此顯示病毒可能有多種血清型。輪狀病毒腸炎並無特殊療法，對於嚴重感染的嬰幼兒必須給予靜脈注射補充體液和電解質的支持性療法（即打點滴），康復時要補充易吸收的營養物，照顧患者時需注意勤洗手及隔離。環境的廢水處理以及注意衛生保健是最重要的控制方法。目前尚無有效的預防疫苗。

040 新興的傳染病——諾羅病毒

諾羅病毒 Norovirus。
廣存於大自然及人類腸道內。經由糞口途徑傳染。病毒藉由破壞腸道刷狀緣而妨礙腸道對養分及水的吸收，進而引起腸胃道相關症狀。潛伏期約兩天。

　　根據國內小兒科及耳鼻喉科醫師門診的經驗，當進入冬令時節，不少病毒性傳染病開始流行，除了一般感冒及流感外，近幾年最熱門、也引起許多家長關注的應該是「病毒性腸胃炎」了。依據疾管署的疫情資料，二〇一五年二月全國門急診腸胃道疾病就診總人次每週都高達二十多萬，其中又以病毒性腸胃炎居多，而諾羅病毒便是頭號兇手。醫師指出，「醫師，我的小孩為什麼跟其他幼稚園同學一樣發燒又吐個不停……。而我也是不是吃壞肚子了，怎麼一直上吐下瀉？」在好發的冬季，這些抱怨不斷地重複上演，醫師們一聽，便知這可能是諾羅病毒感染的常況。

　　諾羅病毒過去名為類諾瓦克病毒，在病毒學分類上屬於杯狀病毒科的一種，小而圓（病毒顆粒直徑 35 ～ 40 奈米）、無套膜、單股 RNA 病毒。與人類疾病較有關係的是諾瓦克病毒，其命名來自一九六八年由美國俄亥俄州諾瓦克郡（Norwalk）所爆發的流行性腸胃炎患者糞便所發現病毒之故。一九七二年後世界各地的醫界陸續在成人腸胃炎患者之糞便中，發現數種形態類似的病毒，國際病毒分類委員會將該群病毒正式定名為類諾瓦克病毒。杯狀病毒科之下共分四屬，除了類諾瓦克病毒屬外，其他還有類札幌病毒屬對人類有致病性。

　　由於諾羅病毒沒有套膜，所以外形粗糙、對乾及酸性環境具有抗性。病毒無法在人工養殖的細胞內生長，僅能在人體細胞生長複製。病毒是經由糞口途徑傳染，人類是因誤食受汙染的食物或飲水而引發疾病。病毒藉由破壞腸道刷狀緣而妨礙腸道對養分及水分的吸收，進而引起腸胃道相關症狀。在患者的糞便中常可找到病毒顆粒存在（利用免疫電子顯微鏡）的證據。諾羅病毒傳染的案例雖屬全年性，但仍以冬季較為常見，可感染各個年齡層，與

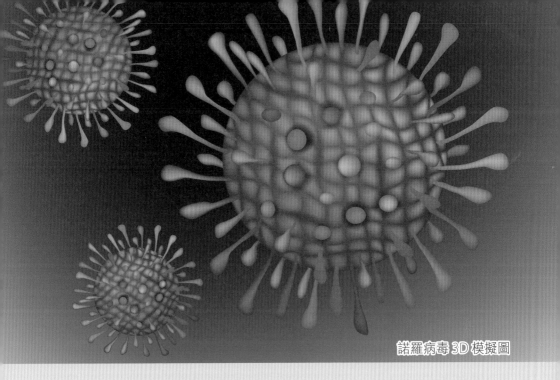

諾羅病毒 3D 模擬圖

另一種也常引起急性腸胃炎的輪狀病毒略有不同（可參見下表），但實際上並不易區分。受到病毒感染的人常會有食慾不振、倦怠、噁心、嘔吐、腹部痙攣、腹瀉等症狀，不過大多不嚴重，較少發燒，在兩至三天內緩解。

引起冬季病毒性腸胃炎常見的病毒比較

	輪狀病毒	諾羅病毒
主要症狀	發燒、腹瀉	嘔吐（為主）、腹瀉
持續時間	三至六天	兩至三天較常見
好發年齡	一至三歲嬰幼兒	不分，所有年齡層
流行季節	二至五月	全年性但以冬季為主
疫苗接種	研發中	已有
實驗室檢查	無特別之處	三成有糞便潛血反應

目前並無特效藥來治療（藥物使用僅能減輕腸胃炎的不適感）諾羅病毒所引起的急性腸胃炎，唯一的方法只有支持性療法（營養及水分、電解質的補充，避免脫水）。目前雖已有口服疫苗，但臨床使用的效果仍有待評估。最好的預防方法是避免食入可疑的水和食物。

041 最新被列入法定傳染病的
主要病原菌——單核球增生性李斯特菌

單核球增生性李斯特菌 Listeria monocytogens。
廣存於大自然。主要的傳播途徑是從帶菌母牛發炎的乳房，在收集生乳過程中遭到汙染又消毒不完全；或食物、水源被牛的排泄物汙染，也可能經由呼吸飛沫傳播。從消化道再侵入血流到各器官。潛伏期視傳染方式及侵襲器官組織而定，約三至七十天。

　　二〇一八年初，從電視新聞得知最近臺灣爆發出食品汙染的李斯特菌感染病案例，而衛福部疾管署於一月十日將李斯特菌病新增列為最新的第四類法定傳染病。早在一九九七年十月，香港傳出部分美國進口的某知名品牌雪糕，遭到李斯特菌汙染，一時引起世界各地飲食界恐慌。

　　李斯特菌廣布在自然界，也常寄生於動物，對人類則屬於伺機性感染。李斯特菌病主要是以零星個案呈現，並與季節流行性沒有什麼關聯。接近三成的病例見於出生不到一個月的嬰兒；至於成人的病例，幾乎是分布在四十歲以上的族群。

　　李斯特菌屬共有六菌種，主要病原菌為單核球增生性李斯特菌。是一種末端成鈍圓的短桿菌，常排成 V 字形，無芽孢及莢膜，可行翻滾運動。這種只會在 22℃「翻滾」的特性（37℃又不會運動），可做為菌種的鑑別。嗜低溫，在冷凍下仍可繁殖（冰品受到病菌汙染後仍有傳播力不足為奇）。具有觸酶及溶血作用，能代謝多種醣類並產生酸但不生成氣體。兼性厭氧生活，一般的培養基內添加血液、腹水或葡萄醣均可促進其生長。

　　單核球增生性李斯特菌為兼性細胞內寄生菌，可與巨噬細胞及上皮細胞表面特定的接受器結合後，被吞食而進入細胞內且生成李斯特菌溶血素，以幫助其在細胞內成功地繁殖並釋出。

　　人類因吃到受汙染的食物而感染，但很少發病，只有在新生兒、老人、孕婦及免疫缺陷者（如愛滋病患者、接受器官移植者、糖尿病和癌症患者）

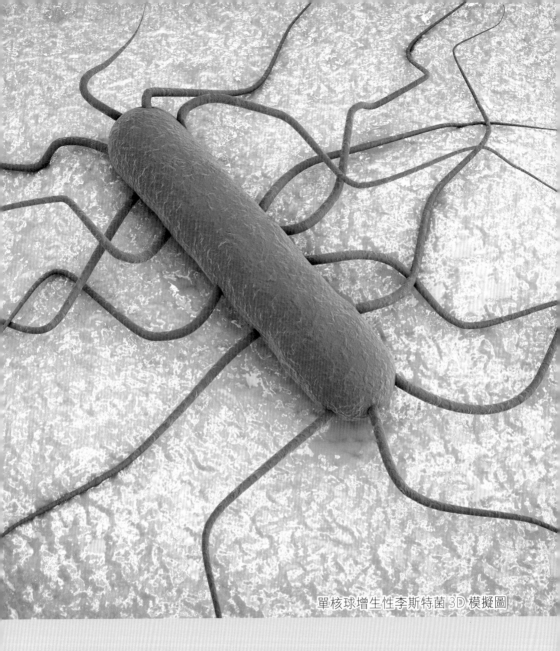

單核球增生性李斯特菌 3D 模擬圖

才會引起嚴重的感染症。健康成人受感染後大多沒有症狀，免疫力缺乏者易引起腦膜炎及敗血症。李斯特菌會通過胎盤造成胎兒的子宮內感染，產生腐敗性嬰兒肉芽腫。孕婦更可能因發生敗血症而造成流產或胎兒死亡。

治療上可單獨使用青黴素或安比西林，或是合併使用健他黴素和青黴素。目前並無疫苗可供使用。唯一預防之道是避免吃到受汙染的食品。

042 體型最大的腸道寄生原蟲
—— 大腸纖毛蟲

大腸纖毛蟲 Balantidium coli。
人類因誤食豬糞內的囊體而感染。蟲體居留於動物（人）的大腸，具有侵入組織的能力，並在豬與豬及豬與人之間傳播。潛伏期原則上一至三天。

　　大腸纖毛蟲遍布全世界，是纖毛蟲綱中唯一會寄生於人體的成員，也是可寄生在人體中體形最大的原蟲。蟲體的外觀及形態大小變化頗大，除了異種間的差異外，不同生活時期的型體也影響了原蟲的形態與大小。從最小的5 微米大至 250 微米都有。一般常見的營養體或囊體形態有圓形、長圓形、香蕉形、梨形、彎梭形等。營養體的大小平均 50 ～ 200×40 ～ 70 微米，基本構造如一般的真核生物有細胞核、細胞質及細胞膜等。囊體的直徑約45 ～ 65 微米，可見大核及薄壁。

　　蟲體居留於動物（人）的大腸，可行有性及無性生殖，大多見到的是行無性生殖，為橫向二分裂殖法；有性生殖則是行接合生殖。其保蟲宿主為豬和猴子，尤以豬最為重要。此蟲大部分的感染是不具症狀且可自然痊癒，但因具有侵入組織的能力，若嚴重傷害（蟲體多）到大腸壁和其他腸間組織，會引起腹瀉或下痢，伴隨腹絞痛、嘔吐、噁心等症狀，診斷出來為大腸纖毛蟲感染所引起的，可稱為大腸纖毛蟲症。

　　診斷方法是由糞便檢查找到囊體，或者可以自患者腹瀉的排泄物中找到營養體；亦可直接取其大腸黏膜做活組織檢驗。治療的藥物則為二碘羥喹啉（diodohydroxyquin）、四環黴素（tetracyclin）。由於常因攝入囊體而遭到感染，注意飲食衛生、不讓囊體汙染食物、飲水是首要預防之道，尤其靠近豬舍之處要特別加以留意。

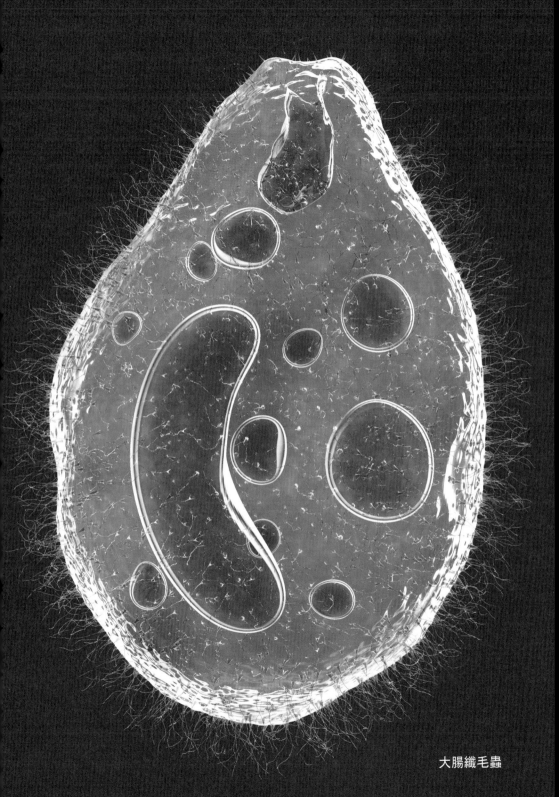

大腸纖毛蟲

043 也是法定傳染病的病原
——痢疾阿米巴

痢疾阿米巴 Entamoeba histolytic。
唯一具有致病性的阿米巴為痢疾阿米巴。傳染途徑是經由被汙染的飲水、食物以及不潔的手，由口進入腸道，寄生於大腸內。痢疾阿米巴會用偽足在組織內做機械性的破壞。潛伏期不定，從數日到數年都有，大多兩至五星期。

　　直接譯自英文 amoeba 的阿米巴（變形蟲）是指包括獨立自由生活和寄生性的兩群原蟲，牠可能是最原始的動物形態，且沒有隨生物演化和人類進化而有所改變。分布於全世界，以熱帶及亞熱帶地區最為普遍。阿米巴可分為寄生致病性阿米巴、共生性或非致病性阿米巴、致病性獨立生活阿米巴、嗜糞性阿米巴等四類，其分類的根據如下：

　　一、外形：包括營養體或囊體的大小與形狀。

　　二、核的形態：內質與核的相對大小、位置，周圍染色質的密度。

　　三、囊體的大小、形狀：成熟囊體內核的數目與類染色質體的形態以及
　　　　數目。

　　唯一具有致病性的阿米巴是痢疾阿米巴，寄生於人體時會引發阿米巴痢疾（臺灣列為第二類法定傳染病）和阿米巴肝膿瘍。痢疾阿米巴的形態有營養體、囊前期營養體、囊體、後囊期營養體，分述如下：

營養體：直徑約 12 ～ 60 微米，除了攝入紅血球外，其內亦有細菌等
　　　　微生物顆粒。

囊前期營養體：是指營養體從小腸往下移行，水分愈來愈少，慢慢要長
　　　　出一層細胞壁、準備形成囊體前的時期。

囊體：直徑約 10 ～ 12 微米，為感染型。在囊前期營養體形成細胞壁
　　　　後稱為囊體，內有一至四個（少數可達八個）細胞核；有兩端圓
　　　　鈍、呈長或短棒狀的類染色質體。

後囊期營養體：當囊體被人吃進，經胃酸、小腸液消化刺激後，脫囊進
　　　　行分裂的時期。

▼ 阿米巴蟲的細胞構造

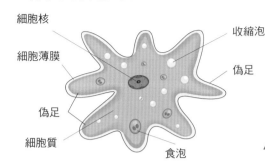

細胞核
細胞薄膜
偽足
細胞質
收縮泡
偽足
食泡

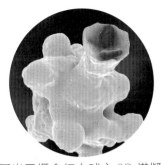

▲ 痢疾阿米巴攝食紅血球之 3D 模擬圖

　　痢疾阿米巴藉著溶解素分解組織以吸取營養，並用偽足在組織內做機械性的破壞，造成如同火山口般的錐瓶狀潰瘍、腸穿孔。也有症狀輕、未有嚴重破壞的情形，視個人體質而異。無症狀感染約佔九成，一般多為帶原者。有症狀的感染依病變部位不同，又可分為：

　　一、腸道阿米巴蟲症：

　　　　1. 痢疾：症狀為腹痛、腹瀉、血便。

　　　　2. 非痢疾性大腸炎：症狀為腹痛、腹瀉、寒熱、嘔吐。

　　　　3. 阿米巴性腫瘤：症狀為大腸壁上有細胞增生，以 X 光檢查易誤診為癌症腫瘤。

　　　　4. 阿米巴性闌尾炎：阿米巴侵入闌尾、盲腸所造成的併發症。

　　二、腸道外阿米巴蟲症：有些種類的痢疾阿米巴致病力極強，侵入組織後，造成特別的病變，例如：續發性阿米巴蟲腦膜炎。症狀為嚴重前額頭痛、發燒、神經性食慾減退、噁心、嘔吐、腦膜有興奮的徵狀、頸部僵直。

　　傳染途徑是經由被汙染的飲水、食物以及不潔的手，由口進入腸道，寄生於大腸內。營養體及囊體隨糞便排出體外，只有具抵抗力的囊體可以存活，人類若誤食被汙染的食物或飲水即被感染。動物宿主可能是狗、豬及猴子，但主要是人與人之間的傳染，而傳播主要是靠會排出囊體的慢性病人或無症狀的帶原者。另外，臨床上觀察到，男同性戀者的感染率有偏高的情形，也被列為性接觸寄生蟲病，蟲體透過分泌物侵入受損的黏膜而傳染。

044 小時候很常見的蛔蟲——蛔蟲

蛔蟲 Ascaris lumbricoides。
當感染型蟲卵存在於水中或附著於水果、蔬菜上而從人口進入時，便是感染上蛔蟲。
在小腸中孵化成幼蟲。幼蟲若想要長為成蟲，必先經過一趟「人體旅行」，經食道、
胃而達小腸，在此發育為成蟲。從吃到蟲卵到成蟲產卵約需八至十星期，開始產生臨
床病症。

　　蛔蟲屬於線蟲動物門，是腸道寄生性線蟲中最大型的一種，也是歷史悠久、最常見（小時候衛生條件不良的年代）的寄生蟲之一。由於體型大，肉眼極易觀察，在古希臘時代早已為人所知，即使至今，全球約有五分之一的人口（十四億人）被此蟲寄生，所引起的蛔蟲病屬於常被輕忽的一種熱帶疾病。講起蛔蟲，即是老一輩臺灣人口中的蛔蟲（注音ㄇㄧㄢˊ ㄊㄤˊ），小朋友吃吃藥拉出一大堆。臺灣光復後，每三個人就有兩人受到蛔蟲寄生，在當時可說是「國民病」。

　　活體蛔蟲略帶肉紅色（死亡標本則是乳白色），外形像是長圓柱狀的大蚯蚓，雄蟲體型則稍細小，長約 10 ～ 30 公分、直徑 2 ～ 4 公厘，外表有細橫紋，尾端向腹面彎曲，具有一對交尾刺。雌蟲長 20 ～ 35 公分、直徑 5 ～ 6 公厘，與雄蟲的區別是圓錐形尾端不內彎、較平直。蛔蟲的蟲卵分為受精和未受精兩種，前者呈橢圓形，大小約 40×60 微米，最外面覆有一層蛋白膜，蛋白膜內有一層厚的卵殼，內有一未完全成熟的胚胎細胞；後者的形狀較不規則、卵殼長而薄、外層蛋白膜也呈不規則狀。

　　成蟲寄生於人體小腸內，蟲卵隨糞便排出體外，對不良環境（如低溫、乾燥）具有抵抗力。在適當的溫度及溼度下，蟲卵於泥土中約過經三個星期會發育成具有感染性的蟲卵，如被人吃下會在小腸中孵化成幼蟲。幼蟲若想要長為成蟲，必先經過一趟「人體旅行」（至今仍是個謎）——幼蟲先穿過腸壁、進入血管，經肝臟、心臟而到達肺臟。再穿過微血管進入肺泡，沿著支氣管、氣管而至會厭，然後被宿主吞入，經食道、胃而達小腸，在此發育

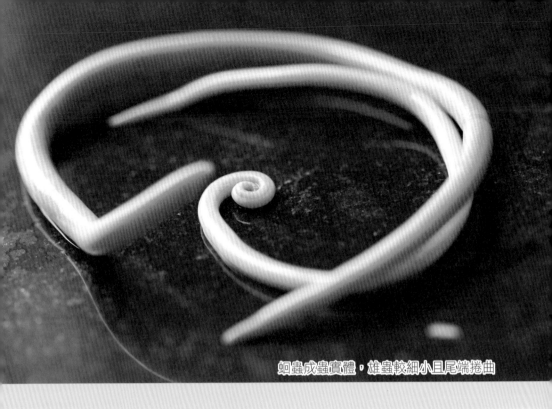

蛔蟲成蟲實體，雄蟲較細小且尾端捲曲

為成蟲。從吃到蟲卵到成蟲產卵約需八至十星期，雌蟲在接下來離大限有一到兩年的時間裡，讓占蟲體大部分空間的生殖器官全力運作，使其一天可以產下二十萬顆卵。蛔蟲在小腸中靠吸取營養物（腸內的半消化食糜）而活。所以，蛔蟲感染易造成兒童營養不良（如非洲一群骨瘦如柴、大腹便便一肚子蛔蟲的小朋友）。雖然感染沒有明顯症狀，但偶爾見有疲勞、發燒、腸胃不適、噁心、嘔吐、下痢等，成蟲若鑽入膽管會引起阻塞，亦可能穿過腸壁引起腹膜炎，另外，若蟲體數量太多時會引起腸阻塞。

蟲卵隨糞便排出人體外，當蟲卵存在於水中或附著於水果、蔬菜上而從人口進入時，便是感染上蛔蟲了。所以，預防的首要工作在於改善個人衛生習慣，吃東西前務必把手洗乾淨，蔬菜也要洗淨或煮熟才吃。另外，避免使用新鮮糞便施肥（現今少用，蛔蟲病已不常見）可大大降低傳播機會。可以使用甲苯咪唑（menbendazole）或阿苯達唑（albendazole）來驅蟲，但懷孕婦女禁用此藥，以羥萘酸吡喃嗪（pyrantel pamoate）、哌嗪（piperazine）取代。

045 造成小朋友夜晚臀部癢癢的原因
—— 蟯蟲

蟯蟲 Enterobius vermicularis。
存在於溫帶地區的人體內。如吃下或吸入感染型蟲卵，蟲卵會侵入小腸，移行到盲腸寄生。潛伏期與生活史有關，約五星期。

　　四至五十年前，臺灣的小學生若臀部癢（特別是在晚上）則是會引起全家及全校關注的衛生問題。在過去，此為普遍的寄生蟲感染症，病原是一種小型蠕蟲名為蟯蟲，又叫做針蟲，活蟲體呈乳白色，雄蟲較小，長約 2～5 公厘、體圈 0.1～0.2 公厘，肉眼不易察覺，尾端捲曲，有一交尾刺。雌蟲較大，長約 8～13 公厘、體圈 0.3～0.5 公厘，兩端尖細、呈細長紡錘狀，成熟雌蟲體幾乎被一對子宮所充滿。蟲卵呈兩側不對稱的橢圓狀，一側隆起；一側較扁平，顯微鏡下看像柿子核。外覆一層厚卵殼，大小約 25×55 微米。剛產下的蟲卵內含卵黃顆粒，具有感染力的成熟蟲卵可見內有幼蟲。蟯蟲為世界性分布，溫帶地區的感染率高於熱帶國家；人口稠密之處（如城市）的感染率反而高於衛生條件差、人口稀疏的鄉下地方。

　　人類是蟯蟲的唯一宿主，成蟲主要是寄生於盲腸及鄰近組織。雌蟲會爬行到肛門或女性會陰處產卵，於適當環境下（宿主夜間睡覺時是良機），4～5 小時便會發育成感染型蟲卵。人類受到感染的主因是吃下或吸入（從鼻腔到會厭再轉進食道）感染型蟲卵，蟲卵進入人體後會在小腸內孵化，然後移行至盲腸。蟯蟲的生活史需約五星期來完成。

　　蟯蟲感染的主要臨床症狀是在體外產卵時所引起的肛門、會陰搔癢以及輕微皮膚炎，一般不會有腸道症狀（在此我要「自首」——因分篇章需要勉強將之歸類於「腸胃道病症」，嚴格說來是不恰當的！若說：腸胃道寄生則沒問題）。若為女性宿主，雌蟲可能會在產卵後「誤闖」入陰道及其他生殖器官，造成陰道炎、子宮炎和輸卵管炎。蟯蟲病最大的困擾不是生理或病理

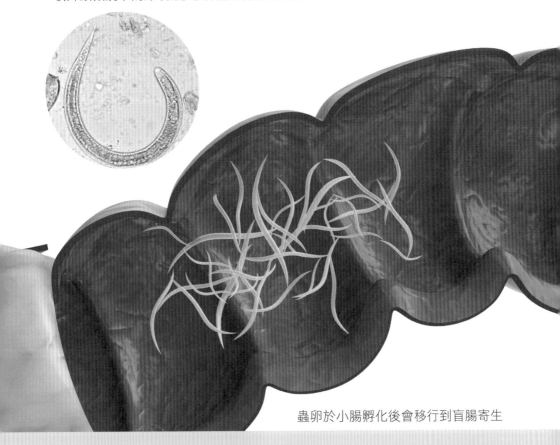

▼ 玻片顯微鏡下的雌蟯蟲與具有診斷價值的蟲

蟲卵於小腸孵化後會移行到盲腸寄生

問題，而為因搔癢所致的睡眠品質不良及精神虐待，小朋友哭鬧，全家雞犬不寧。人口稠密的場所有利於蟯蟲之傳播，主要途徑有：

一、手上沾有蟲卵（因癢抓臀部），摸觸家人、同學臉部，或汙染食物而傳給別人。

二、衣物或床被單上的蟲卵隨塵沫被家人吸入。

三、在肛門附近已孵化的幼蟲重新鑽回腸道，是所謂的自體重複感染。

幼稚園、小學及人口眾多的大家庭容易造成蟯蟲的相互傳染，發現一人罹病，應集體接受治療（驅蟲藥羥酸派兒維因效果佳），以杜絕蟯蟲病。另外，應注重個人（常洗手）及家庭衛生，衣物常洗滌並分開處理，有助於防止蟯蟲傳播，不再「屁屁癢」。

046 我是從泥土鑽入寄生於人體腸道的鉤蟲——十二指腸鉤蟲

十二指腸鉤蟲 Ancylostoma duodenal。
存在於溫帶地區的人體內。吃下或吸入感染型蟲卵。侵入小腸，移行到盲腸寄生。潛伏期與生活史有關，約五至七星期。

　　鉤蟲病的分布相當廣泛，多見於熱帶及亞熱帶，特別是糞便處理不衛生以及當地土壤、溫溼度等均適合鉤蟲幼蟲生長及傳播的地區。寄生於人體腸道的鉤蟲有十二指腸鉤蟲和美洲鉤蟲，而寄生在貓狗為主的動物株則是犬鉤蟲、錫蘭鉤蟲及巴西鉤蟲，其中以十二指腸鉤蟲對人類的危害最大。上述五種鉤蟲，除了巴西鉤蟲外，臺灣都有。

　　活成蟲為肉紅色（死後呈灰白色），長約 1 公分，雄蟲稍小，尾端擴展成傘狀的交尾囊。頭部有點向後仰（昂首？），口囊內有腹齒（又名切板）是其重要特色。蟲卵呈橢圓形，大小約 40×66 微米，無色透明，卵殼薄。新鮮糞便中的蟲卵內含 4 ～ 8 個細胞，卵殼與細胞之間有頗大的空隙。成蟲寄生於人體小腸，蟲卵隨糞便排出體外，於潮溼、溫暖、鬆散的土壤中，經一至兩天孵出桿狀幼蟲，脫皮兩次後發育為絲狀幼蟲。絲狀幼蟲為感染型，鑽入人體皮膚後隨血流到達肺臟並漸漸發育，然後穿過肺泡進入呼吸道。幼蟲會沿著氣管爬行到喉頭，當宿主吞嚥時而進入食道，最後於小腸內發育成熟，這段從鑽入到產卵的時間約需五至七星期。另外，人亦可因誤食含有絲狀幼蟲的蔬菜或飲水而受到感染（不經過人體「旅行」，直接在腸道慢慢長大成蟲）。

　　幼蟲鑽入皮膚時會引起發癢及紅腫等症狀，有個獨特名稱叫「著地癢」；當侵入肺部時可能會引起輕微的肺炎。成蟲以口囊內的腹齒咬附在宿主的小腸壁吸血，嚴重時（通常是隻數太多）造成鐵及蛋白質不斷流失，導致缺鐵

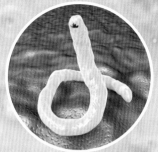

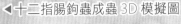
◀十二指腸鉤蟲成蟲 3D 模擬圖

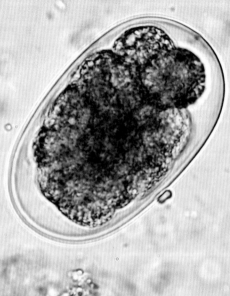

有鑑別特色的鉤蟲蟲卵

性貧血。由於犬貓的鉤蟲無法在人體內成熟，幼蟲鑽入時引起皮內幼蟲移行症，又稱爬行疹，主要症狀為紅疹及發癢，皮膚上出現稍微隆起、蜿蜒伸展的病灶，這是幼蟲於皮下爬行所致。

可用甲苯咪唑（menbendazole）、阿苯達唑（albendazol）或羥酸派兒維因（pyrantel pamoate）治療，藥物的副作用很少。服藥後兩星期需要複檢糞便中有無蟲卵。若有嚴重貧血情形，須適度補充鐵劑和輸血。最好的預防方法是妥善處理人、畜的糞便，不使用新鮮糞便（相較於堆肥）施田，在田裡工作的時候務必要穿上高筒鞋、戴手套。最後是集體檢查、集體治療，徹底消滅傳染來源。

047 寄生於動物腸道的中大型吸蟲
——布氏薑片蟲

布氏薑片蟲 Fasciolopsis buski。
存在於狗、豬和人體內。人類誤食囊蚴或豬吃下帶有囊蚴的水生值物而感染。誤食的囊蚴在小腸孵化，成蟲吸附在腸壁上以吸血為食。潛伏期不定，視成蟲長成及寄生數量且產生症狀而定。

鄧麗君曾於一九六六年把《採紅菱》唱紅，《採紅菱》是一首很有中國民樂風格的老流行歌曲，歌詞描述在江南水鄉的一對恩愛情侶划著船、採集菱角的故事。我不知道當時這些採菱者是否會因為豐收而愉快地唱著歌、剝食生菱角，若這真是當時普遍的生活習慣，那他們或許常會有腹瀉、腹痛等不舒服的情形。在臺灣，我們又可以怪罪臺南官田、柳營的豬糞排在菱角池塘內，造成菱角農得到薑片蟲病的比例很高。

薑片蟲的學名是布氏薑片蟲（從命名即可知道發現者的姓氏為 Busk），為一種外觀極像薄切薑片、寄生於動物腸道的中大型吸蟲。

薑片蟲較有特色之處在於成蟲體型非常巨大，長 20 ～ 75 公厘；寬 8 ～ 20 公厘；厚 0.5 ～ 3 公厘，腹吸盤比口吸盤大。由此可知，當成蟲寄生於動物體的腸道且數量很多時，所造成的傷害以「物理」性為主，「生理」性次之。

薑片蟲寄生於人體小腸，豬和狗是保蟲宿主，但還是以豬惹的禍較大。動物小腸內的成蟲產卵後，蟲卵隨著糞便排出體外，若能來到水中，會孵化成毛蚴，隨即會找尋螺類（中間宿主）鑽入體內。在螺獅內經過一代孢蚴、二代雷蚴之後發育成尾蚴逸出，於菱角、荸薺等水生值物上成囊（囊蚴，感染型）。人類誤食囊蚴或豬吃下帶有囊蚴的水生植物而感染。輕微的感染一般不會有病症，若蟲數很多，才可能有消化不良、腹瀉、絞痛、嘔吐及臉部水腫等症狀，嚴重時會因腸阻塞而致命。預防薑片蟲病首重加強衛生教育，避免生吃菱角、荸薺等媒介物，最起碼要徹底洗淨或注意處理菱角、荸薺時

薑片蟲玻片放大鏡圖

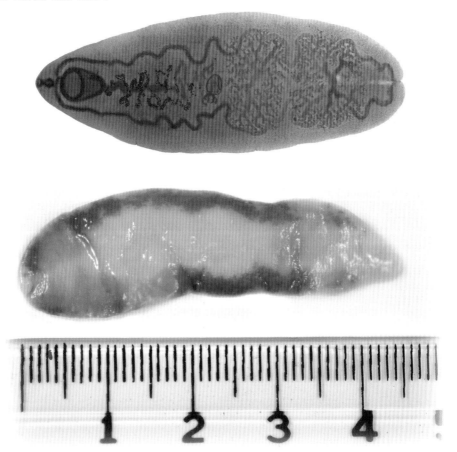

薑片蟲實體標本平均大小 4 公分

過程的衛生。杜絕傳播的另一重點就是不要再把人、豬的糞便倒入水生植物養殖池塘裡。

　　薑片蟲的主要分布在亞洲，流行區有中國大陸、臺灣、泰國、菲律賓等東南亞國家。在中國多見於東南沿海地區、長江流域各省水源豐富及盛產菱、藕等水生植物的地方。臺南的官田、柳營、新營等地是臺灣最大的菱角、荸薺產地，過去曾有不少感染案例。當不再將豬糞倒入池塘、不再把菱角、荸薺的枝葉拿來餵豬後，現已少見薑片蟲病。

048 穆斯林人不會大腹便便
——有鉤條蟲

有鉤條蟲 Taenia solium；無鉤條蟲 Taenia saginata。
存在於豬、牛和人體內。人類誤食囊蚴或豬牛吃下帶有囊蚴的水生植物而感染。囊蚴
在小腸孵化，成蟲吸附在腸壁上以吸血為食。潛伏期不定，視成蟲長成及寄生數量且
產生症狀而定。

　　大多數寄生人體的條蟲屬於圓葉目，少數為擬葉目。成蟲寄生於脊椎動物的消化道裡，而幼蟲則是在中間宿主的組織內。成蟲由許多體節或稱節片組成，頭節與第一體節間是頸部，向後長出新的體節。條蟲除了頭部之外，蟲體背腹扁平，體長依種類不同，從數公厘到數公尺不等。寄生於人體的條蟲均為雌雄同體。

　　有鉤條蟲又稱豬肉條蟲，成蟲長 2 ～ 7 公尺，體節少於一千節。頭節有四個吸盤及十幾支鉤。蟲卵呈圓形，直徑為 31 ～ 36 微米，殼薄，內含六鉤幼蟲。人類是豬肉條蟲唯一的終宿主，成蟲寄生於小腸，蟲卵隨受孕節片排出人體外，當牛吃了受蟲卵汙染的草或飼料（蟲卵對人也是有感染性，人誤食蟲卵也可跳過中間宿主完成生活史），自腸道孵化出來的六鉤幼蟲會鑽出腸壁移行至肌肉，發育成囊尾幼蟲。囊尾幼蟲若「乖乖的」在腸道長大，兩至三個月後長為成蟲並產卵，此時會有一些噁心、腹脹（蟲體太大了）、腹瀉、疼痛等腸胃症狀。如果囊尾幼蟲不安於「腸道」，四處移行到皮下組織、肝、肺等部位，可能因寄生部位不同而見有發燒、疲倦、衰弱、肌肉疼痛及痙攣的病徵。

　　診斷條蟲的感染症除了病史與症狀問診外，用膠帶肛圍擦拭來檢查蟲卵及受孕節片最簡易。囊尾幼蟲症可用外科手術予以清除。預防豬肉條蟲感染最好的方法就是不生食豬肉，另外，保持個人排泄衛生，進食前洗手。

　　牛肉條蟲的正式名稱為無鉤條蟲，也是呈世界性分布。成蟲為乳白長帶狀，體長較平均，約 4 ～ 5 公尺，體節比豬肉條蟲多，介於一千至兩千節。

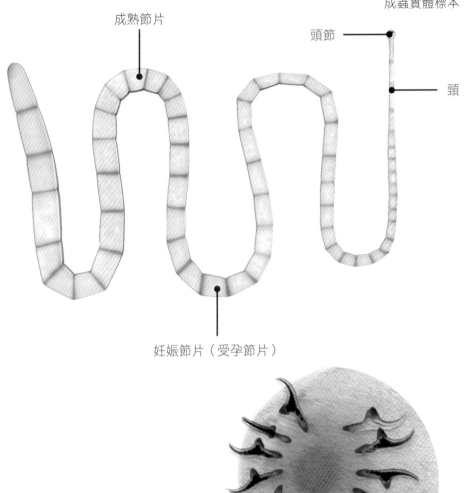

成熟節片

頭節

頸

妊娠節片（受孕節片）

▶ 豬肉條蟲的有鉤頭節

頭節同樣有四個吸盤，但無額嘴及鉤，成熟體節也是雌雄同體。牛肉條蟲成蟲病或幼蟲病的臨床症狀與豬肉條蟲差不多，其診斷及治療與豬肉條蟲完全相同。

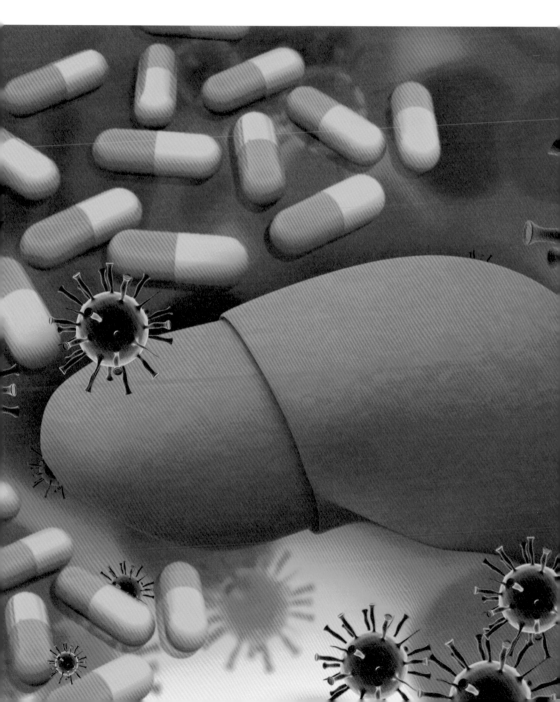

伍

肝膽疾病

049 與肝病有關的疱疹病毒
——巨細胞病毒

巨細胞病毒 Cytomegalovirus。
廣存於人類內的各組織。感染途徑很多樣化，包括先天性及伺機性感染。首次感染大多是侵入腸道、呼吸道。初次感染的潛伏期四至十二天。

　　肝病或肝疾一詞較籠統，大部分肝病之起因是醫學上簡單統稱的肝炎。肝炎泛指肝臟的主要成分肝細胞因病毒等微生物的感染，或受到輻射、高燒、酒精、藥物、毒素、其他不明生理病理因子之傷害，造成細胞壞死、白血球浸潤及肝組織變質等發炎現象，依據病程變化而有急、慢性之分。病毒性肝炎是指因各種肝炎病毒或其他非以傷害肝細胞為主之病毒（如本文的巨細胞病毒）感染，所導致的急慢性肝炎。

　　巨細胞病毒雖不是典型的疱疹病毒，但在形態上是無法與單純疱疹病毒或水痘帶狀疱疹病毒相區別。病毒對熱（56℃、三十分鐘）、酸（pH 5.0以下）及乙醚很敏感。複製週期慢（36～48 小時），受感染細胞會發生融合，並在細胞核內可發現直徑 15 微米的嗜酸性包涵體。人類的巨細胞病毒只有一種血清型。

　　病毒廣泛存在於人體內，對兩歲以上個體很少造成疾病，通常是唾液腺和其他腺體（如血液、乳汁、精液、淚水）的潛伏感染或慢性感染。可經由多種途徑進入人體，約 80％成人體內具有抗巨細胞病毒抗體。大多數屬於無症狀的次臨床感染，臨床症狀算是偶見。其中以新生兒的先天性感染較為嚴重，僅次於德國麻疹病毒，是第二重要導致「胎兒先天性缺陷」的病毒。來自母親的先天性巨細胞病毒感染，可引起巨細胞性包涵體病，死亡率極高（數天到數週內死亡）。常見的病徵包括早產、肝脾腫大性黃疸、血小板減少症、溶血性貧血、腎功能不全、肺炎及視網膜病變等，如果嬰兒倖存，會有感覺神經系統受損的後遺症（如失聰、失明等）。

巨細胞病毒各種可能的感染途徑

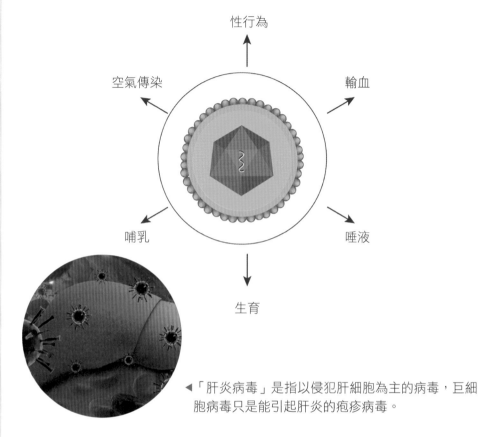

性行為

空氣傳染

輸血

哺乳

唾液

生育

◀「肝炎病毒」是指以侵犯肝細胞為主的病毒，巨細
胞病毒只是能引起肝炎的疱疹病毒。

　　若從健康小孩的尿液和腺體組織培養物中分離出病毒，顯示在嬰幼兒期
便已受過感染。病毒的感染途逕不明，一般推測最可能是由呼吸道侵入。免
疫機能有障礙者或長期接受免疫抑制藥物治療的病人，常導致潛伏的巨細胞
病毒復發，引起伺機性感染，造成肝炎或間質性肺炎。接受器官移植或長期
接受輸血者，有時會發生巨細胞病毒單核球增多病。

　　巨細胞病毒的傳播途徑很廣，被感染的機會很大，一次感染後可終生免
疫。無特殊療法，免疫球蛋白、對單純疱疹病毒有效的 DNA 抑制藥物均無
法用於治療巨細胞病毒感染。由於病毒廣布，預防控制措施很難執行。只有
提高公共衛生的品質、避免許多親密接觸以及對器官和血液之捐贈做病毒活
性檢定工作等，才能預防病毒的傳播。

050 臺灣國病的兇手——B 型肝炎病毒

B 型肝炎病毒 Hepatitis B virus。
存於人類體內。透過血液或體液交換及母體垂直感染，從各腔道或血流進入肝細胞。
潛伏期長約六十至九十天。

　　臨床上我們習慣把一些透過血液、體液交換而傳染的肝炎病毒，簡稱做血清性肝炎病毒，以突顯它的傳播途徑及防治重點。其中大家耳熟能詳也最重要的即是 B 型肝炎病毒和 C 型肝炎病毒。

　　B 型肝炎病毒整個顆粒大小約 42 奈米，內層病毒核心直徑 27 奈米，核心蛋白衣由核抗原組成，核心內有 DNA、活性 DNA 聚合酶。核心與核抗原間存在有分泌性抗原。在分類上 B 肝病毒屬於肝 DNA 病毒科，病毒基因體為兩條長短不一、連接成部分雙股環狀的 DNA 分子。B 型肝炎病毒及其表面抗原對低溫、解凍、乾、熱、酸等較有抗性，用 0.5 %的次氯酸鈉可消除其活性。

　　利用電子顯微鏡來觀察罹患 B 型肝炎者的血清抹片，可發現有下列三種不同型態的微粒：

　　一、鄧氏顆粒：B 型肝炎病毒進入人體，進行第一階段複製所生成具有感染力的完整病毒顆粒，但在病人血液中很難發現。

　　　　除了鄧氏顆粒外也會製造出許多「類病毒」（不具 DNA 等核心相關物質），由許多具有 B 型肝炎病毒表面抗原抗原性的蛋白小分子「圍成」，應是病毒生產過量時所形成的一些外層套膜「廢棄物」之聚集，如下所述。

　　二、直徑約 22 奈米的橢圓狀或小球形顆粒，數量多、易測到。

　　三、寬徑約 22 奈米、長度可達 700 奈米的長管狀顆粒。

　　這些不完整的顆粒在感染早期的血中有很多。

　　B 型肝炎病人體內的抗原（HBsAg、HBeAg）抗體（HBsAb、HBeAb、anti-HBc）變化，即醫學上簡稱的 B 肝病毒血清學標記物，與臨床病徵、診

▼ 圖示完整的鄧氏顆粒及小形、長條狀的 HBsAg 圍成物

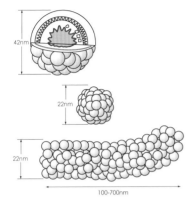

B 肝病毒構造剖示圖

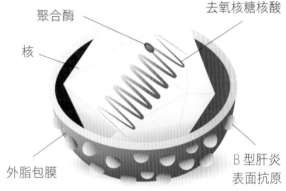

聚合酶　　去氧核糖核酸

核

外脂包膜

B 型肝炎
表面抗原

斷及血清學檢驗有密切的關係，無論在疾病診治或預防保健上都很重要。

　　B 型肝炎的傳染途徑有：

一、水平傳染：包括經由血液感染（如輸血）或體液感染（精液和陰道分泌物）；不當行為的黏膜及皮膚傷害（如刺青、性行為）等方式。

二、垂直感染：由母親傳給胎兒。病毒經由胎盤傳入、新生兒接觸或食入母親的分泌物等方式。

B 型肝炎病毒感染的潛伏期較長，約六十至九十天，臨床上的表現有：

一、急性肝炎症狀如發燒、嘔吐、腹部不適、黃疸等。

二、有些患者受到感染後，症狀輕微或無症狀，卻轉變成慢性肝炎或 B 肝帶原者，尤其是慢性活動性肝炎易轉變成肝硬化及肝癌。

三、少數人會對 B 型肝炎病毒產生強烈的免疫反應，使肝細胞急速壞死，引發猛爆性肝炎。

051 傳染性肝炎的病原──A 型肝炎病毒

A 型肝炎病毒 Hepatitis A virus。
廣存於動物及人的腸胃道內。通常是藉由飲食傳播（不潔餐具、糞口途徑），不會轉成慢性肝炎。從腸胃道或血流進入肝細胞。潛伏期十五至五十天，平均約二十八至三十天。

　　病毒性肝炎是指因各種肝炎病毒或其他非以傷害肝細胞為主之病毒感染，所導致的急慢性肝炎。分為：一、傳染性肝炎：通常是指藉由飲食傳播（不潔餐具、糞口途徑）、潛伏期短、不會轉成慢性的肝炎。病原為 A 型、E 型肝炎病毒。二、血清性肝炎：經由血液或體液交換（輸血；共用刮鬍刀、針頭；危險性交）及母子垂直而感染的肝炎。病原以 B 型、C 型、D 型肝炎病毒為主。

　　A 型肝炎是經由糞口途徑傳播、最容易爆發大流行的肝炎，所以有傳染性肝炎之別名，病原是 A 型肝炎病毒。在生活水準低落的國家常發生，小朋友較易感染，流行期有季節性，以夏天居多。

　　A 型肝炎病毒於一九七三年首度被發表，顆粒直徑大小約 27～30 奈米，是一種沒有套膜、二十面體、單股線形正性 RNA 的小型病毒，屬於小 RNA 病毒科，一般理化特性與腸病毒類似。急性感染時，A 型肝炎病毒先在腸道細胞做初步複製，然後隨血流到它最「喜歡」感染的肝細胞做大量繁殖。雖會破壞肝細胞但無持續感染的情形，在細胞質可找到病毒顆粒。A 型肝炎病毒與 B 型肝炎病毒最大的不同，是在繁殖時並不會製造「套膜蛋白」，當然測不到有類似 B 型肝炎病毒表面抗原或抗體的東西。人體受到 A 型肝炎病毒感染後，最早出現的對應抗體是免疫球蛋白 M（IgM），逐漸產生的免疫球蛋白 G（IgG）取代消退的免疫球蛋白 M（IgM）成為終生持續存在的保護性抗體。

　　只有少數人被 A 型肝炎病毒傳染後會出現類似腸病毒感染的輕微症狀，如發燒（常被誤以為感冒）、虛弱、嘔吐、腹瀉、茶色尿等，若有黃疸、右

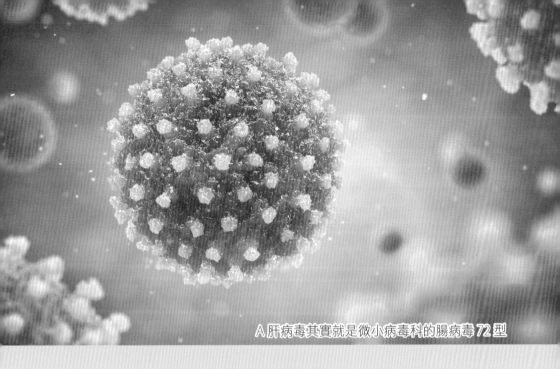
A 肝病毒其實就是微小病毒科的腸病毒72型

上腹疼痛才是急性肝炎典型的症狀。臨床上發現，成年後才得到 A 型肝炎，其症狀比小朋友的感染來得嚴重，這「有違常理」的現象，原因不明。肝酵素 GOT、GPT 在症狀出現前開始上升，持續三至四星期後恢復正常，自感染十五至二十五天可從糞便中分離出病毒顆粒。

　　血清中最先被測到的抗體是 IgM，只出現於感染後一至兩個月內，適合用來診斷急性感染。若驗出 IgG 陽性，只能代表曾經感染過，至於何時感染？有無傳染力？則無從判斷（餐飲業者特別是廚房人員若要執行 A 型肝炎檢查，做 HAV IgM 即可。若有檢出陽性者表示近期感染，要隔離治療，以免成為最大傳染源）。至於成年受測者體內無 IgG，極有可能是未曾感染過。無論是不曾被感染或保護性 IgG 抗體已消失，高危險群者都應積極評估施打疫苗。A 型肝炎疫苗的研發雖不如 B 型肝炎，但現今臺灣的 A 型肝炎疫苗注射也很普遍。根據近期的流行病學研究，臺灣 A 型肝炎病毒的感染率超過七成，明顯分布於中年族群。此調查結果也可說明，臺灣的飲食衛生及汙水、糞便處理大有進步，年輕一代自然感染 A 型肝炎病毒者已大幅減少。不過，為了避免個人的急性感染傷害身體以及群體的突爆，A 型肝炎疫苗注射再度引起衛生單位的重視。

052 日益受到重視的肝炎病原
——C 型肝炎病毒

C 型肝炎病毒 Hepatitis C virus。
病毒存於人體內。透過血液或體液交換而感染，經由血流進入肝細胞。潛伏期五至十二星期。

急性肝炎的症狀都很像，大都不離發燒；噁心、嘔吐；輕微黃疸、肝腫大等，不易從臨床表徵來區別，醫師只能透過病因、病史問診和實驗室檢查才能一窺初貌。臺灣位處亞熱帶，在流行病學上本來就是屬於易罹患腸胃肝膽病的地方，由肝炎病毒感染所引發的急性肝炎再轉換成慢性肝病（慢性肝炎、肝硬化、肝癌）更是影響國人健康的大敵。

C 型肝炎病毒於一九七八年被發現時，認為它是造成非 A 非 B 病毒型肝炎的主要致病原之一。一九八九年從病人的肝組織中，利用遺傳分生技術首次獲得基因組序列，加上其他後續的研究，得知是新的肝炎病毒。

病毒的顆粒外層具有脂質套膜，直徑 40 ～ 55 奈米，可能有核外殼。構造中較清楚的反而是基因體，單股正鏈 RNA，長度約 9,500 個核苷酸，可以指揮製造病毒的結構蛋白 C、E1、E2 和非結構蛋白 NS1 ～ NS5。分類上暫時先歸在黃病毒科內的肝炎病毒。根據一九九四年新建立的分類系統，C 型肝炎病毒可分成六種基因型和三十種血清亞型。在臺灣主要是第二、五、六型的流行。

目前尚無法用細胞培養來繁殖病毒，有關整個病毒顆粒的構造仍有待研究。人類是 C 型肝炎病毒的天然宿主，實驗動物只能感染黑猩猩。與 B 型肝炎病毒一樣屬於體液交換傳染，打針、抽血與輸血是最主要的感染途徑，其他如：性行為、洗腎、刺青、垂直感染等皆有可能。根據中研院院士、臺大醫學院教授陳定信醫師多年的研究發現，約八成的人感染了 C 型肝炎病毒後多無明顯症狀，潛伏期因個人「體質」不同顯得差距頗大，從兩星期到

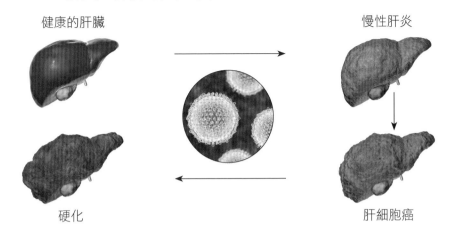

C 肝與 B 肝病毒的感染較易造成肝細胞的實質性變化

健康的肝臟　　　　　　　　　　　　　　慢性肝炎

硬化　　　　　　　　　　　　　　　　　肝細胞癌

半年都有（平均約八星期）。至於有急性肝炎症狀的臨床表徵通常是輕微鬱悶、厭食、噁心、隱約的上腹部不適等，另外，可能會有類似 B 型肝炎的症狀如黃疸、脂肪水便（下痢）及血清肝酵素中度升高。急性 C 型肝炎通常無需住院治療，預後比 B 型肝炎還要好，只不過約有四、五成的個案會轉變為慢性活動性肝炎。

　　除非到了末期，慢性 C 型肝炎通常只有易疲倦的輕微症狀。肝機能酵素 GPT 呈現正常值上下來回波動，數年內 C 型肝炎病毒抗體檢測結果在陰陽性間「游移不定」。雖然慢性 C 型肝炎大多無症狀，但肝細胞長期受到病毒寄生確實已出現異常病變，三成的病人在往後二十年內病情可能逐漸惡化，導致肝硬化或肝細胞癌。在臺灣，非 B 型肝炎病毒所引起的慢性肝炎、肝硬化和肝癌病人中，有 45 ～ 65％可測到 C 型肝炎病毒抗體。依血清免疫學的觀點，C 型肝炎病毒抗體 anti － HCV 當然不會在感染到 C 型肝炎病毒時立刻上升又被測到，況且潛伏期變化大，臨床症狀又不明確。若是真能證實已感染，那這段驗不出抗體的時間也可簡單稱為「空窗期」。anti － HCV 陽性結果代表受測者曾受到 C 型肝炎病毒感染，若要進一步確認是否為具有傳染力的帶原者，則需利用核酸聚合酶連鎖反應來找出病毒基因 HCV-RNA 存於體內的直接證據。此檢查除了是 C 型肝炎病毒活動性感染的指標，也在抗病毒治療（評估療效、掌控停藥）上扮演重要的角色。

053 客家人愛吃魚片粥——中華肝吸蟲

中華肝吸蟲 Clonorchis sinensis。

人類由於吃下未煮熟、含囊蚴的魚肉而感染。囊蚴進入十二指腸孵出，成蟲寄生於膽管、膽囊，偶爾在胰管。蟲體數量太多時，產生不適症狀約兩至四星期。

　　吸蟲通常以寄生於人體部位之不同，區分為肝吸蟲、肺吸蟲、腸吸蟲及住血吸蟲等四群。寄生於人體的吸蟲均屬複殖亞綱，生活史複雜，需要一個或一個以上的中間宿主方能完成。成蟲寄生於脊椎動物，幼蟲寄生於螺螄。複殖類吸蟲的大小因種類之不同差異頗大，可小至 1～2 公厘（異形吸蟲），大到 7～8 公分（薑片蟲）。

　　中華肝吸蟲是臺灣最常見的肝吸蟲，成蟲體長 1～2 公分、寬 3～5 公厘。分布於中國、日本、韓國、臺灣、越南等地區。其蟲卵有以下特色：一是所有寄生蟲蟲卵中最小的（大小 30×16 毫米）。另一似小橢圓瓶狀；一端略平如蓋、一端有小突刺。所以，使用顯微鏡檢查人糞便裡有特色的蟲卵是唯一診斷。也是醫學院實驗課「跑堂考試」的送分題。

　　中華肝吸蟲的第一中間宿主是淡水螺類，第二中間宿主為鯉、鯽、草魚等淡水魚。內含毛蚴的蟲卵隨終宿主的糞便排出體外，需被螺螄宿主吃入，毛蚴才能釋放出來，於螺螄體內發育，經孢蚴、雷蚴最後到尾蚴。尾蚴逸出螺螄體外，鑽入第二中間宿主，於肌肉及皮下組織中形成囊蚴。人類由於吃下未煮熟、含囊蚴（感染型）的魚肉而遭受到感染，囊蚴在十二指腸內脫囊，移行到膽管漸長為成蟲。成蟲寄生於膽管及膽囊，偶爾跑到胰管。若蟲體數量太多才會讓人產生不適感，其潛伏期約兩至四星期。成蟲舒服寄生於人體，相安無事時壽命可達二十年。

　　中華肝吸蟲是人畜共通的寄生蟲。過去有些養殖業者採漁牧共營的方式飼養豬隻及埤塘養魚，把豬糞投入池塘餵魚，又拿死魚攪碎肉摻雜餵豬。如此便易使豬、魚體內都有中華肝吸蟲，豬是保蟲宿主，而魚肉則為人類的感染來源。輕微感染並不會有明顯的臨床症狀，嚴重感染時才會出現黃疸、腹

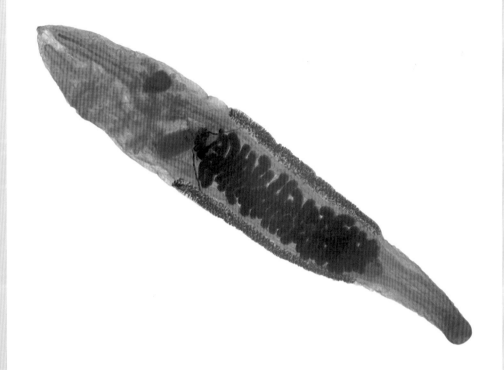

水、腹瀉、貧血、肝腫大、膽管上皮增生、肝萎縮及肝硬化等。曾有因蟲數過多而引起膽管阻塞的病例。

在早期臺灣的客家農村（如我阿嬤的娘家），源自廣東人的飲食習慣，將鯉魚、草魚等生魚片汆以熱白粥而食，或原住民生食淡水魚，罹患支睪吸蟲症的案例很多。由於民智已開，衛生環境及飲食習慣改變，現今很少見有支睪吸蟲症。吡喹酮是很有療效的驅蟲藥。

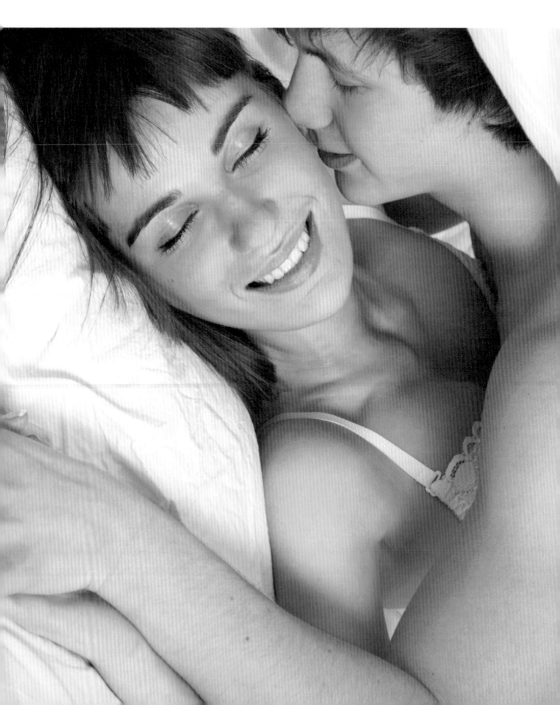

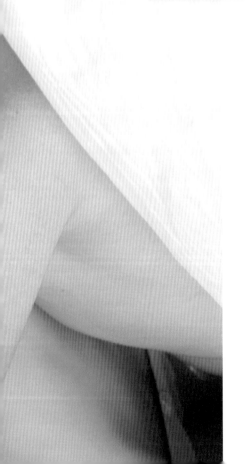

陸

性接觸傳染病

054 花柳毒淋的病原——淋病雙球菌

淋病奈瑟氏菌 Neisseria gonorrhoeae。

存在於人類的黏膜組織內。透過性接觸而傳染。侵入泌尿生殖道和眼睛的黏膜。因為常有無症狀感染，原則上從受感染到症狀出現約五至三十天。

　　淋病是知名的「花柳病」，病原為一種名為奈瑟氏菌的球菌。

　　奈瑟氏菌屬有十個菌種，是最重要的革蘭氏陰性球菌，因菌體常兩兩相排於一大莢膜內，所以又名為雙球菌。有些奈瑟氏菌為人類呼吸道的常在菌，可於細胞外生長。致病菌只有腦膜炎奈瑟氏菌和淋病奈瑟氏菌（又名淋菌）。人類是唯一的天然宿主，大多寄生於白血球內，為典型的細胞內寄生菌。淋菌為直徑 0.8 微米、類似咖啡豆或腎臟形的半橢圓球菌，兩兩成對以較平的那一面相鄰（高倍顯微鏡下所見），偶爾聚成四聯體或小集團。沒有芽胞、鞭毛，不能運動，有莢膜但不明顯。屬於專性需氧菌，體外培養條件較嚴苛，僅能醱酵葡萄醣是特色。淋菌菌體的抗原性常會快速改變以躲避免疫系統的攻擊，一般說來，菌毛與致病菌的「毒力」有關，因為菌毛蛋白一端的胺基酸序列常常變化時，毒力較強。

　　淋病的典型症狀為泌尿道和生殖器的化膿發炎（女性多於男性），在分泌物及尿液中含有大量的細菌。由於淋病是一種急性感染，局部症狀也很明確，臨床上醫師很少開立相關的檢驗來輔助診斷。多種性病常有合併傳染、協同感染的傾向，對於疑有「不潔性行為」後的感染，要同時做其他的性病檢測，常與淋病搭配的有梅毒、披衣菌花柳淋巴肉芽腫。

　　淋病也是有所謂的胎兒先天性感染的問題，常見的是新生兒經過產道時受到淋菌汙染所引發的結膜炎。

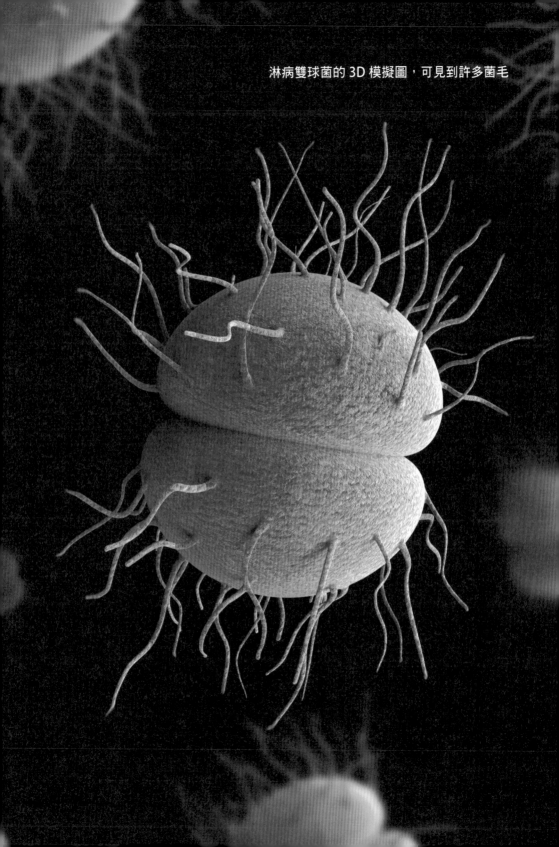

淋病雙球菌的 3D 模擬圖，可見到許多菌毛

055 生殖器糜爛性潰瘍的病原
——杜克氏嗜血桿菌

杜克氏嗜血桿菌 Haemophilus ducreyi。
存在於人類的生殖器上。透過直接性交而傳染。侵入人體泌尿生殖道的黏膜，從受感染到症狀出現約五至十天。

　　嗜血桿菌為一些營養需求較為挑剔的嗜血性細菌。培養生長需要有新鮮血液或其衍生物，特別是在初分離時。嗜血桿菌大多為絕對寄生，部分菌種為人類呼吸道黏膜上的正常菌叢，可伺機成為原發性或續發性病原，少數如本文的杜克氏嗜血桿菌則是導致其他的感染症。

　　杜克氏嗜血桿菌為軟性下疳的致病菌，主要發生於男性（為何男性生殖器的感染會比女生多？仍待研究證實），「專門」寄生於人體，經由性器官直接接觸而傳染。軟性下疳是一種頗為常見的「花柳病」，生殖器及其附近會有糜爛性潰瘍，患部周圍不硬（故有「軟性」之名），具有顯著的腫脹和觸痛，局部（如腹股溝）淋巴結會腫大且疼痛。

　　此菌與其他嗜血桿菌最大的不同在於不會侵犯呼吸道，只見於受感染生殖器的黏膜和周邊的淋巴系統，菌體成串寄生於病害處，通常會與其他化膿性細菌一起感染。

　　取病害處分泌膿液接種，可培養於含有 1% 異活質和 3μg /ml 萬古黴素的巧克力瓊脂基上，生長時僅需要 X 因子，無溶血性。以死菌懸浮液（做為抗原）執行皮膚試驗，名為「杜克氏皮膚試驗法」，是診斷軟性下疳最有效的方法。軟性下疳的治療用藥可選擇氯黴素或磺胺類藥物，頗有效果。感染後無永久免疫力。

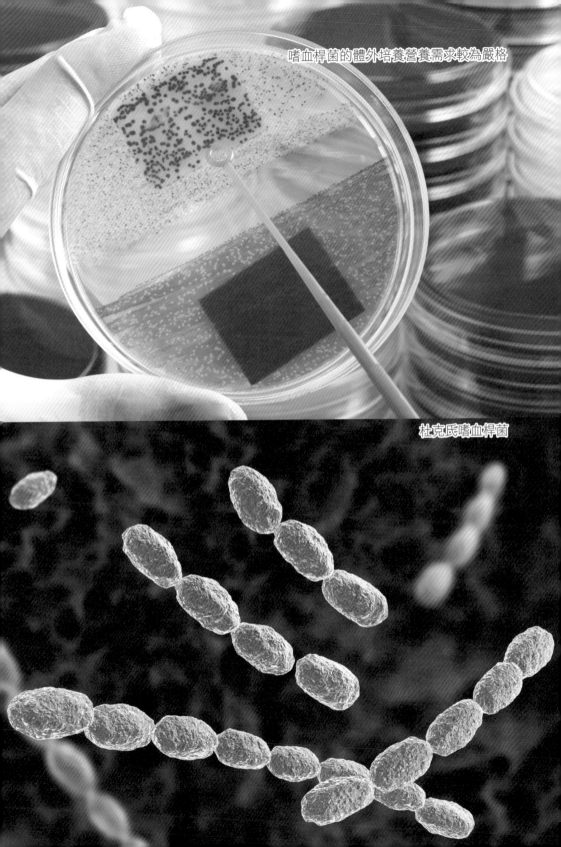
嗜血桿菌的體外培養營養需求較為嚴格

杜克氏嗜血桿菌

056 古今中外赫赫有名的性病病原
——梅毒密螺旋體

梅毒密螺旋體 Treponema pallidum。
存在於人類的生殖器上。透過直接性交而傳染。病菌能直接穿過完整的泌尿生殖道黏膜或從皮膚破裂處侵入。從受感染到初期梅毒症狀出現約兩至十星期。

　　古今中外食色性也！梅毒可說是有史以來最麻煩又難以啟齒的知名性病，從各種稗官野史中透露出有不少東西方的名人得過梅毒，如五代十國後梁太祖朱溫、清同治帝愛新覺羅載淳；畫家梵谷、哲學家尼采、文學家莫泊桑、德國納粹希特勒等。人類是梅毒病原梅毒密螺旋體唯一的天然宿主，需要性器官直接又密切的接觸才能傳染。

　　螺旋體目是一大群龐雜、具運動性的單細胞螺旋狀微生物，形體細長彎曲，柔軟似原生動物。具有與革蘭氏陰性菌相似且可彎曲的細胞壁，以及無細胞核、行二分裂生殖等特性，在分類上仍屬細菌。包括螺旋體科和密螺旋體科，其中密螺旋體科有三屬對人類具有致病性，分別是：

一、密螺旋體屬：引起梅毒、貝耶、雅司、品他等疾病。

二、疏螺旋體屬：引起回歸熱。

三、鉤端螺旋體屬：引起具有發燒、黃疸的全身性感染病和腦膜炎。

　　梅毒密螺旋體長 5 ～ 15、寬約 0.2 微米，具有 6 ～ 14 個緊密的螺紋，每個螺紋間隔大約 1 微米，沿軸絲旋轉並可收縮，運動性活潑。可用金沙氏染色法將菌體染成紅色，亦可利用鍍銀染色技術來檢視組織中的梅毒密螺旋體，或使用暗視野顯微鏡及免疫螢光染色技術來觀察。具致病性的密螺旋體為兼性厭氧菌，目前尚無法以人工培養基進行體外培養。在體外甚為脆弱，易被乾燥、肥皂及其他普通的化學消毒劑所殺死。對青黴素、四環黴素或紅黴素甚為敏感，低濃度的抗生素即能殺死，但藥效遲緩（可能是梅毒密螺旋體的代謝作用不旺盛，分裂較慢），目前尚未發現有抗藥性菌種。

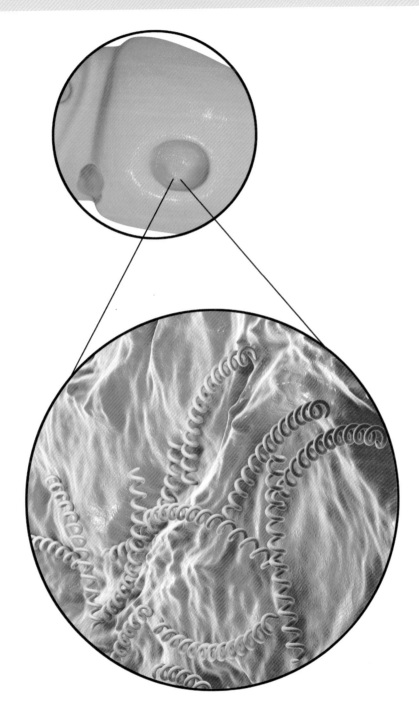

從生殖器病灶中見到的梅毒密螺旋體模擬圖

人是梅毒密螺旋體唯一的天然宿主，需要直接密切接觸（如性交）才能傳染。如上文所述，梅毒密螺旋體能直穿過完整的黏膜或從皮膚破裂處侵入體內，由上皮細胞進入下表皮組織，繁殖後經由淋巴管進入血液，再散播到身體其他部位，即開始生成後天性梅毒病症。

梅毒症狀主要是病人本身對感染引發的免疫反應而造成組織傷害，疾病過程主要可分為三期：

一、初期梅毒：潛伏期兩至十星期，在感染的局部形成特有的初期炎症性損害，稱為硬性下疳，具有傳染力。初為丘疹，而後漸變大、變硬，破裂後形成底部堅硬、整齊、不痛之潰瘍（病徵在女性陰道更不明顯），多數患者常能自癒，此時之漿液性滲出物常含有大量的病原菌。

二、中期梅毒：此階段出現在初期病害痊癒後兩至八星期，局部腹股溝淋巴腺腫大且堅硬，病原體由此進入血流，因病菌數多，為病原菌散播的最佳時期。此時病人全身的皮膚會出現丘疹狀紅斑，稱為梅毒疹，生殖器、腋下、口腔則形成具有很多分泌物的蒼白色丘疹，稱為扁平濕疣，充滿傳染力最強的病原菌。在皮膚黏膜、網狀內皮系統、關節或其他器官亦可形成潰瘍，病灶處含有病原體，同樣具有高度傳染性。此期，病菌可侵犯身體任何器官，造成全身性的病徵。病灶經過四至六星期後消失，或在感染後三至五年內再復發。未經治療的病人，大約有 25％會自行痊癒（痊癒過程很慢），其血清內的抗體反應呈陰性。另有 25％的病人並無顯著的後梅毒症狀出現，但此永久潛伏的狀態常可由其血清內所含的抗體而得以診斷，約有半數的病人可能在未來十至二十年內進行到後期。

三、後期梅毒：若病人未經治療或體質不良，會造成嚴重的後期梅毒病徵。傷害為神經方面與心血管病變，病灶為破壞性肉芽腫，可在肝臟、皮膚、骨骼、關節、鼻腔及口腔等處形成中心潰瘍結節和膠樣腫性病害或梅毒瘤。若侵犯眼睛，常導致失明，侵犯主動脈則可發生主動脈瘤（心血管性梅毒）。梅毒的病原菌通常在後期梅毒，侵

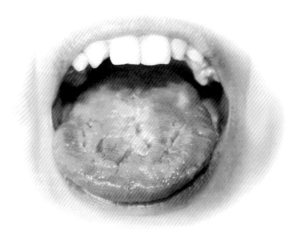

犯中樞神經，發展成神經性梅毒，造成全身性麻痺、脊髓癆等中樞
神經系統的退化症狀。

最後，來談談先天性梅毒。先天性梅毒是因梅毒密螺旋體極易通過胎
盤，患有梅毒的孕婦（尤其是已經發展成中期梅毒時）在懷孕後第十至十五
週，透過胎盤血流而將病原菌傳給胎兒，造成流產、死胎，或出生的嬰兒於
幼兒期便發展出先天性梅毒症狀，如馬鞍鼻、間質性角膜炎、骨膜炎、胡氏
齒和中樞神經系統異常等。

青黴素、四環黴素或紅黴素可殺死梅毒密螺旋體，但需長期使用。對青
黴素過敏的患者可改用頭芽孢菌素、氯黴素或四環黴素。由於目前尚無疫苗
可預防梅毒，因此有關梅毒的防治應採取以下措施：

1. 早期、全面性利用 VDRL（性病研究實驗室）法篩檢，若發現患者應
   將其隔離，並徹底醫治，定期追蹤感染來源以杜絕傳播。
2. 避免性雜交，注意性交衛生或事先預防（與陌生人做愛最好全程使用
   保險套）。
3. 對患有梅毒的孕婦應早期治療。
4. 性病病原常會有數種同時感染的情況，發現淋病時便應做梅毒診斷，
   反之亦然。

057 砂眼與第四性病竟是相同病原
——砂眼披衣菌

砂眼披衣菌 Chlamydia trachomatis。
存在於人類的眼睛及生殖器黏膜內。透過直接性交而傳染。病菌能直接穿透完整的泌尿生殖道黏膜，從受感染到出現症狀約三至二十天。

過去對於鸚鵡熱、砂眼、花柳性淋巴肉芽腫等傳染病，只知其病因可能是一些特殊的致病性微生物感染所致。現在已明瞭這些病原體是一大群性質類似、無運動性、最簡單的小型特殊細菌，名為披衣菌。多數沒涉獵醫學或微生物學的人大概無法想像，造成「紅眼睛」的病原竟然也能引起花柳病。

所有披衣菌的生殖循環（或稱生活史）大致相同。首先基體與宿主細胞接觸後被細胞吞噬，細胞將基體圍在「食泡」內，此時，基體保持完整且不分裂，但進行形態重組成約 1 微米的細胞即為初體。初體之代謝非常活潑，以進行持續性的二分裂繁殖，直到感染細胞後二十四小時，產生數百或近千個初體後停止分裂。新生成的初體再重組濃縮成基體，最後整個空泡被新的基體所充滿，形成包涵體。當食泡及細胞膜破裂，釋出新的基體會感染其他細胞，此一完整的生活週期大約需要一至兩天。

披衣菌對革蘭氏染色法的反應呈不定或陰性，所以常改用金沙氏染色法，基體被染成紫色；初體則是藍色。由於披衣菌是絕對細胞內寄生，一般的細菌人工培養基無法用來做體外培養，但鸚鵡披衣菌可生長於養殖細胞和某些實驗動物組織內。一般說來，披衣菌對於溫度（加熱）及普通化學藥劑的抵抗力較弱，很容易失去傳染性，多種抗生素如青黴素、四環黴素、氯黴素、磺胺劑等均能抑制其生長。

披衣菌屬只有兩個菌種，砂眼披衣菌和鸚鵡披衣菌，前者主要是感染人類；後者乃是鳥類和哺乳動物的寄生菌，偶爾感染人。披衣菌細胞壁上有兩種抗原，一是脂多醣體，具族專一性，為全體披衣菌所共有，人體對此抗原

披衣菌的生活史模擬圖

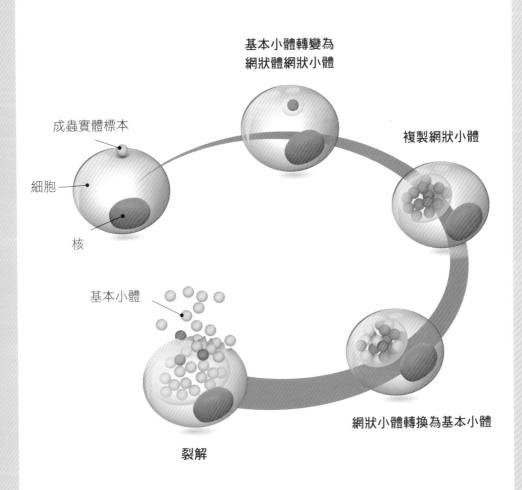

基本小體轉變為
網狀體網狀小體

複製網狀小體

成蟲實體標本

細胞

核

基本小體

網狀小體轉換為基本小體

裂解

所形成的免疫抗體對再次感染無保護力；另一種抗原可能是蛋白質，具型專一性，僅為少數披衣菌所有，同種披衣菌則可能含有數個型專一性抗原。例如砂眼披衣菌可利用免疫螢光法細分有許多血清型，而這些不同血清型菌株與引起人類疾病有特定的關係，整理如下：

一、砂眼披衣菌：

1. A、B、C、Ba：砂眼。

2. D～K（或者加上L、M、N）：包涵體性結膜炎、新生兒肺炎及披衣菌性生殖道感染。

3. L1、L2、L3（LGVⅠ、Ⅱ、Ⅲ）：花柳性淋巴肉芽腫。

二、鸚鵡披衣菌：許多血清型尚未確定，引起鸚鵡病（飼鳥病）。

披衣菌性生殖道感染主要是藉由性行為來傳播，病徵非常類似淋病，但常為無症狀或輕微。由於經常與淋菌一起感染，嚴重時（若只治療淋病）在男性會引起淋菌後尿道炎、副睪炎；女性則是骨盆腔炎、子宮頸炎、輸卵管炎及因阻塞之不孕等。披衣菌生殖器感染大都無明顯症狀（與個體免疫力有關，六成以上的女性無自覺），頂多就是排尿困難又頻繁、小便白濁，常可自癒，但會復發且繼續傳給他人。由於醫師理學診斷不易，除非出現淋巴肉芽腫，抽血驗抗體或採分泌物、尿液驗抗原應該可幫得上忙。

花柳性淋巴肉芽腫又稱「第四性病」，為直接性接觸傳染的生殖道或直腸化膿性疾病。分布全球，尤以亞熱帶地區較常見，近年來，臺灣的病例報告數也有逐年攀升的趨勢。第四性病的特徵是受到感染後三至二十天，外生殖器、肛門、直腸發展出小丘疹或水泡，潰瘍後無痛也不留疤痕，所以常被忽略。但於一到兩個月後，男性鼠蹊部、女性直腸周圍的淋巴結就會出現發炎、化膿、疼痛及肉芽腫等症狀。肉芽腫雖然會好，但會留下疤痕，這些硬疤組織能引起淋巴系統的障礙而導致外陰部水腫、直腸狹窄。此外，臨床上常見有一些全身性的併發症，如發燒、頭痛、皮膚紅疹、關節痛，偶爾發生腦膜炎、心包炎等。

從命名及發現史可知，砂眼披衣菌是「紅眼症」（慢性結膜炎、角膜炎）流行的元兇。據統計，二十世紀有四億人罹患砂眼，兩千萬人因此失明，以

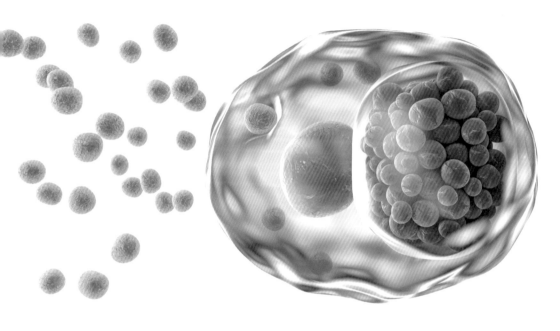

▲ 披衣菌 3D 模擬圖,左側綠藍色的是基體;右側在細胞內包涵體中的紅色菌體則
是複製好的初體。

衛生條件差且環境擁擠的地區常爆發流行。我還有印象,小學時衛生單位經
常宣導勤洗手、不共用洗臉巾,以預防砂眼。我相信,現在四十歲以下的眼
科醫師大概很少看到砂眼這種傳染病,反倒是婦科或泌尿科醫師經常有機會
「認識」砂眼披衣菌及花柳性淋巴肉芽腫。

058 「標準的」病毒顆粒
——單純疱疹病毒

單純疱疹病毒 Herpes simplex virus；HSV。
存在於人體內。由接觸而傳染，唾液及生殖器黏膜是主要感染源。侵犯皮膚和黏膜，
初次感染後病毒會終生潛伏於感覺神經內，伺機復發。首次生殖器感染到出現病症的
潛伏期兩至十二天。

　　疱疹病毒科為一大群中大型病毒，它是人類 DNA 病毒中唯一具有套膜
的。所有疱疹病毒科成員之構造為「標準的」病毒顆粒，引起的疾病從普通
水泡到腫瘤等相當廣泛，在臨床醫學及基礎病毒學研究上有其重要價值。疱
疹病毒顆粒的大小僅次於痘病毒，連套膜算進去直徑可達 150 ～ 200 奈米。
核蛋白衣（又稱為囊鞘、外鞘）為二十面體對稱結構，由 162 個次蛋白衣
組成。核蛋白衣被套膜所包覆，套膜可能來自宿主細胞的胞核膜。所有疱疹
病毒均具有一條雙股線形 DNA，病毒是在細胞核內複製，並會形成 A 型包
涵體。

　　目前已知約有八十種的疱疹病毒，其中七種與人類的感染有關，引發疾
病且「知名」的即是單純疱疹病毒。病毒分為兩型——有 HSV-1 和 HSV-2
（HSV-1 口腔疱疹；HSV-2 生殖器疱疹），引起人類許多感染症，大多為
沒什麼臨床症狀的潛伏感染，其中以口唇及生殖器疱疹最常見且重要。一般
說來，疱疹病毒的感染是一種無症狀的次臨床感染（潛伏感染），有時在宿
主體內的病毒可持續終生，病毒處於不活化狀態，但會因刺激或其他因素而
導致復發，孕婦若受到感染則會造成新天性畸形兒。由於病毒這種終生潛伏
在細胞內的特性，除了因感染或復發所引起的疾病外，也與動物或人類的某
些腫瘤有關。

　　HSV-1 的初次感染（嬰幼兒時期）會引起水泡性潰瘍、疼痛，部位發
生在「肚臍以上」，如眼結膜、口腔以及皮膚黏膜，以急性疱疹齒齦口腔炎
（又稱鵝口瘡口炎）最著名。成人的唇疱疹又名冷痛，在口或唇邊黏膜相接

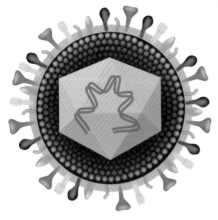

◀ 疱疹病毒結構模擬圖

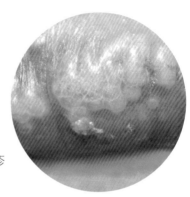

▶ 長在口唇邊的小水泡為唇疱疹，生殖器疱疹
也是相同的小水泡

處突然出現三兩成群的小水泡及疼痛潰瘍，四、五天後自癒不留疤。這是 HSV-1 最常引起的再發性（因操勞、作息劇變、壓力大）疾病。HSV-2 的臨床感染症則在「肚臍以下」，藉由性交而傳播，感染率與帶原者的重覆多次性交成正向關係。生殖器疱疹的病徵是在男女外生殖器黏膜之損害（水泡潰瘍），初次感染常較嚴重，可能伴隨發燒及腹股溝淋巴腺病等。水泡雖然持續幾天會自癒，但惱人的是再發與相互感染。女性朋友若曾罹患生殖器疱疹，在懷孕後期、分娩前病毒會活化復發或再次感染 HSV-2，其陰道分泌物內將有大量的病毒顆粒，生產時胎兒會受到感染，嚴重的情況則是先天性疱疹病毒多重器官感染症（如腦炎、肝炎）。所以，在婚前健檢的思維與規劃下，篩檢 HSV 1+2 IgM 的意義是優生保健大於性病防治。目前已有幾種抑制疱疹病毒的藥物，其中樂威素的毒性較低（阻斷病毒 DNA 的複製）、效果良好。

059 俗稱「菜花」的病原
——人類乳頭狀瘤病毒

人類乳頭狀瘤病毒 Human papilloma virus；HPV。
存在於兔子及人體內。透過直接性交而傳染。病毒侵入皮膚或生殖道黏膜。生殖器、
肛門甚至口腔的尖頭濕疣之潛伏期較短，但致癌病變的潛伏期則很長又不定。

二○一四年初逝世的臺灣歌手青蛙王子高凌風有首成名曲＜泡菜＞，我引用歌名的諧音「疱」、「菜」來提綱挈領指出兩種重要、常見的病毒性花柳病——生殖器疱疹、生殖器尖頭濕疣（菜花）。

人類乳頭狀瘤病毒屬於乳頭狀瘤病毒科，臨床感染可引起人類多種形態的良性瘤（疣）。有多種血清型，其中型 16；型 6、11；型 26 可能與人的子宮頸癌、陰莖癌；呼吸道瘤；皮膚癌有關。這群 DNA 腫瘤病毒的種類繁多，致癌的潛伏期較長，在活體正常宿主內較缺乏明確的證據來證實其致癌性，但於組織培養（活體外）時則可觀察到病毒寄生會導致細胞變性。

菜花是一種長在男女生殖器、肛門甚至口腔的尖頭濕疣，起初單獨出現，再逐漸多顆粒突出，愈來愈大的紅色濕性肉芽疣叢，外觀像花椰菜。生殖器菜花常會灼熱、微痛，嚴重時會有尿道、生殖道炎等相關症狀。病原人類乳突狀瘤病毒的傳染力頗強，常見於青壯年、性愛活躍且無固定性伴侶族群，當你（妳）過於疲勞時與帶原者發生性接觸，染病率最高。

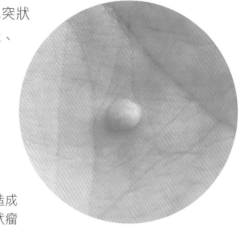

▶ 病毒感染皮膚上皮細胞造成
　病變後形成疣，即乳頭狀瘤

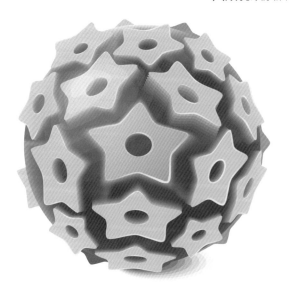

人類乳頭狀瘤病毒 3D 模擬圖

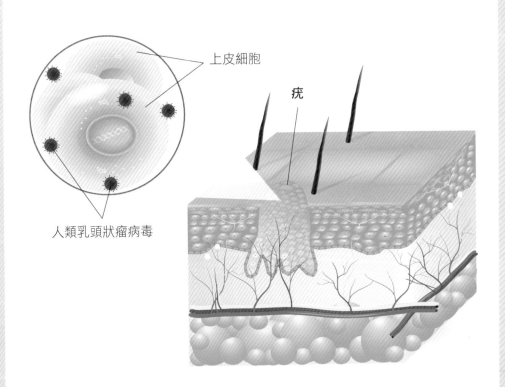

上皮細胞

疣

人類乳頭狀瘤病毒

060 愛滋病的病原——人類免疫缺陷病毒

人類免疫缺陷病毒 Human immunodeficiency virus。
一種外生性病毒，可能存在於非洲猴子或人體內。經由血液、分泌物在黏膜內傳染。
病毒侵入各組織細胞特別是免疫系統的 T 細胞並散布全身。潛伏期一至十年不定。

後天免疫缺陷（缺乏、不全）症候群又因縮寫 AIDS 的發音而名為愛滋病，自一九八一年在美國被發現以來，已成為新時代最重要的病毒疾病，故有「二十世紀末黑死病」之稱（這大概是媒體給予的封號，因為醫界很少人如此說）。根據聯合國世界衛生組織 WHO 的統計，至二〇〇七年底，全球已有三千三百萬人受到人類免疫缺陷病毒感染或罹患 AIDS。在臺灣，AIDS 為第三類法定傳染病，首例是在一九八五年確定。衛福部疾管署二〇一〇年公布，至三月底感染人類免疫缺陷病毒者累積個案數有 19,363 例，包括本國人 18,687 和外籍人士 676 例。目前，國內防治愛滋病的重點在於母子垂直感染及器官移植（二〇一二年臺大事件後？）。

AIDS 最早的報告是由美國疾病管制中心 CDC 所發表。當時認為 AIDS 是一種「不明原因」導致的免疫機能缺乏，進而引發一些原蟲、黴菌的伺機性感染或不尋常惡性腫瘤的臨床綜合症候群。經過幾年的研究證實，AIDS 真正的元兇是一種病毒，病毒的分離工作始於一九八三年初，到了一九八四年六月時鑑定出不同於 HTLV-I、HTLV-II 的新病毒，一九八六年後統一命名為人類免疫缺陷病毒 HIV。AIDS 是人類免疫缺陷病毒感染的末期臨床表現，感染病毒後可能八到十年才出現 AIDS，許多病毒帶原者可以持續多年沒有症狀；也有人被診斷出人類免疫缺陷病毒感染後三年內死亡。

人類免疫缺陷病毒具有反轉錄病毒科所特有的反轉錄酶，現被歸類於反轉錄病毒的晶狀病毒亞科、慢病毒屬。晶狀病毒在動物體身上引起神經方面的問題，而在人類則是造成 T 細胞缺乏的免疫不全綜合病症（如人類免疫缺陷病毒）。

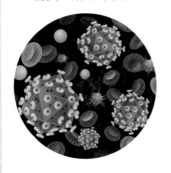

人類免疫缺陷病毒頦面模式圖

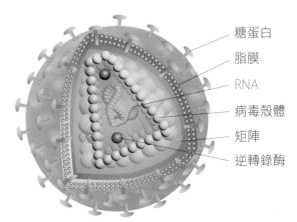

糖蛋白
脂膜
RNA
病毒殼體
矩陣
逆轉錄酶

　　人類免疫缺陷病毒有兩型，名為 HIV-I 和 HIV-II。成熟的病毒顆粒含有一個圓桶樣狀的核蛋白衣，如果從不同角度切割，在電子顯微鏡下可看到不同的形狀，這是人類免疫缺陷病毒在形態上獨具的特徵。核蛋白衣外有一雙脂層套膜（類似人類的細胞膜），上面有兩種重要的抗原，分別名為 gp41（分子量 41Kdt. 的醣蛋白 glycoprotein）、gp120（分子量 120 Kdt. 的醣蛋白），在病毒感染免疫細胞上扮演重要的角色。整個病毒顆粒大小直徑約 100 ～ 120 奈米。病毒的基因體為兩條單股 RNA，分子量約為 2.7×106 Kdt.，RNA 上所具有的反轉錄酶在複製過程中會先將 RNA 轉錄成 DNA（此即反轉錄作用）。病毒有 gag、pol、env 三個主要基因，gag 為族群專一性抗原基因，控制核抗原的生成；pol 為核酸聚合酶基因，控制合成反轉錄酶；env 則是套膜基因，控制套膜抗原的產生。另外，尚有 7 ～ 9 個與複製有關的基因，其中以 tat、vif 和 rev 在人類免疫缺陷病毒不尋常的致病性上扮演某些重要的角色。

　　病毒對人類的 T 淋巴球有很強的親和性，侵入人體後首先找上輔助性 T 細胞，進行初步增殖。造成細胞明顯的致病效應，例如透過細胞「融合作用」形成多核巨細胞，使 T4 細胞的量減少或失去功能。不過，並非所有被

病毒感染的 T4 細胞都會立即死亡。若人體內存有許多能產生新病毒的活 T4 細胞，可視為類似帶原者（具有傳染性的病毒貯存宿主）。此時可簡稱急性期，臨床症狀不甚明顯，大都只有發燒、疲倦或全身不適。新複製的病毒自 T4 細胞「芽出」（不完全破壞細胞），可再感染其他 T4 細胞，也引發人體對病毒的免疫作用，周而復始下所有 T4 細胞內外的病毒顆粒量達到高峰，「雙方勢力」達成平衡，病毒基因不再表現，急性期經過「潛隱」來到潛伏期。在急性期時，anti-HIV 抗體漸漸生成，每個人的免疫狀況不同，短則幾週、長達數月。這段抗體生成但還未超越「偵測敏感線」的時間，俗稱「空窗期」。

完整、具有傳染力的病毒顆粒，若存在於帶原者的血液、精液或分泌物而進入另一個人體內，如果侵入皮下組織、血液或淋巴系統，配合每位個體不同之基因上的易感性；精液本身存在的免疫抑制作用；直腸黏膜大量吸收精液（危險性行為肛交），即完成病毒感染的第一步。據研究，人類免疫缺陷病毒從侵入到繁殖，只破壞約 0.01% 的 T 細胞，但由於減少或失能的大部分是 T4 細胞，使得 T4 / T8 比例劇降，引發一連串細胞或體液性免疫反應的降低或缺乏，這才是 AIDS「疾病」的開始。

經過一段時間長短不一的潛伏期，因不明原因或其他因素（大多是因為宿主本身的免疫力已經下降到某一程度）的共同影響下，病毒開始「再活化（reactivation）」。此時，宿主因免疫力逐漸消失，慢慢出現輕微的發燒、盜汗、呼吸急促，接著進行到嗜睡、不明原因的體重減輕（10% 以上）、不明慢性腹瀉、舌白斑（leukoplakia）、全身持續性淋巴腺腫等所謂的「AIDS 相關症候群」。最後因長期的免疫力缺乏，出現 AIDS 最大的病徵——不尋常的微生物（以黴菌和原蟲為主，細菌或病毒亦有）伺機感染與腫瘤，如肺囊蟲肺炎、新型隱球菌腦膜炎、卡波西氏肉瘤及其他惡性淋巴瘤。若最終不治身亡，或許是一種遲來的救贖與解脫。

愛滋病常見的臨床病徵

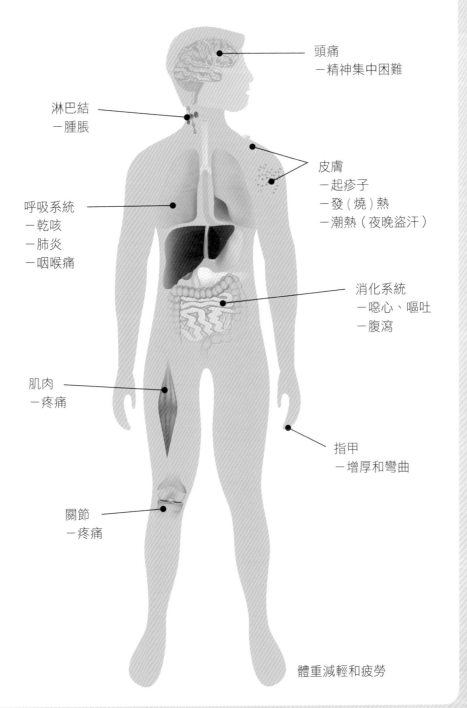

頭痛
－精神集中困難

淋巴結
－腫脹

皮膚
－起疹子
－發（燒）熱
－潮熱（夜晚盜汗）

呼吸系統
－乾咳
－肺炎
－咽喉痛

消化系統
－噁心、嘔吐
－腹瀉

肌肉
－疼痛

指甲
－增厚和彎曲

關節
－疼痛

體重減輕和疲勞

061 可透過體外汙染物傳播的傳染病病原——陰道滴蟲

陰道滴蟲 Trichomonas vaginalis。
為一群單細胞、真核性的原生動物，寄生人體的部位是陰道以及尿道。人類是唯一宿主，主要透過性行為經由分泌物傳染，而接觸受汙染的衛浴設備也有可能。潛伏期四至二十天，平均七天。

　　唐代大詩人李白曾有一詩句「昔在長安醉花柳，五侯七貴同杯酒」流傳下來，中國古代文人是否因此把與家裡以外的「性」有關之人、物、場所都冠上「花柳」來美化，不得而知？但至少相傳多年的花柳病指的就是性病。性病（venereal disease），字源意取自希臘神話「美神維納斯 Venus」，西方人有時稱性工作者為「神女」，古今中外，頗有異曲同工之妙。

　　性病一詞再明瞭不過，指的就是與帶原或得病者性交而傳染的生殖器局部或全身的疾病，為何又要疊床架屋搞個什麼「性接觸傳染病」呢？

　　醫學上的正式名詞性接觸傳染病是指經由不潔或危險的性行為（無防護措施、肛交、口交，甚至喇舌的唾液交換）所傳播的各式局部或全身性感染病症。舉些淺顯易懂的例子。我們常說的 B 型、C 型肝炎，其傳播途徑（特別是在歐美）之一即是生殖器官的破皮、「潛隱的」血液交換，您曾想過在疑有危險性交後要抽血檢驗 B、C 型肝炎嗎？即使有戴保險套或沒有真正的交溝，性伴侶的陰部周圍若寄生有陰蝨也會藉由接觸而傳染，造成不適或搔癢。另外，梅毒或愛滋病當然是屬於「性病」之一，但在防治和檢驗的觀點上卻又不像一般認知的單純生殖器病變花柳病，全身性病症及垂直（先天性）感染才是要理解的重點。無論是花柳病或性接觸傳染病，任何性接觸只是過程，微生物病原（以病毒、細菌為主）的散布與寄生才是結果，感染症治癒、致病原移除即可。

　　一般人對性接觸傳染病的傳播方式常感到迷惘，盲目「接收」各種五花

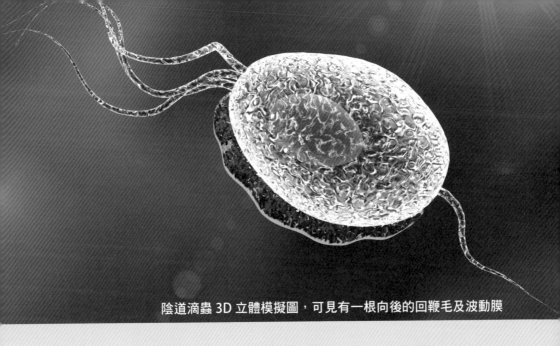

陰道滴蟲 3D 立體模擬圖，可見有一根向後的回鞭毛及波動膜

八門的資訊。無論如何，與帶原者從事不潔的性交（任一方的生殖器如有破皮，機會更大）通常會「中鏢」，至於體外傳染如透過不潔的馬桶坐墊，則要看病原微生物的數量及對所處人體外環境的抗性如何（如乾溼度、時間等）而定。陰道滴蟲是目前所知較能藉由「體外汙染」而在人類間傳播的性接觸傳染病病原。

滴蟲屬於原蟲，為一群單細胞、真核性的原生動物，依寄生人體的部位可分成腸道原蟲、腔道原蟲及組織、血液內原蟲三大類。寄生於腔道的滴蟲都屬於鞭毛滴蟲如口腔滴蟲、陰道滴蟲。此類鞭毛蟲具有類似高基氏體但特化的副基體，生活史中不會有囊體形成。

陰道滴蟲的營養體約 13×7 毫米，是鞭毛滴蟲中體積最大的。水滴狀的無色蟲體有四根前鞭毛及一根向後的回鞭毛，短的波動膜，尾端沒有鞭毛伸出，但有一根軸柱。陰道滴蟲沒有保蟲宿主，人類是唯一宿主，主要經由性行為傳染，而接觸受汙染的衛浴設備也有可能（滴蟲可在半乾燥的分泌物內存活一天）。主要寄生於陰道，因代謝醣類讓陰道偏鹼性，有利其他細菌或真菌的滋生，使得分泌物增加及黏膜充血，引發搔癢和灼熱感。男性受到感染常為無症狀，偶見有尿道炎或攝護腺炎。

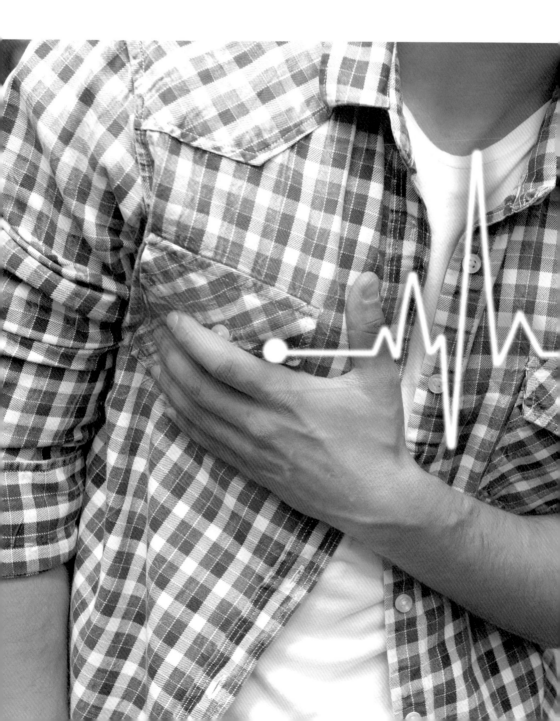

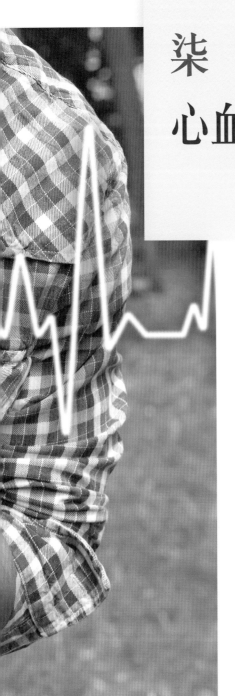

柒

心血管及腦部疾病

062 腦脊髓膜炎的主兇 —— 腦膜炎奈瑟氏菌

腦膜炎奈瑟氏菌 Neisseria meningitidis。
廣泛存在於大自然及人類的鼻咽腔內。經由直接接觸呼吸道分泌的顆粒而傳染。侵入呼吸道的上皮細胞。潛伏期二至十天，平均三至四天。

　　醫院急診室的醫師，偶爾會碰到這樣的求診案例 —— 原本看似正常、健康的年輕人，因突發的高燒及劇烈頭痛而來，並可在他的背部和腹部看到較多的瘀斑產生。由於懷疑是腦膜炎（後來經血液培養也證明是細菌感染所致），緊急安排住院並給予病人抗生素及大量的點滴後，病人的情況還是急轉直下（陷入昏迷），數小時後經急救無效而死亡。

　　患者罹患的是流行性腦脊髓膜炎，兇手是腦膜炎奈瑟氏菌（又名腦膜炎雙球菌）。流行性腦（脊髓）膜炎在臺灣屬於第二類法定傳染病，而發生於成人的腦脊髓膜炎大都是由細菌感染所致，故又稱為細菌性腦脊髓膜炎。病原菌的重要性排名依序如下：肺炎鏈球菌、腦膜炎雙球菌、流行性感冒嗜血桿菌、結核桿菌。在同一屋簷下生活的人，由於長時間的飛沫傳染，易引起嚴重的流行性腦膜炎。

　　流行性腦脊髓膜炎最早是在一八〇五年，由 Vieusseux 首次描述此病的大流行。一八八七年，Weichselbaum 則從病患的腦脊髓液中分離出某種革蘭氏陰性球菌，首次確立了病原菌。數十年之後，到了一九二九年才由 Albert L. Neisser 分離出性質類似的淋病雙球菌（Neisseria gonorrhoeae），也才有奈瑟氏（Neisseria）這個屬名，兩種雙球菌歸為同一屬。

　　腦膜炎奈瑟氏菌為革蘭氏陰性雙球菌，為細菌性腦膜炎中較易引起流行的病原菌之一。人類是唯一的天然宿主，常寄生於白血球，為典型的細胞內寄生菌。直徑 0.8 微米、類似咖啡豆或腎臟形的半橢圓球菌，兩兩成對以較平的那一面相鄰，偶爾聚成四聯體或小集團。沒有芽胞、鞭毛（但有小菌毛），不能運動，有莢膜但不明顯。屬於專性需氧菌，體外培養條件較嚴苛，

腦膜炎的臨床症狀

嚴重的頭痛

畏光和畏聲

脖子
肌張力和僵硬

皮膚紅腫

手腳冰冷

胃
噁心及嘔吐

**典型的
三種診斷症狀**
－頸部僵硬
－突然發高燒
－意識混亂

腦膜炎雙球菌

▲ 腦膜炎雙球菌的 3D 模擬圖，可見有菌毛

大部分菌種能產生過氧化氫酶（觸酶）。可醱酵多種醣類，產酸不產氣，可藉此區分菌種。無法醱酵蔗糖、乳糖是其特色。

若利用莢膜多醣體抗原性的不同，以抗血清進行凝集反應，可鑑定出至少十三種血清群，造成腦膜炎者有 A、B、C、X、Y 及 W-135，且容易造成流行。細菌的毒力主要來自於內毒素，會引起發炎和瀰漫性血管栓塞。感染後，病菌侵入血流，會有菌血症，若再侵入腦膜會導致腦膜急性發炎。腦脊髓膜炎的臨床發作非常突然，從菌血症到腦膜炎僅需數小時，臨床病徵包括發燒、劇烈頭痛、噁心、嘔吐、頸部僵直、出血性皮疹以及瘀斑，並伴有譫妄、抽搐或昏迷現象（數小時內）。急性腦脊髓膜炎如果未經及時和適當的診療，死亡率往往相當的高。

疾病的嚴重性與宿主的免疫力息息相關，特別是呼吸道黏膜的分泌性IgA 抗體。若是 IgA 缺乏或是被抑制，則可能會形成菌血症和腦膜炎；若免疫系統正常、抗體充足時則不發病，但可能變成帶原者。細菌已普遍對磺胺劑有抗藥性，目前以青黴素為優先用藥。細菌性腦脊髓膜炎屬於流行性或地方流行性疾病，最好的控制方法是消除帶菌狀態，避免到人群擁擠處且接觸健康帶原者。目前已有疫苗供接種但效果有限。

063 靠家蚊傳播的病毒——日本腦炎病毒

日本腦炎病毒 Japanese encephalitis virus。
廣存於動物、鳥類、家蚊及人體內。藉由病媒蚊叮咬而在動物與人以及人與人之間傳播。透過血流侵入腦膜細胞。潛伏期四至十二天。

節肢動物媒介病毒是指一群分屬好幾科、以節肢動物為傳染媒介的病毒，這些病媒節肢動物主要是以吸血的昆蟲為主。病毒在蟲體內繁殖但不會造成節肢動物死亡，大量的病毒還存在於蟲體唾液腺內，因叮咬宿主而在宿主間流傳（有些動物如人類可能會因而生病）。

在臺灣，豬是日本（B型）腦炎病毒（一九六二年以前的舊名為日本B型腦炎）最重要的保存宿主。病媒三斑家蚊先叮到受感染的豬隻，吸入含有病毒顆粒的豬血，再來叮人後，蚊子唾液裡的病毒會從傷口處進入人體。當然，豬傳豬、豬傳人、人傳人、人傳豬都有可能發生，端視人豬之間的親密度及病媒蚊的生活史及特色而定。過去，防疫單位曾考慮在大流行時隔離甚至撲殺豬隻，但是殺豬引起的經濟動盪較大，所以就全面滅蚊！

目前所知，黃病毒科下黃病毒屬有C型肝炎病毒和一群節媒病毒與人類的疾病有關。黃病毒科中含有65種直徑30～50奈米、具有套膜及單股正向RNA的病毒，其套膜只含有單一的醣蛋白和脂質，這與「真正的」套膜病毒不同。病毒的抗原性與套膜病毒科的阿法病毒屬相似。

日本腦炎病毒的形態較小（直徑約30奈米），病毒顆粒於56℃下加熱三十分鐘即失去活性。如有適當的昆蟲媒介，日本腦炎病毒也常引起動物間的自然傳染與流行。病毒的天然宿主有豬、牛、羊、馬等，藉由病媒蚊叮咬吸血，而在動物到動物或動物到人類間傳播。人受到感染可能無症狀或僅出現發燒和短暫的中樞神經症狀，較嚴重的病例在經過四至十二天的潛伏期後突然發作，有頭痛、高燒、意識錯亂、頸直、痙攣、昏迷及麻痺等症狀。急性期可能維持十幾天，但通常可完全復原。小孩的日本腦炎死亡率約兩成，

各種重要的黃病毒構造簡易圖示

茲卡病毒 登革熱病毒

日本腦炎病毒 黃熱病毒

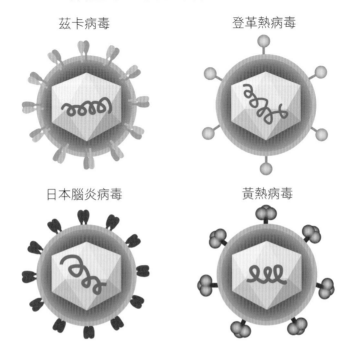

老年人的致死率可高達八成之多，不過，出現臨床病症之比例不高，大約 0.25 ～ 0.4%。

一九六七年臺灣曾爆發較大規模的流行，有一千多個感染案例，而在一九六七年前後兩個十年也各有數百件案例，死亡率 10 ～ 40%。在臺灣，日本腦炎以桃竹苗、屏東、臺東等地區的病例較多。其季節分布與三斑家蚊的生活史有關，在南部為五、六、七月；北部則以七、八月的發生率較高。當然，最重要的保存宿主還是那隻「愛惹禍」的豬。

根據臨床觀察，二至十五歲間之幼童最易受到感染（特別是十歲以下，占八成），成人不易得到日本腦炎的原因與體內之抗體逐年增加及實施疫苗注射有關。不過，近年來發現感染的年齡層有逐漸升高之趨勢，原因可能與疫苗的保護力失敗有關。日本腦炎病毒與套膜病毒所引起的腦炎同樣無特殊的療法，給予支持性療法或許可以減少死亡率。利用受感染的小白鼠腦脊髓液或腦組織，用乙醛去除病毒活性後做為疫苗。

064 狂牛症的病原——蛋白子

蛋白子 Prion。
天然存在於牛、羊等動物體內。母羊垂直感染給小羊；牛吃到混有死羊屍塊絞碎的飼料；
人類間的傳播以傷口接觸為主。透過血流侵入腦部組織。潛伏期以年計。

感染性變性蛋白質簡稱蛋白子，是一種醣蛋白，分離出來的病原體只有蛋白質而沒有核酸。能通過過濾器並且有感染力，潛伏期較長，以往被稱作慢病毒。對一些化學或物理處理皆有抗性，可耐 80℃ 高溫、抗紫外線、甲醛及蛋白酶。

人類和動物感染了蛋白子會引起致命性傳染性海綿樣腦病，使腦組織出現空洞的海綿樣變化，造成漸進性腦功能退化，出現癡呆與活動失調等症狀。感染後往往要經過很長的潛伏期才發病，且不會刺激宿主產生可抗病毒的干擾素。人類在出現症狀後半年至一年死亡。是一種致死性很高的疾病。動物受到蛋白子感染所造成的疾病有羊括搔病、傳染性貂腦病、牛海綿樣腦病（狂牛症）等，分述如下：

一、狂牛症：最早在一九八六年出現於英國的牛隻中，在病牛的腦部可發現堆積的變性蛋白質，即具有蛋白酶抗性的病原體蛋白子。後來發現傳染來源為牛飼料中的「營養補充物」，這些為了補充牛隻蛋白質與脂肪的營養飼料，大都是從羊或牛的內臟、碎肉或骨頭加工磨粉而成。飼料的來源中若有病牛羊，牛隻將因食入帶有蛋白子的飼料而感染，所以，狂牛症的感染源最早可能是來自於得到羊括搔病的死羊。狂牛症是一種進行性腦功能退化疾病，由於病牛腦部產生海綿狀空洞，產生行為異常、運動失調、痴呆、飢肉痙攣等，最後死亡。食用病牛製品，可能會將蛋白子傳給人類，造成新型庫賈氏病。

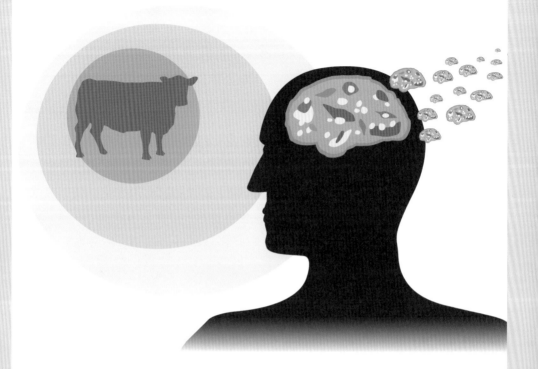
人類誤食狂牛症病牛製品，也有可能受到蛋白子感染而引起腦部病變

二、羊括搔病：於一七三八年首度被發現，因為病羊會靠在柱子上磨擦
　　頭部和身體抓癢，故名為羊括搔病。此為自然傳染的神經性疾病，
　　造成羊腦部海綿樣病變，導致運動失調、癲癇、癱瘓，終至死亡。
　　致病原蛋白子，會在羊群之間進行傳播，最有可能是母羊垂直感染
　　給小羊。

三、傳染性貂腦病：可能是貂吃到了病羊的肉所引起，病症與羊括搔病
　　相似。

065 一些奇怪的病原——類病毒

類病毒 Viroid；蛋白子 Prion。
天然存於動植物體內。人類間的傳播相當多樣化，以傷口接觸、人吃動物生肉、人吃
人腦等為主。透過血流侵入大腦組織堆積，造成神經細胞死亡。潛伏期約十年。

　　類病毒的核酸 RNA 分子常為核苷酸（約 245 ～ 375 個）內部的鹼基配
對，形成一個約 15 奈米長的桿狀 RNA。此 RNA 分子不會生成蛋白質，也
無任何蛋白包裹於外，但此裸露的 RNA 分子卻具有感染力，是一種非典型
病毒。主要是造成植物之間的感染，在農業上是一種聲名狼籍的致病體。類
病毒似乎不易感染動物細胞，現今已知只有 D 型肝炎病毒在與 B 型肝炎病
毒聯手下才會造成人類感染，所以 D 型肝炎病毒或許是一種以「缺陷」來
命名的類病毒。

　　另一種也可算是類病毒的是上文所說的蛋白子。人類感染了蛋白子也會
與動物一樣，腦組織出現空洞的海綿樣變化，造成漸進性腦功能退化，出現
癡呆與活動失調等症狀。感染後往往要經過很長的潛伏期才發病，且不會刺
激宿主產生干擾素。人類在出現症狀後半年至一年死亡。是一種致死性很高
的疾病。人類感染所罹患的疾病有庫賈氏病、庫魯病等：

　　一、庫賈氏病：又稱為人類海綿樣腦病，可分成下列幾種：

1. 偶發性庫賈氏病：由於在人體細胞內的蛋白子發生偶發性突變，因產
   生突變的蛋白子所造成。根據目前的研究，發病年齡為五、六十歲，
   出現癡呆症狀，發生機率約為百萬分之一。

2. 醫源性庫賈氏病：由醫療行為所傳染，例如治療癲癇時植入被病原汙
   染又消毒不全的電極，或經由角膜移植而感染。

3. 家族性庫賈氏病：屬於遺傳性的傳染性海綿樣腦病。突變的蛋白子基
   因發生在生殖細胞而遺傳給下一代，出現行為失常、癡呆、運動失調
   等症狀。

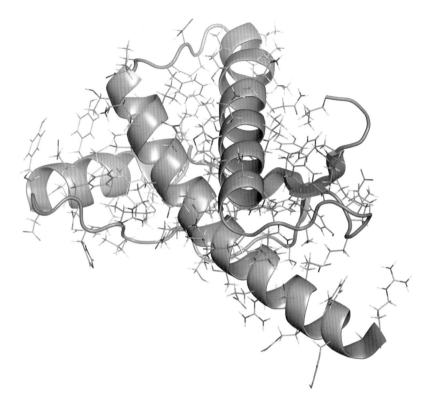

4. 變異性庫賈氏病：屬於新型庫賈氏病。可能是因為食用患有狂牛症的牛肉而造成。發病年齡較偶發性庫賈氏病來得輕，約二、三十歲，主要出現憂鬱等精神方面的症狀。

二、庫魯病：會造成漸進性運動失調，發病初期出現頭痛、關節疼痛，也會有記憶力退化、癡呆、步態不穩、四肢麻木癱瘓等症狀。潛伏期雖可達三至四十年，但常在發病後一年內死亡，死亡率極高。過去發現庫魯病是一種發生於巴布亞新幾內亞原始食人部落中的疾病，患者以婦女、小孩居多，成年男性較少。一般推測最早的庫魯病應來自於偶發性庫賈氏病的病人，傳染途徑為經由食用族人的儀式而感染。直到一九六〇年代，戒除食人肉的陋習後，庫魯病才逐漸受到控制。

066 學名常被誤譯的人畜共通傳染病病原——剛地弓（形）蟲

剛地弓（形）蟲 Toxoplasma gondii。
廣存於貓科及溫血哺乳動物體內。人類是因吃進受貓糞汙染的食物或未熟貓肉而感染。
進入腸胃道後芽孢子分裂成速殖子再侵犯腦組織等。潛伏期視蟲體分裂所需的時間而定，愈短致病性愈強。

　　人畜共通傳染病之一的弓蟲病，偵測其感染生成的抗體是很重要的預防胎兒先天性感染之孕婦產檢項目。在未介紹前，必先正名乎！一般常誤譯為「毒漿體」或「弓漿蟲」，根據拉丁文字源 toxo 在此譯為「弓」比「毒」要好（詳見下文），而 plasma 更與血漿、細胞漿或電漿的「漿」無關，是 form「形狀」的意思。所以病原體 Toxoplasma gondii 應稱剛地弓（形）蟲才為正確。

　　剛地弓（形）蟲寄生於哺乳動物體內，生活史中會出現兩種裂殖小體名為速殖子及緩殖子。速殖子大小約 2 ～ 4×4 ～ 8 微米，而緩殖子存在於組織囊內，組織囊大小 5 ～ 109 微米，速殖子和緩殖子的形狀都像新月、香蕉或弓。終宿主為貓科動物，依感染的情況有腸內期和腸外期之分。中間宿主較廣泛，幾乎所有溫血動物都有可能，以人（高等動物人類這回「降級」成中間宿主）、犬、囓齒類（鼠輩）、羊、鳥類等較重要，弓蟲在中間宿主體內只有腸外期。

　　剛地弓（形）蟲的生活史頗為複雜，在各宿主間流傳的方式簡述如下：

一、貓（終宿主）吃到自己或同類排泄物中成熟的囊體。

二、貓吃到鼠或鳥（中間宿主）肌肉或內臟中的速殖子。

三、中間宿主吃貓肉或誤食受貓糞汙染的食物。

四、在老鼠、人類腦中的囊狀緩殖子群可鑽出腦細胞，透過血流，經由母體胎盤傳給胎兒。

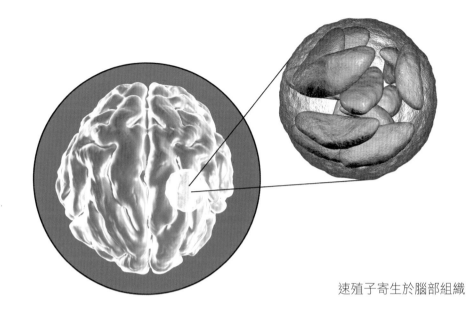

速殖子寄生於腦部組織

　　弓蟲囊體的囊壁對消毒劑、乾燥及冷凍有很強的抗性，在潮溼土壤中一年內還可以維持感染能力。而組織中（肉品）的弓蟲囊體則只需要適當的加熱便能將之破壞。弓蟲感染可能引發顯著的症狀，甚至導致死亡，但大部分的貓及中間宿主於感染弓蟲後多無臨床症狀。

　　囊體（內含具有感染能力的芽孢子）一旦被中間宿主（如人、老鼠、犬、羊、豬等）食入後，消化液破壞囊壁，芽孢子釋放出來。芽孢子會穿出腸壁並以分裂快速的速殖子形式來進行無性增殖，最終廣泛地散布於全身並在組織（以腦部、橫紋肌、眼球肌肉最常見）內形成囊體。一般說來，弓蟲的致病力視蟲株種類而定，原則上，蟲體分裂所需時間愈短，致病性愈強，嚴重時常造成組織壞死或腫瘤。據臨床觀察，大半屬於無症狀感染，若有病徵，不出淋巴腺炎、腦脊髓型病症、似斑疹傷寒併發症以及眼睛症狀（如視網膜炎）等。另外，孕婦若曾感染過弓形蟲，很容易透過胎盤造成胎兒先天性弓蟲症。除了導致流產、死胎外，受到感染的胎兒生下來後常見有視網膜炎、腦脊髓炎、水腦症、小腦症和畸型。這些情況甚少能完全復原，日後將進行到視力嚴重受損、失明及癡呆。

067 舉世首例報告在臺灣——廣東（住）血線蟲

廣東（住）血線蟲 Angiostrongylus cantonensis。
廣存在於囓齒類及陸螺、蛞蝓，淡水蝦及青蛙等宿主體內。人類誤食到中間宿主內的第三期幼蟲而感染。幼蟲自腸胃道移行到腦部，但無法發育為成蟲。潛伏期約一至兩星期，視幼蟲移行到腦部的時間及數量而定。

　　廣東（住）血線蟲雖然分布於東南亞及太平洋地區，但舉世首篇人體感染病例報告及相關研究卻是由臺灣的學者及醫師所發表。臺灣的廣東（住）血線蟲病案例常見於花東及高屏地區。

　　廣東（住）血線蟲為寄生於動物組織的線蟲，最大的特徵是雌蟲體內充滿血液、呈黑褐色之腸子與白色子宮纏繞成螺旋狀，活似理髮廳外電動旋轉的標誌。雌蟲體長 2.0 ～ 3.5 公分，雄蟲較小，約 1.6 ～ 1.9 公分。成蟲寄生於老鼠的肺動脈（囓齒類重要的寄生蟲病之一）並產卵，蟲卵在肺中孵化成第一期幼蟲，上行至會厭，被吞入消化道，隨著鼠糞排出體外。第一期幼蟲主動鑽入或被吃入中間宿主體內，經兩次蛻皮發育為第三期幼蟲，此即是感染型。廣東（住）血線蟲的中間宿主為陸螺和蛞蝓，保幼宿主是淡水蝦及青蛙，在臺灣，非洲大蝸牛是最重要的中間宿主。老鼠（終宿主）若吃下第三期幼蟲便會遭受感染，幼蟲移行到腦部，經兩次脫皮後抵達肺動脈發育為成蟲。臺灣人有吃「炒螺肉」的習慣，螺肉炒熟後是不會感染，重點是處理生螺肉的汙染與不潔，以及被蝸牛黏液汙染的蔬菜也可能帶來第三期幼蟲，這亦是一種感染源。

　　人（也算是終宿主）因為吃了中間宿主或保幼宿主而感染。另外，由於人類並非廣東（住）血線蟲的適當宿主，幼蟲移行到中樞神經系統後有些「卡卡的」，無法發育為成蟲，完成生活史。幼蟲侵犯人類的中樞神經系統，引起嗜伊紅酸性腦膜腦炎，稱為廣東（住）血線蟲病。最好預防的方法是不生吃蝸牛肉、淡水蝦，處理蝸牛肉必須洗淨雙手。另外，幼蟲亦可經由傷口感染；蔬菜必須洗淨或煮過再吃才安全，滅鼠也多多少少有遏阻作用。

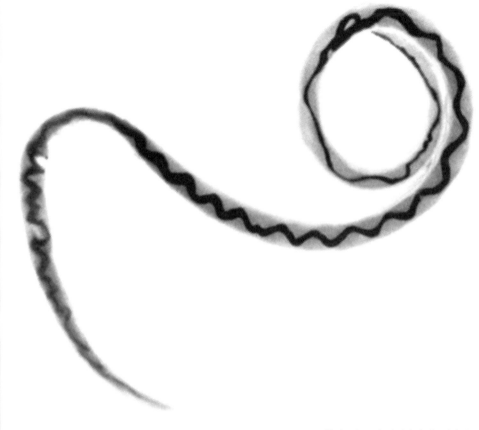

雌蟲腸道與子宮交替纏繞的特色

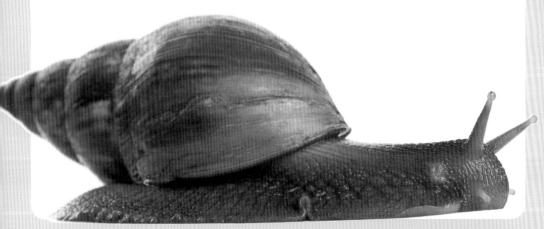

做為炒螺肉食材的非洲大蝸

068 出現在血裡的線蟲幼蟲——血絲蟲

潘尾絲蟲 Onchocercidae。
存在於家蚊、曼蚊及人體內。蚊子叮人吸血後，會吸到微絲蟲，在蚊體內發育成第三期幼蟲。當蚊子再叮咬人時，唾液腺中的幼蟲逸出，從宿主的皮膚傷口侵入人體。一般在三十天內出現過敏炎症，慢性感染或復發而出現象皮病的時間更長且不定。

　　斑氏絲蟲與馬來絲蟲是一種屬於潘尾絲蟲科、寄生於人體組織血液的線蟲，中譯「血絲蟲」是因為其存在於血中的幼蟲——微絲蟲。斑氏絲蟲成蟲呈線狀，乳白色，兩端膨大，雄蟲尾端稍微彎曲。雄蟲長約 4 公分、直徑 0.1 公厘；雌蟲長 8 ～ 10 公分、直徑 0.3 公厘。在血中的微絲蟲即是血絲蟲的幼蟲，長約 210 ～ 320 微米，體外具有鞘。只有一種中間宿主，在臺灣最重要的宿主是淡色家蚊和熱帶家蚊。引起的血絲蟲病流行於熱帶及亞熱帶地區，金門曾有不少病例，現在臺澎金馬已絕跡。馬來絲蟲也分布於亞洲，但以遠東及東南亞國家為主，臺澎金馬未有傳播紀錄，但曾在來自中國大陸北方的軍人體內發現到此蟲。

　　成蟲寄生於人體的淋巴管及淋巴結，雌蟲為胎生，直接產下幼蟲。微絲蟲隨淋巴液進入血流（很奇怪！微絲蟲白天會躲在肺部，晚上才經肺動脈跑到末梢血液）。蚊子叮人吸血後，會吸到微絲蟲，在蚊體內發育成第三期幼蟲，這是可傳染給人的感染型。當蚊子叮咬人時，唾液腺中的幼蟲逸出，從宿主的皮膚傷口侵入人體內，經淋巴管抵達淋巴結，一年後發育成熟並產出微絲蟲。

　　血絲蟲病急性期的症狀是因幼蟲在淋巴組織中發育所引起的過敏反應，包括淋巴管炎、淋巴腺及淋巴水腫，主要發生於腋下、鼠蹊部等淋巴結，常伴有發燒及頭痛等症狀。男性患者可能會併發副睪炎或睪丸炎。急性期的症狀會逐漸消退和再次復發，然後進入慢性期。這時最典型的是出現乳糜尿、陰囊積水以及特別的象皮病。

　　臺灣的斑氏絲蟲為夜間定期出現型，人體末稍血液中的血絲蟲於晚上十

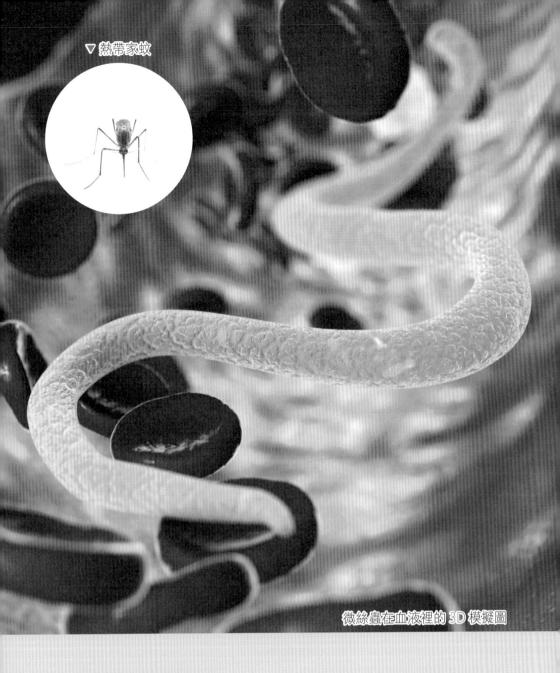

▽ 熱帶家蚊

微絲蟲在血液裡的 3D 模擬圖

點到深夜兩點的數量為白天的一百倍，再加上此時也常被蚊子叮咬，易於傳播。因此，要抽血檢查血絲蟲需注意採血時間。金門曾經是斑氏絲蟲的流行區，當年以海群生（hetrazan）混以食鹽供給民眾食用，預防與治療兼具，成功根除血絲蟲病的流行。滅蚊及預防被叮咬是最基本、有效的防治方法。

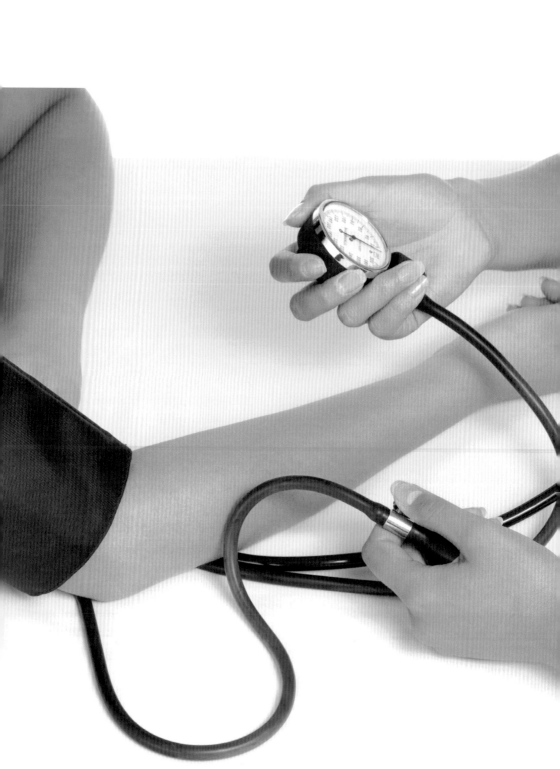

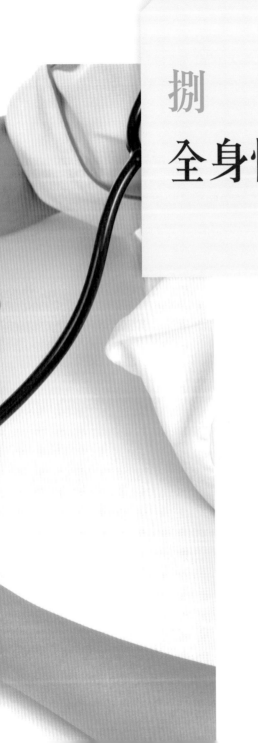

捌

全身性疾病和其他

069 皮下黴菌感染——黴樣真菌和馬杜拉氏菌

黴樣真菌 Allescheria boydii；馬杜拉氏菌 Madurella。
存在於土壤等大自然環境中。經由宿主的傷口才能進入皮下組織，蔓延致病。侵入傷口皮下組織，形成膿瘍，慢慢擴展至肌肉甚至到骨骼內。潛伏期依不同菌種生長代謝速率而異，形成足菌腫則需數月到上年。

　　引起皮下黴菌病的真菌有很多種，具有以下共同點：一為自然生長於土壤或腐敗植物中的腐生菌；二是必須經由宿主的傷口才能進入皮下組織，蔓延致病。皮下黴菌病的病原菌有許多種，其中最常見也最重要的是足菌腫與其病原真菌。

　　足菌腫為足部慢性肉芽腫大之化膿性感染病，致病原可分為真菌和放線菌屬細菌兩大群，真菌性足菌腫又稱為馬杜拉氏菌病。最常引起足菌腫的真菌是黴樣真菌，同時亦可能引起宿主的肺部或其他器官伺機性感染。其他可造成足菌腫的真菌有馬杜拉氏菌屬、疣狀芽生菌屬及烈菌屬等，每種真菌均有其特殊的形態和菌落。

　　致病菌自外傷進入（通常是腳、手和背部）皮下組織後會形成膿瘍，慢慢擴展至肌肉甚至到骨骼內，最後會自形成的廔管中流出膿液。在膿液中可見到由病原菌聚集而成的緊密顆粒，呈白色、黃色、棕色或黑色。病灶可持續數年，且會向深部及周圍蔓延，引起足部腫大數部，通常會因畸形而引發功能喪失（不良於行）。

　　足菌腫雖在全球均可見，但熱帶地區或落後國家如非洲較為盛行，可能與常赤腳的習慣有關，臺灣曾有少數幾件案例。直接取病害處的膿液以鏡檢觀察顆粒的有無，根據菌絲的粗細與厚膜孢子的有無，可以判斷是細菌性或真菌性（菌絲、有孢子）足菌腫。在未發展成畸形腫大前，外科引流手術配合藥劑使用可幫助復原。

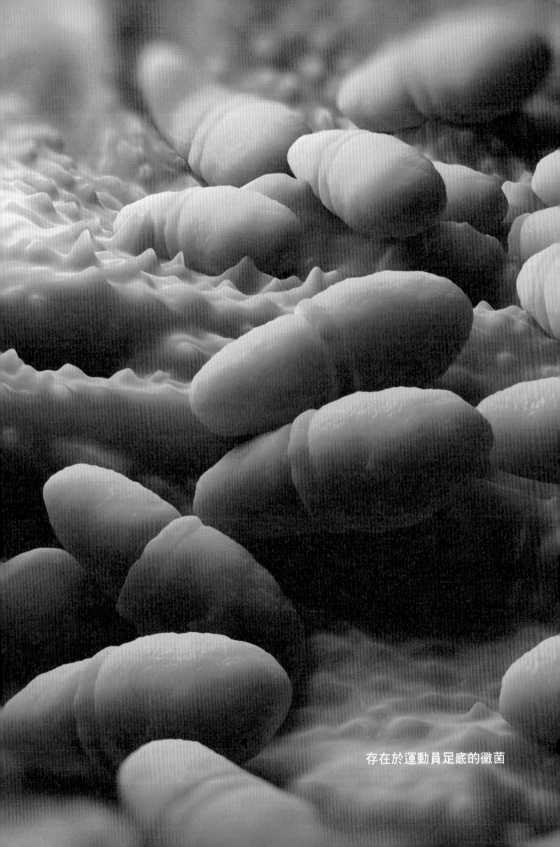
存在於運動員足底的黴菌

070 引起伺機性感染症的黴菌——麴菌

麴菌 Aspergillus。
普遍存在於大自然環境中，大多屬於人體內正常菌叢。這些非致病性腐生菌，唯有當宿主身體虛弱、免疫機能減退時才會引發感染。透過血流侵入各器官組織細胞。潛伏期從數天到幾週。

真菌較常引起植物的疾病，在數十種人類致病菌中，為了醫學上之方便研究，將其分為以下幾類。

1. 表皮黴菌：引起足癬、甲癬、錢癬、頭癬、花斑癬、黑癬等。

2. 表下黴菌：引起皮下黴菌病。

3. 深部（全身性）黴菌病：與皮膚黴菌相反，引起全身性黴菌病。

4. 伺機性真菌。

5. 醫學酵母菌。

伺機性真菌原本是一些非致病性的腐生菌，有些甚至是人體內的正常菌叢，唯有當宿主身體虛弱、免疫機能減退時才會引發感染。近三十年來，醫學真菌學之研究頗受重視的主因與伺機性真菌感染病例增加有關。在各種免疫缺陷疾病（如愛滋病）、內分泌失調疾病與免疫抑制劑、抗生素或抗癌藥物大量使用的患者身上均可發現，嚴重時往往是造成病人不治的主因。

伺機性真菌通常可感染體內任一或所有器官，其疾病形態屬於全身性的。對免疫機能喪失的病人來說，肺、腦是最常被侵犯的器官，有時甚至發生數種真菌同時感染單一器官的現象。另外，伺機性真菌的分生孢子也常會引發過敏症。伺機性真菌廣布於環境中，種類雖多，但會造成人類伺機性全身病症的不外乎麴菌屬、念珠菌屬和隱球菌屬。

麴菌病是一種伺機性感染症。麴菌普遍存在於大自然環境中，大多屬於正常菌叢，少數具有致病性，常見有薰煙色麴菌、黃麴菌等。唯有在免疫力低下、體弱的人身上才會出現麴菌病。除了造成人類感染症外，亦有研究報告指出，其代謝產物如黃麴毒素可能具有強烈的致癌性。

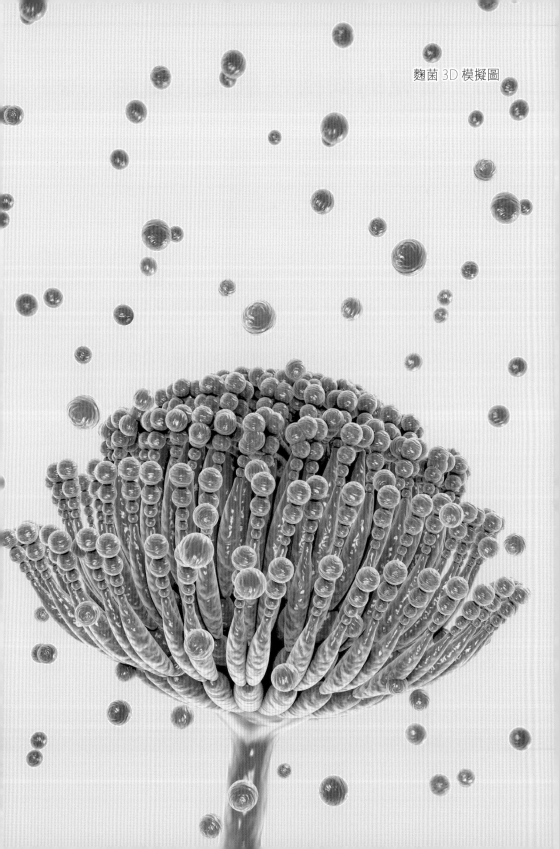

麴菌 3D 模擬圖

071 常見的伺機性感染症真菌
——白色念珠菌

白色念珠菌 Candida albicans。
普遍存在於大自然環境中，大多屬於人體內正常菌叢。主要是伺機感染而造成人類局部或全身性的黴菌病。潛伏期不一定，嬰幼兒鵝口瘡兩至五天。

伺機性感染真菌在正常情況下，會因宿主的免疫抑制作用而不會造成人類的疾病（有些還為身體的正常菌叢），但在個體生病、虛弱或免疫力下降時，會趁機造成局部或全身性的黴菌病，例如白色念珠菌所引起的鵝口瘡。白色念珠菌與下文的新型隱球菌，屬於會伺機感染而造成人類局部或全身性之黴菌病的單細胞酵母菌。這些酵母菌或稱類酵母真菌感染是人類黴菌病中最常見的，臨床上約占全部黴菌病的七成以上，從良性到惡性均有，視病人體質及菌種侵入部位而異，較常引起的疾病有心內膜炎、眼炎、尿布疹、鵝口瘡、陰道炎、腦膜炎及敗血症等。

近年來，雖然大半的念珠菌感染仍來自白色念珠菌，但非白色念珠菌菌種也有逐漸上升的趨勢，例如熱帶念珠菌已躍升為非白色念珠菌感染的首要菌種，病例報告年年攀升。

最後，利用本文我要指出一個不明究理的「誤用」。曾看過一個摻有海藻抽取物混紡所製的女性內褲廣告，說這種內褲可以抗「白色念珠球菌」（可減低陰道炎發生率）。對於內褲是否「有效」不予置評，但我對廠商找來的「纖維原料專家」一直講的「白色念珠球菌」就有意見（感覺廠商不太專業又錯把念珠菌當做細菌）！因為我不懂什麼是「白色念珠球菌」？是像金黃色葡萄球菌的細菌還是念珠球菌的真菌？白色念珠菌就叫白色念珠菌，加個「球」字反而是畫蛇添足又暴露出「瞧不起」微生物學，以為隨便用個球菌，感覺用「細菌」有較佳的「恐怖」效果！

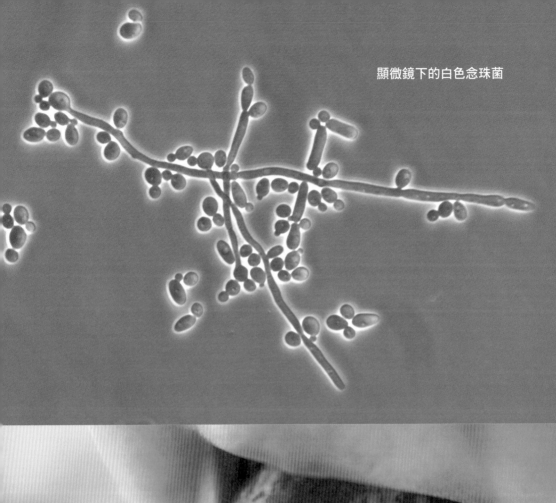

顯微鏡下的白色念珠菌

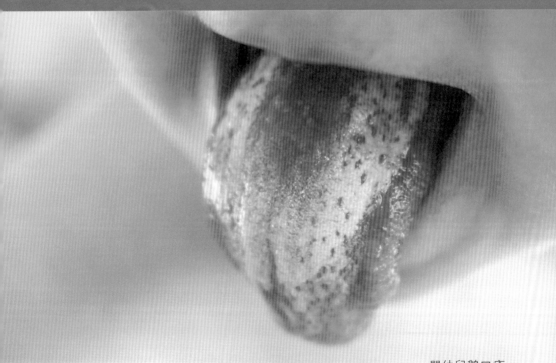

嬰幼兒鵝口瘡

072 重要的伺機性感染症真菌
——新型隱球菌

新型隱球菌 Cryptococcus neoformans。
天然廣存於土壤及鳥（鴿）類糞便內。人類感染新型隱球菌的方式主要為吸入乾鴿糞所飄散出來的菌體。病菌自呼吸道進入後到達肺部，若發生伺機性感染，首先可見到原發性肺炎。潛伏期從數週到數月。

　　臨床上有些單細胞酵母菌（可稱為醫學酵母菌）因伺機性感染而造成人類局部或全身性的黴菌病。隱球菌病主要的致病菌是新型隱球菌，屬於類酵母菌菌株，廣存於土壤及鳥（鴿）類糞便。此菌最大的特徵是無論在組織內或 37℃ 培養時，均為一卵圓形的芽生真菌，不具菌絲體，菌體包圍有碳水化合物莢膜。於 25℃ 下，在培養基上形成發亮、黏溼、奶油色的小菌落，只見出芽細胞，不見內孢子和菌絲。此菌不能醱酵醣類，具有尿素酶。此生化反應特性可與念珠菌相區別。

　　人類感染新型隱球菌的方式主要為吸入乾鴿糞所飄散出來的菌體，偶爾也可經由皮膚、傷口、口鼻腔黏膜及腸胃道侵入，但人與人之間並不會交互傳染。菌體自呼吸道進入後到達肺部，若個體正處於身體「虛弱」狀態時，伺機性感染便會發生：首先可見到原發性肺炎，病灶有發炎及肉芽腫現象，像似肺結核（常被誤診），症狀有發熱、咳嗽、多痰。菌體散布至其他器官或組織，會引起系統性疾病，最常見的是慢性腦膜炎及內臟肉芽腫。隱球菌病通常具有局限性，患者的病症若局限於肺炎大多可自癒，但未加治療或散布至腦膜時，造成隱球菌性腦膜炎則可能致命。身體其他部位（如皮膚、黏膜、淋巴腺）的發炎病灶亦有所聞。

　　診斷以玻片鏡檢為主，用墨水直接染色後觀察，可輕易看到含有大莢膜的菌體細胞。另外，37℃ 培養、動物接種亦可用來診斷。治療藥物為安福黴素 B 與氟化胞嘧啶。

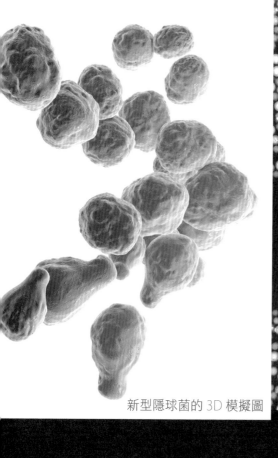
新型隱球菌的 3D 模擬圖

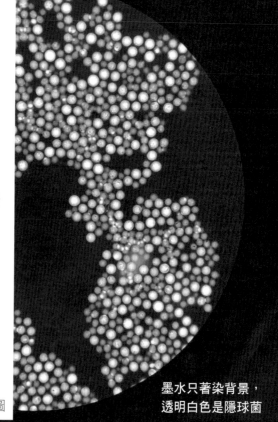
墨水只著染背景，
透明白色是隱球菌

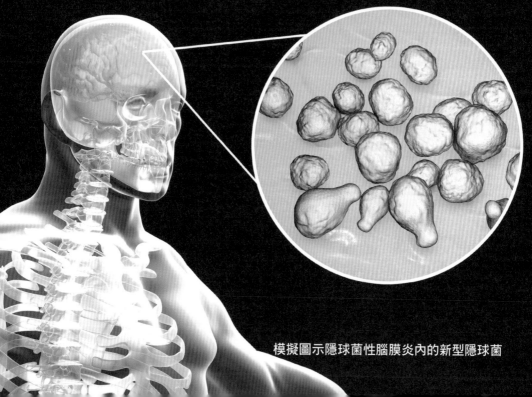
模擬圖示隱球菌性腦膜炎內的新型隱球菌

073 舉足輕重的球菌——金黃色葡萄球菌

金黃色葡萄球菌 Staphylococcus aureus。
廣存於空氣塵埃、衣物床單以及人的皮膚和各腔道黏膜。若經由皮膚外傷進入人體內，
容易引起全身性化膿感染。致病菌易由汗腺、皮脂腺侵入，造成膿腫甚至引起致命的
敗血症。金黃色葡萄球菌性食物中毒的潛伏期很短，約一至七小時。

　　目前已知葡萄球菌屬有三十二菌種，是最常見的化膿性球菌。廣存於空氣塵埃、衣物床單上，以及人的皮膚和各腔道黏膜，在這些地方與人體和平相處（正常菌叢）。但若經由皮膚外傷進入人體內時則易引起全身性化膿感染。對人類有致病性的以金黃色葡萄球菌、表皮葡萄球菌及腐生葡萄球菌較為常見。

　　顧名思義，葡萄球菌為圓球形，大小直徑約 1 微米，呈不規則排列，在顯微鏡下可見類似一串串葡萄。初期培養的球菌以革蘭氏染色法可染成極明顯的藍紫色（革蘭氏陽性反應）。菌體不產芽孢及鞭毛，無運動性，有莢膜但不明顯。微需氧性的葡萄球菌極易培養，在 37℃下易於多種培養基內生長，在固態培養基上形成圓形、光滑發亮、凸起、大小約 2 公厘之菌落。代謝作用活潑，能醱酵多種碳水化合物並產生酸及色素（不會產氣），如表皮葡萄球菌的菌落為白色；金黃色葡萄球菌即因金黃色菌落而得名，不過有時會產生變異菌株，菌落顏色為檸檬白色。

　　此菌對熱及乾燥有抵抗力，50℃加熱三十分鐘仍無法將之殺死；在食鹽濃度含量高達 9%的培養基內也可以生長。但對結晶紫特別敏感，極低濃度即可阻止其繁殖。葡萄球菌的抗原結構非常複雜，最重要的有存在於細胞壁內的蛋白質 A，能與 IgG 抗體分子的「Fc 不變區」產生強力的結合，可讓細菌躲避抗體的攻擊。另外，則是一些菌株的莢膜有抗原性及胜肽聚醣——壁酸複合體。

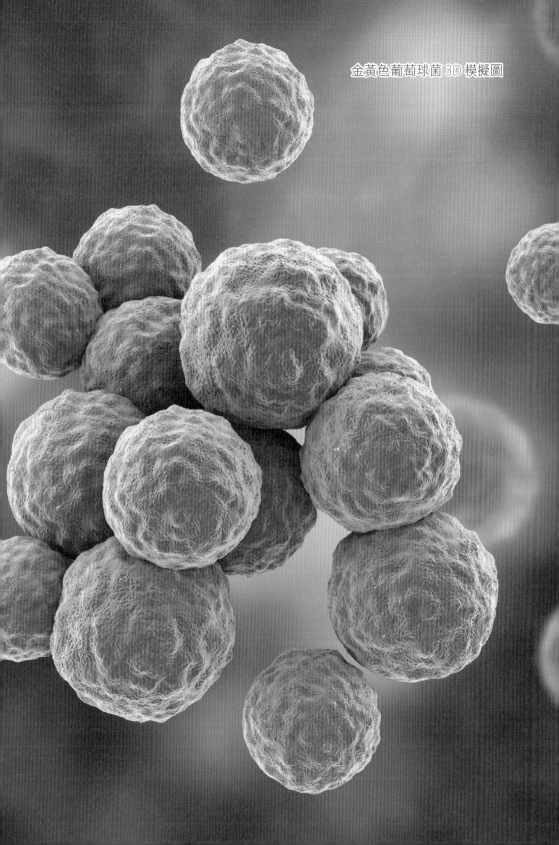
金黃色葡萄球菌 3D 模擬圖

並非所有的葡萄球菌都具有致病性，主要的致病菌易由汗腺、皮脂腺侵入，會造成膿腫，形成膿汁，甚至致命的敗血症。致病性的葡萄球菌常具有以下特性：

一、能產生色素。

二、能醱酵木蜜醇。

三、具有溶血作用。

四、能產生凝固酶。

金黃色葡萄球菌的致病性與下列的毒素及酶有關：

一、細胞毒素：共有 α、β、γ、δ 毒素及殺白血球素等五種，為溶解破壞細胞的毒素，其特性整理於右頁表。

二、腸毒素：特別是在醣類食品中大量繁殖時會產生 A、B、C、D、E 五種不同的腸毒素。

三、觸酶。

四、凝固酶：金黃色葡萄球菌是唯一會產生凝固酶的葡萄球菌。

五、琉璃醣碳基酸酶：又名組織擴散因子。

六、葡萄球菌激酶：又稱為纖維蛋白溶解酶。

七、青黴素酶。

八、蛋白酶。

九、脂解酶。

十、脫皮毒素。

十一、中毒休克症候群毒素—1。

局部皮膚感染常發生丘疹狀毛囊炎、膿腫或癤瘡，當濃汁排除後便很快痊癒。若皮膚外傷傷口有縫隙、碎骨、泥土時更易感染。葡萄球菌具侵襲力，會從局部經由淋巴管和血流散布出去，可能造成敗血症。葡萄球菌是最常造成食物中毒的細菌，細菌在食物上生長而釋出耐熱的毒素，當人吃下食物約四小時後，產生噁心、嘔吐、腹痛、腹瀉（水瀉）及頭痛等，二十四小時內可痊癒。

金黃色葡萄球菌細胞毒素之特性

細胞毒素	作用機轉	破壞溶解細胞
α 毒素	・毒素的製造由染色體基因及質體基因共同控制。 ・作用在細胞膜厭水層，引起破裂。	血管平滑肌、紅血球、血小板、肝細胞。
β 毒素	・為不耐熱的鞘髓磷脂酶 C。 ・水解細胞膜磷脂質。	紅血球、白血球、巨噬細胞。
γ 毒素	尚不清楚	人、綿羊、兔子的紅血球、人的淋巴母細胞。
δ 毒素	・耐熱、厭水的蛋白質。 ・以類似清潔劑的作用破壞細胞膜。	多種細胞。
殺白血球素	・增加白血球細胞膜的陽離子通透性。 ・使白血球失去吞噬作用。	多種動物的白血球。

臨床上，金黃色葡萄球菌所造成的嚴重病症有以下兩大類：

1. 因使用置入陰道內的衛生棉條，若長時間未更換，陰道內原有的葡萄球菌在陰道內滋長，易分泌中毒休克症候群毒素，引起高燒、嘔吐、腹瀉及低血壓，嚴重時會導致心、腎衰竭而死。

2. 因手術時或手術後葡萄球菌感染傷口亦可能引發。二為續發性感染及院內感染：除了造成皮膚化膿性感染外，在膿汁、血液及排泄物皆可分離出金黃色葡萄球菌。另外，非致病性的表皮葡萄球菌感染與牙齒矯正器、心臟血管彌補器及尿道導管等汙染有關。而腐生性葡萄球菌偶爾引起年輕女性的泌尿道感染。

葡萄球菌對大多數的抗生素易產生抗藥性，90%以上的葡萄球菌已會產生青黴素酶來對抗青黴素，現已大多改用能對抗青黴素酶的半合成青黴素如甲氧西林（methicillin）或苯唑青黴素（oxacillin）等。但仍有耐甲氧西林金黃色葡萄球菌（MRSA）菌株，因能改變染色體基因，使得細菌細胞壁上的青黴素結合蛋白之結構改變，導致藥物無法作用在細菌上，具有超強抗藥性，此菌只能以萬古黴素來治療。

欲控制感染來源其實不易！葡萄球菌的主要感染來源包括人類的呼吸道和皮膚、患部及汙染的物品。醫院中最易遭受葡萄球菌侵襲的地方為育嬰室和手術室，患有葡萄球菌性感染病的患者和帶菌者，應禁止進入這些場所。

074 重要的化膿球菌——A族溶血性鏈球菌

A族溶血性鏈球菌 Group A hemolytic streptococci。
廣存於灰塵、水、牛奶、動物糞便，有些是人類的正常菌群、鏈球菌所引起的病症大都為化膿性感染，若侵犯到組織則不屬於化膿性但病情反而較嚴重。猩紅熱的潛伏期為兩至五天。

　　除了葡萄球菌外，另有一群名為鏈球菌的細菌，均為醫學上非常重要的革蘭氏陽性球菌 GPC，由於這些細菌侵襲人體以造成化膿性感染為主，故又簡稱化膿球菌。其中有一群會造成全身性的 A 族溶血性鏈球菌感染病，如丹毒、產褥熱及猩紅熱等；另有一種名為肺炎鏈球菌，常造成幼童及成人的大葉性肺炎，在防治法定傳染病的立場上來看，為常被忽略的第四類法定傳染病——侵襲性肺炎鏈球菌感染症。

　　鏈球菌廣存於灰塵、水、牛奶、動物糞便、人類喉嚨，有些是人類的正常菌群，有些則與化膿性疾病有關。菌體呈球形或卵圓形，直徑大小約 1 微米，常排列成鏈狀或團狀，也有兩兩成對。無芽孢、鞭毛，無運動性，有莢膜。鏈球菌只能生長在含有血液或組織液的培養基內，有些並能溶解紅血球。鏈球菌大多為需氧菌或兼性厭氧菌。可醱酵多種醣類，產酸不產氣。10% CO_2 可助其生長及產生溶血作用。在固態培養基上培養一天後所長出的菌落直徑在 1 公厘左右，菌落外觀呈白色半透明，圓形凸起似小珠狀。不會產生觸酶，以此可與葡萄球菌來區別。致病性鏈球菌的生長溫度為 37℃，以 100℃加熱五分鐘可將之殺死，牛奶中的致病性鏈球菌可用巴氏滅菌法消毒。

　　鏈球菌有許多細胞壁抗原，較重要的有以下：

一、C醣體：菌族專一性的細胞壁碳水化合物抗原，藍氏（Lancefield）血清學法即是依據 C 醣體的不同而將鏈球菌分成好幾族，90%以上的致病性鏈球菌為 A 族。

二、M蛋白質：與 A 族溶血性鏈球菌的毒力有關，存在細胞壁內，可

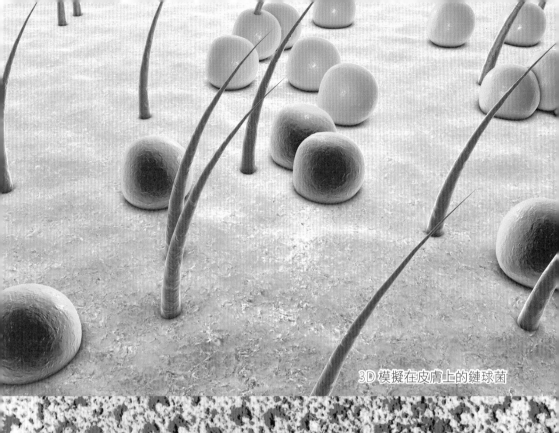

3D 模擬在皮膚上的鏈球菌

猩紅熱的皮疹是因鏈球菌的紅斑毒素所引起，摸起來似砂紙。

抵抗白血球吞噬作用。具型專一性，為 A 族溶血性鏈球菌進一步分型的依據。某些 M 蛋白質的抗原性與心肌蛋白、心肌纖維及腎絲球基底膜部分相同，故偶見鏈球菌感染後會產生風濕性心臟病、腎絲球腎炎等後遺症。

三、莢膜抗原：較年輕的菌體才有莢膜。鏈球菌屬中，只有肺炎鏈球菌的莢膜為多醣體，具有抗原性；其他鏈球菌的莢膜組成為琉璃醣碳基酸，沒有抗原性。

四、莢膜：與人類結締組織成分相似的玻尿酸，不具抗原性，可抵抗吞噬作用。

五、似 M 蛋白質：可與抗體 IgG 及 IgA 的 Fc 區相結合，使抗體覆蓋在菌體表面，避免受到免疫攻擊。

六、F 蛋白質：包含纖維結合素接受器，用以附著在咽喉及皮膚的上皮細胞。

在血液瓊脂培養基上依鏈球菌對紅血球作用之不同，可分成三類。

一、α 型溶血：這群鏈球菌不能產生溶血素，但會破壞紅血球，使血紅素變成綠色，在菌落周圍形綠色小圈，如草綠色鏈球菌。

二、β 型溶血：菌落周圍的紅血球被細菌分泌的溶血素所破壞殆盡，生成無色透明小環。如溶血鏈球菌、化膿鏈球菌。

三、γ 型溶血：菌落周圍無任何溶血現象，如不溶血鏈球菌。

這群鏈球菌不能製造 C 醣體，為人類呼吸道內的正常菌群，偶爾會引起亞急性細菌性心內膜炎、腦膜炎或尿道炎。

鏈球菌所引起的病症大都為化膿性感染，若侵犯到組織則不屬於化膿性但病情反較嚴重。

臨床上常見的鏈球菌感染症，分別敘述如下：

一、丹毒：為 A 族溶血性鏈球菌之丹毒鏈球菌所引起的急性皮膚或表皮黏膜發炎，浮腫的疹塊邊緣明顯且增長迅速。

二、產褥熱：鏈球菌侵入生產後的子宮，造成子宮內膜炎、敗血症和發熱等症狀。

三、猩紅熱：是由 A 族鏈球菌所引起的一種傳染病，臨床症狀包括喉嚨痛、黏膜疹、草莓舌及皮疹。皮疹通常呈細緻紅色斑點，指壓變白，摸起來似砂紙，此皮疹為鏈球菌之紅斑毒素所引起，常出現於頸、胸、腋窩、手肘、腹股溝及大腿內側面。典型的皮疹不出現於臉部，但臉部會潮紅，嘴巴周圍的地方泛白。嚴重的感染常伴有高燒、噁心及嘔吐。疾病在恢復期可見患者之手指、手掌、腳趾尖及腳底脫皮，少部分亦可能發生軀幹和四肢脫皮的情形。

被某一菌型的鏈球菌感染且復原後，不易再受到同菌型鏈球菌感染，但仍可能被他型鏈球菌所感染，此與型特異性抗 M 蛋白質抗體有關。猩紅熱患者血液中含有抗紅斑毒素的抗體，可防止猩紅熱再度發疹，但對其他鏈球菌的感染則不具免疫力。鏈球菌感染後，即有抗溶血素 O 抗體產生，但並不表示對再次感染有免疫力。治療 A 族溶血性鏈球菌的感染病，以青黴素為優先用藥，紅黴素類抗生素可做為替代用藥。α 溶血型鏈球菌和溶血不定性的腸球菌對抗生素的感受性變化極大，對感染病例（尤其是心內膜炎），必須實施抗生素感受性試驗，以決定最佳藥物和劑量。A 族溶血性鏈球菌在生長的指數時期，對青黴素最為敏感。

草綠色鏈球菌和腸球菌是人體內的正常菌群，A 族溶血性鏈球菌又常以人為持久性宿主（帶菌者），預防方法主要是針對人而來：

1. 檢測呼吸道和皮膚感染病是否由 A 族鏈球菌所引起，若診斷確定則儘早給予治療。
2. 對曾患過風溼熱的個體給予治療。
3. 根除帶菌者體內的鏈球菌。

075 可做為生化武器的最大型無運動性細菌—炭疽桿菌

炭疽桿菌 Bacillus anthracis。
廣存於大自然，多為腐物寄生菌。與受感染的動物或其產品「接觸太深」所致。病菌或芽孢自皮膚黏膜傷口、呼吸道或腸胃道進入人體內。引起膿疱、肺炎，病菌繁殖後釋出外毒素而引起敗血症、潛伏期由數小時到一星期不等，一般為兩天以內。

　　需氧性帶芽孢桿菌主要是指革蘭氏陽性的桿菌屬，大部分為腐物寄生菌，菌體常排成鏈狀。臘腸毒桿菌和炭疽桿菌為桿菌屬主要的致病菌。炭疽桿菌是種最大型的無運動性細菌，長3～5、寬1～2微米，菌體頭尾方形，外觀似一小段竹節。在動物組織內（生存環境良好）不會形成孢子，但於自然界和培養基則可見到孢子。呈圓錐形的芽孢位於菌體中央，菌體不因芽孢形成而腫脹。芽孢要用芽孢染色法才能看清楚，若用革蘭氏染色法，只能見到蘭紫色菌體中有未著色透明的空泡小體。具有毒力的菌株會有莢膜，無毒力者則無莢膜也不形成孢子。

　　炭疽桿菌易生長於普通的培養基上，在中性、37℃及一般有氧環境下均生長良好，菌體在42℃時也能生長，但會失去莢膜。在血液瓊脂基上所形成的菌落為灰白色、圓形、不透明、邊緣不規則、無溶血現象的大型菌落，具有莢膜的細菌長成光滑的菌落（外觀愈光滑者毒力愈強）。某些產毒素菌株的菌落以顯微鏡觀察可見有類似捲髮狀物質纏繞，外觀像似「水母頭」。芽孢在乾燥的土壤中可倖存數年而不失去活力。對熱及部分化學消毒劑有較強的抗性，對雙氧水則無抗性。莢膜具有高度的抗原性，可抵抗吞噬細胞的吞食，故有「毒力因子」之名。炭疽病滲出物中有炭疽毒素，含有具抗原性的不耐熱成分——即保護性抗原、致死因子和水腫因子。炭疽桿菌的致病性由莢膜及毒素兩者來決定。

　　二〇〇〇年美國曾遭受到恐怖組織的細菌戰攻擊，即是藉由含有炭疽桿菌的郵件來散播，引起極大的恐慌。屏除做為生化武器之外，一般的炭疽病

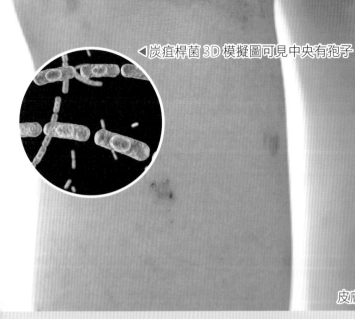

炭疽桿菌 3D 模擬圖可見中央有孢子

皮膚炭疽病嚴重時會形成焦痂

常見於農畜發達的國家，主要是感染草食動物如牛、羊、馬等，而人類的感染常是與「職業」有關，因與受感染的動物或其產品「接觸太深」所致，引起嚴重的炭疽病。人類的炭疽病可分成以下三型：

一、皮膚炭疽病：又名惡性膿疱。農夫、畜牧人員、獸醫因常與病畜接觸，細菌或孢子從受傷的皮膚或黏膜進入體內，皮膚傷口經過發展會形成膿疱。膿疱破裂後變成壞死潰瘍，產生漿血性分泌物，最後形成黑色焦痂。細菌可從潰瘍處經血流散布全身，分泌外毒素造成敗血症。

二、肺炎炭疽病：又名毛工病。主要是因為皮毛工人處理獸皮獸毛時，吸到存在於皮毛上的芽孢，引起呼吸道症狀及原發性肺炎，接著導致致命的敗血症。

三、腸胃炭疽病：較少見。食入含有芽孢的草或生肉，芽孢會從破損傷口侵入組織、發芽繁殖，病原菌從淋巴管散布到血流繁殖，分泌出致死因子，導致敗血症而亡。

青黴素、紅黴素、四環黴素等抗生素對炭疽桿菌病均有療效。受感染痊癒後能獲得持久的免疫力。人工免疫只有使用減毒疫苗才有效，但保護效果不定。

076 致病性很強的產氣莢膜桿菌
——魏氏桿菌

產氣莢膜桿菌 Clostridium perfringens。
天然存在於土壤、動物或人類的腸道。因外傷處受到細菌芽孢汙染而感染。侵入傷口組織。潛伏期六至七十二小時。

　　絕對厭氧的梭狀芽孢桿菌屬，其自然棲息處為土壤、動物或人類的腸道，少數是致病菌。依疾病症狀可將病原菌分為以下五類：

一、氣性壞疽群包括六種細菌，其中以引發氣性壞疽、蜂窩性組織炎、食物中毒、壞疽性腸炎等病的產氣莢膜桿菌最為重要。

二、破傷風桿菌群。

三、臘腸毒桿菌群，其中以「肉毒桿菌」較為知名。

四、傷口、膿瘍、菌血症等感染菌群，包括產氣莢膜桿菌、雙醱酵梭狀芽胞桿菌和索氏梭狀芽胞桿菌等。

五、困難性梭狀芽胞桿菌為腸道正常菌種，在病人大量服用抗生素如安比西林或克林達黴素後會分泌毒素，造成大腸表皮細胞壞死的偽膜性腸炎，引起抗生素誘導性腸炎。

　　梭狀芽孢桿菌為革蘭氏陽性菌，具多形性，菌體從細長到粗短，也會微彎曲，形態上易與類桿菌相混淆。梭狀芽孢桿菌的芽孢直徑大於菌體而成膨脹狀，位於菌體的一端或近端（芽孢的數量、大小及位置可做為帶芽孢桿菌分類的依據）。大多數的梭狀芽孢桿菌菌體四周有鞭毛，具運動性。

　　產氣莢膜桿菌俗稱魏氏桿菌，是所有產孢子桿菌中最易被分離的，也是引起氣性壞疽最常見的病原菌。菌體呈圓胖狀，沒有鞭毛所以無運動性，從組織或體液內取得的病菌可見有莢膜（繁殖雖快，但莢膜生成緩慢）。培養溫度以 40℃ 左右最好，芽孢及外毒素的產生與溫度有關。培養於牛奶培養基時會產生特殊的風暴式醱酵——細菌醱酵牛奶中的乳糖，產生酸（牛奶裡

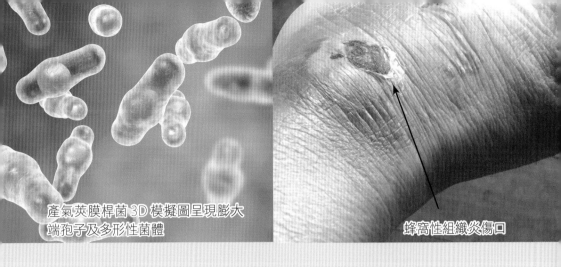

產氣莢膜桿菌 3D 模擬圖呈現膨大端孢子及多形性菌體

蜂窩性組織炎傷口

的蛋白質變性凝固，產生酸臭味）和大量氣體（使凝固的蛋白撕裂、試管蓋爆開）。

產氣莢膜桿菌可產生十二種毒素和酵素，重要的有：

一、α毒素：是一種卵磷脂酶，具有壞死、溶血及致死等作用，是氣性壞疽最常見的致病因。

二、θ毒素：有溶血及溶血作用。

三、細胞外酶：包括蛋白酶、去氧核糖核酸酶、膠原酶以及琉璃醣碳基酸酶。

四、腸毒素：作用於迴腸，可引起食物中毒。

此菌所引起的疾病可分為三類，分述如下：

一、傷口感染：依嚴重性可分為單純傷口感染、厭氧菌性蜂窩組織炎、梭狀芽胞桿菌性肌肉壞疽或氣性壞疽、子宮感染及敗血症。菌體或芽孢進入傷口，經六至七十二小時潛伏期發芽增殖，醱酵組織內的醣類並產生氣體，使局部組織氣腫，阻斷血流供應，分泌上述毒素，進一步擴大感染。

二、食物中毒：A 型產氣莢膜桿菌是僅次於金黃色葡萄球菌的常見食物中毒細菌。

三、壞疽性腸炎：由 C 型產氣莢膜桿菌所引起，腸胃道症狀更嚴重。

預防之道是避免創傷及傷口感染。感染部位應給予氧氣治療並執行外科清創術，切除全部壞死組織並給予外敷及口服青黴素或卡納黴素。

077 傷口感染的嚴重併發症
——破傷風桿菌

破傷風桿菌 Clostridium tetani。
廣存在於土壤及動物糞便中。人類主要是因外傷處受到細菌芽孢汙染而感染。芽孢在壞死組織增殖並分泌外毒素引起疾病。潛伏期可能從幾天到數週。

　　破傷風桿菌為梭狀芽孢桿菌屬的一種革蘭氏陽性大桿菌，長約 2～5 微米，在菌體的一端有卵圓形的大芽孢，狀似鼓槌或羽毛球拍。若以芽孢染色法染色，可見菌體為紅色而芽孢呈藍綠色。此菌有二、三十條周鞭毛，具運動性，需視培養基的性質和厭氧的程度而定。在 37℃、無氧的狀態下，破傷風桿菌可在一般的培養基內生長，氧分壓愈低（最好是完全無氧）時，菌體運動性愈強且芽孢易發芽。培養於血液瓊脂基之菌落周圍有狹窄的溶血環，並因運動性而呈現有菌落游走現象。

　　依據破傷風桿菌的鞭毛抗原，血清分類學上可將其分成九型，但菌體抗原只有一種。所有菌型產生的外毒素均相同，對熱不安定、易被蛋白分解酶破壞。這是一種神經毒素，即破傷風痙攣毒素，只作用於動物的神經系統，造成痙攣性麻痺。純化的破傷風外毒素結晶，不需要一毫克即可殺死六百萬隻小白鼠。

　　破傷風桿菌廣存於土壤及動物糞便中，人類主要是因外傷（如被釘子刺傷、刀傷、槍彈傷、燒傷及手術消毒不全）處受到細菌芽孢汙染而感染，大部分發生在未接受疫苗接種的成人。破傷風疾病的潛伏期可能為數天至數星期，由於感染的發炎反應不嚴重，加上破傷風毒素的侵襲力弱，所以在疾病初期易被忽略。毒素與神經細胞的結合為不可逆，一旦發生神經症狀就來不及使用抗毒素治療。破傷風桿菌沒有什麼侵襲力，感染部位僅局限在細菌生長的壞死處，不會侵入組織內部。細菌芽孢在組織壞死、鈣鹽存在及其他化膿菌混合感染的情況下發芽並大量增殖且分泌外毒素。外毒素作用於脊髓的

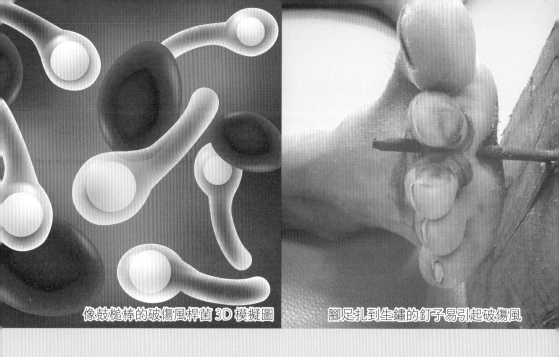

像鼓槌棒的破傷風桿菌 3D 模擬圖　　腳足扎到生鏽的釘子易引起破傷風

神經組織，增加脊髓反射的興奮能力，造成角弓反張；部分作用於周圍運動神經使肌肉痙攣，從受傷或感染部位開始，至下頜肌使嘴巴不能張開，造成牙關緊閉，逐漸涉及其他隨意肌，造成強直性痙攣，最後因呼吸困難而死。過去因新生兒結紮臍帶時消毒不完全所引起的「臍帶風」，可算是一種新生兒的破傷風。

　　疑似有破傷風時，最保險的方法是立即使用人類破傷風免疫球蛋白（抗毒素；抗毒血清），若無人類抗毒血清可用動物的，但要先做過敏試驗。至於抗生素如青黴素、四環黴素能抑制破傷風桿菌生長，並阻止其產生外毒素，同時也可控制其他的化膿性感染。患者若已出現破傷風的神經性症狀時，應馬上給予肌肉鬆弛劑、鎮靜劑和人工呼吸，並對傷口部位實施外科清創術等治療。對破傷風桿菌應針對「毒素」而非菌體的抗原結構來作免疫，最好的預防方法就是使用類毒素來實施全面性的免疫接種，可有效防止感染。國內常規注射的 DPT 三合一疫苗，是由白喉類毒素、百日咳死菌及破傷風類毒素所組合成。過去，衛生署還未改制成衛福部之前，即已推行「五合一疫苗」接種，該疫苗即是上述三樣加上 B 型嗜血桿菌、小兒麻痺減毒疫苗共同組成來施種。

078 最毒的神經毒素——肉毒桿菌

臘腸毒桿菌 Bacillus cereus。
分布極廣，主要棲息於土壤、水產蔬果或動物糞便中。很少造成直接感染，細菌不具侵入性，通常是誤食其產生的毒素。毒素會經由腸胃道吸收，隨血流到達神經系統而造成嚴重病症。潛伏期為吃入含毒素的食物後十八至九十六小時。

　　臘腸毒桿菌又稱為肉毒桿菌，分布極廣，主要棲息於土壤、水產蔬果或動物糞便中，為革蘭氏陽性帶芽孢桿菌。菌體與破傷風桿菌相似，長約 4 ～ 6 微米，有 4 ～ 8 根鞭毛，具運動性。卵圓形的大孢子位在菌體近端處，於 20 ～ 25℃的環境下最易形成，從檢體中較難發現有帶孢子的細菌。此菌的孢子是所有細菌孢子中最耐熱的，「高壓滅菌法」的最低標準即是依此菌的最大耐受程度而定，一般是以 115℃、15 分鐘或 120℃、10 分鐘為標準。此菌在普通細菌培養基即能生長，但必須在嚴格的厭氧狀態下培養。大多數菌株生長於血液瓊脂基上時會出現 β 型溶血。

　　臘腸毒桿菌不屬於侵入性細菌，最大的特色是在生長或自體溶解時能產生強烈的外毒素（臘腸毒素），屬於神經毒素，是目前所知最毒的物質——1 毫克能殺死兩千萬隻小白鼠；對人類的致死劑量可能少於 1 微克。根據毒素的抗原型態可分成八型，對人類有致病性的為 A、B、E、F 型外毒素，而 C 型引起禽類的軟頸症；D 型會造成牛隻中毒。

　　臘腸毒桿菌很少造成直接感染，通常是誤食其產生的毒素而造成中毒。由於此菌為厭氧菌，芽孢廣布於土壤中，若罐頭食物（厭氧環境）受到芽孢汙染且滅菌處理不當時，細菌會在罐內快速繁殖而釋出大量毒素。醃製或煙燻無法殺死肉品內（若有的話）的芽孢，因此最常見的中毒食物是未加烹調的調味品、醃燻製品（細菌名「臘腸」的由來）、真空包裝食物、家庭自製罐頭或醃物、蜂蜜等。

　　毒素是經由腸胃道吸收，隨血流到達神經系統，不可逆地阻止乙醯膽鹼的製造與釋放，產生典型的弛緩性麻痺症狀。吃入含毒素的食物後十八至

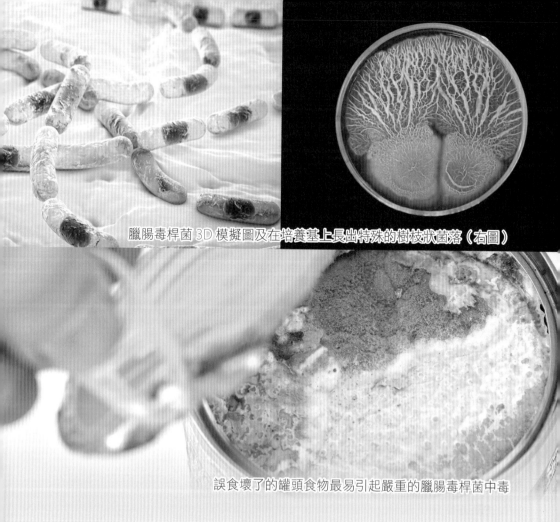

臘腸毒桿菌 3D 模擬圖及在培養基上長出特殊的樹枝狀菌落（右圖）

誤食壞了的罐頭食物最易引起嚴重的臘腸毒桿菌中毒

九十六小時會發生視覺受損（眼肌失調、複視）、吞嚥困難、說話障礙等食物中毒症狀（反而腸胃道症狀不明顯），最後死於呼吸麻痺並心跳停止（延腦發生麻痺），死亡率極高。

　　診斷試驗主要是測定食物中的毒素，可利用被覆上特種抗毒血清的紅血球實施凝集試驗來檢測毒素有無。由於臘腸毒素的致死性極強，預防重於治療。所以切勿食用已有膨脹現象的罐頭；製造罐頭與保存食物時要注意殺菌溫度，基本是要到能殺滅芽孢的溫度；任何食物在食用前最好煮沸十分鐘以上。對中毒病人應盡早靜脈注射三價（A、B、E）的抗毒血清八萬單位以上並施予人工呼吸急救。

079 積「癆」成疾富貴病——結核分枝桿菌

結核分枝桿菌 Mycobacterium tuberculosis。
廣泛存在於土壤、水、動物及人類體內。藉由散布的飛沫傳染。感染途徑主要是經由呼吸道，偶爾從腸道或者皮膚創傷處侵入。潛伏期一般為四至十二星期，亦可長達數年。

　　根據中醫或古老的觀念，富貴病是指一種需要長期休養和滋補調理的慢性病。結核病即是一種古老的富貴病，在中國，結核病的歷史可以追溯到中國公元前四〇三年，中國最早的醫書《黃帝內經素問》上就有類似肺結核病症的記載，中醫稱為「肺癆」，西醫傳入東方後，現今一般統稱為肺結核。過去，中醫對肺癆的描述：是一種由於正氣虛弱，感染「癆雙側蟲」（竟然知道是一種病原傳染病？），侵蝕肺臟所致的，以咳嗽、咯血、潮熱、盜汗及身體逐漸消瘦等症為主要臨床表現、具有傳染性的慢性消耗性疾病。

　　直到一八八二年，德國醫師柯霍發現病原菌是一種結核分枝桿菌。結核病的致病因是菌體本身而非細菌毒素，可感染人體所有組織，肺部疾病是主要的一種，藉由患者或健康帶菌者講話或咳嗽所散布的飛沫而傳染。感染途徑主要是經由呼吸道，偶爾從腸道、皮膚創傷處侵入。

　　分枝桿菌是廣存於土壤和水中的腐生菌及動物的致病菌，只有結核分枝桿菌（肺結核）和痲瘋分枝桿菌（痲瘋）（詳見後文）兩菌種，可引起人類長期的慢性病。這些細菌均為細長、微彎曲的桿菌，最大的特色是不易被染色，一旦被著染後，以 30％的鹽酸酒精也不能將之脫色，故稱為耐酸性桿菌。結核（分枝）桿菌在組織內呈瘦直桿狀，大小約 3×0.4 微米，微彎曲。若為人工培養則可見短桿狀或絲狀形。無鞭毛、無運動性，不具莢膜也不產生芽孢。雖無芽孢，但對乾燥、消毒劑及酸鹼處理等具抗性。處於陰暗、乾燥痰液內的結核桿菌可生存六至八個月，在痰液內的結核桿菌不易被殺死。結核桿菌主要有人型、牛型和鳥型三種菌株，無論感染來自呼吸或腸胃道，人與牛型對人類的致病性相同。一般肺結核病人常有衰弱、倦怠、失重、發

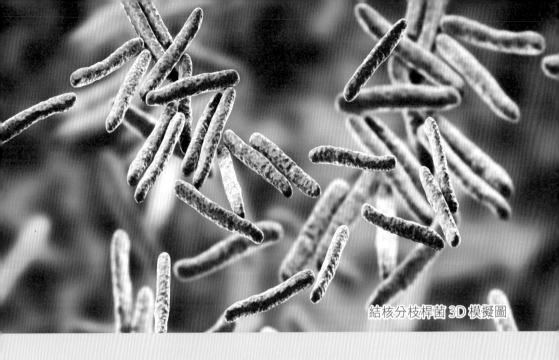
結核分枝桿菌 3D 模擬圖

燒以及慢性咳嗽，嚴重時會咳血、吐血，如果侵犯腦、腎、骨骼、腸胃或尿道，症狀更是變化多端。依感染來源，臨床上將結核病分為原發性、續發性及腸結核病三種。若曾感染結核桿菌，將獲得某種程度的細胞性免疫力，入侵的病菌會受到巨噬細胞有效的毀滅。此種感染後的抵抗力，主要來自巨噬細胞殺菌力的活化，活化的巨噬細胞含有較多的溶菌酶，此酵素可有效殺死被吞噬的病菌。

　　抗結核病的藥物有鏈黴素、異菸鹼酸、乙胺丁醇、立放平等，為避免抗藥性菌株產生，最好是合併給藥，並且治療半年以上。隨時補充營養、配合身心靜養，可做為肺結核病的輔助療法。有關肺結核病的防治，首重制訂公共衛生政策，例如：定期的 X 光檢查、執行結核桿菌素試驗，以早期追查出感染個案，並加以治療、隔離，直到無傳染性為止。醫護人員在照顧疑似開放性肺結核病人及處理檢體時，應要依一定的防疫 SOP，注意自身的安全，以免被傳染。再來則是免疫接種，如卡介苗（BCG）減毒活性疫苗，注射在受感染的個體身上以誘導其產生抵抗力，但效果仍未臻完善。最後利用檢疫、撲滅的措施根除患有結核病的動物，生乳均要依規定使用巴氏滅菌法來徹底消毒。

080 癩病的病原——麻瘋分枝桿菌

麻瘋分枝桿菌 Mycobacterium leprae。
存在於人類體內。是經由長期密切接觸（皮膚）或呼吸道分泌物而傳染。透過皮膚或黏膜侵入各組織細胞內。潛伏期很長，一般為五至二十年。

　　麻瘋又稱為癩病，潛伏期不定、發作突然，病害處通常在身體「較冷」的組織如皮膚、鼻咽、喉部、眼睛、睪丸、周圍神經等。可分為兩種型態，一般令人望之生厭、俗稱「獅子臉」的即是麻瘋瘤型。

　　有關麻瘋，政府或醫護人員所應承擔的責任是教育民眾大於醫療診治。麻瘋只是嚴重時所引起的皮膚病變（特別是臉部）不雅觀而已，與荒謬的神鬼傳說或詛咒降頭一點關聯都沒有，也不是什麼難治的瘟疫。

　　以現今的醫療水準，早期診斷出麻瘋而加以治癒並非難事，且可以把麻瘋病菌對人體的傷害降至很低，已與一般的皮膚感染病差不多。

　　麻瘋分枝桿菌是挪威醫師漢生（G. A. Hensen）於一八七三年所發現，分類上與結核桿菌同屬分枝桿菌，所以也是一種耐酸性細菌。由於「麻瘋」二字令人生厭，近年來常以漢生桿菌稱之。菌體外形類似結核桿菌，為瘦直彎曲狀，常排列成堆，無運動性，不產生芽胞。典型耐酸性染色特性，但較結核桿菌易於染色也易脫色。菌體長期寄生在宿主細胞內，偶爾也見於淋巴結細胞外，造成各式病變，但不會立刻殺死宿主。人類是麻瘋分枝桿菌的唯一宿主，菌體取得來自麻瘋瘤性麻瘋患者的皮膚或黏膜（特別是鼻中隔），至今尚無法用人工培養基來接種分離。實驗動物接種研究模式在一九六○年時已發展成功，可獲得較大量的麻瘋桿菌，並具有鑑定病原菌的效果。受感染動物或人體組織內的麻瘋桿菌含有獨特的雙酚氧化酶，這或許是麻瘋桿菌所具有的一種特殊酵素。

　　癩病的臨床表現基本上分為兩種型態：

　　一、節結型（麻瘋瘤型）：病情急性又惡化，病灶有大量細菌，傳染性

▼ 痲瘋分枝桿菌 3D 模擬圖

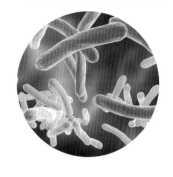

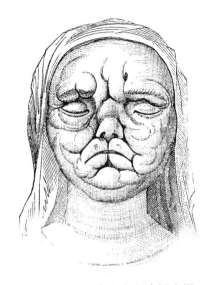

▲ 俗稱獅子臉的痲瘋臉部病變

高，皮膚出現結節，臉部像獅子。人體不會生成細胞性免疫，痲瘋菌素試驗呈陰性反應。血清學試驗對診斷痲瘋病沒有太大的價值。

二、痲痺型（類結核型）：病情進行較緩慢且良性居多，病灶內細菌很少，傳染性低，皮膚只出現紅色斑點，但會突發嚴重痲痺。引發宿主的細胞性免疫反應，痲瘋菌素試驗呈陽性反應（此為利用痲瘋組織抽取物即痲瘋菌素來做的一種皮膚試驗）。

化學療法可使用數種特殊的碸劑如二胺苯碸或利福平，投藥數月後臨床症狀可壓制下來，也會降低細菌的傳染力。痲瘋的潛伏期很長，普通為二至十年，但也有感染後三十年才發病的報告，其傳播途徑可能是經由患者黏膜病變的滲出液，或皮膚因潰瘍經破傷處而感染。痲瘋的傳染力其實不強，這和細菌在人體內的寄生部位或繁殖方式有關，需與患者有長期的緊密接觸才有可能被傳染。孩童及青少年比大人易受到感染，一成的案例是到成年後才發病。痲瘋治療後會大大降低病人的傳染性，所以在流行區需將患者與社區小朋友隔離，儘速投藥治療、控制病情。接種卡介苗對痲瘋有部分抵抗力，但效果有限。

081 造成泌尿道感染的腸內桿菌
——變形桿菌

變形桿菌 Proteus。
存在於人類腸道及泌尿道內。僅在離開正常寄生處時才會對虛弱個體造成伺機感染。
侵入腸道或泌尿道黏膜細胞。屬於伺機性感染，沒有特定的潛伏期。

　　變形桿菌屬有普通變形桿菌及奇異變形桿菌兩菌種，均可引起原發性和續發性感染，是僅次於大腸桿菌的泌尿道感染之主要病原菌。前者存於腸道中，為正常菌群之一，但常見於院內感染；至於後者則是造成嬰幼兒腸炎的主要病原菌。

　　由於變形桿菌不能醱酵乳糖，故不屬於大腸菌型細菌。其最大的特徵是具有強烈運動性的周鞭毛，在一般培養基表面會迅速擴散，呈現薄片溼潤的「游走現象」，並具融合性生長。在血液瓊脂基上呈 β 型溶血，不易形成固定菌落。普通和奇異變形桿菌兩菌種均有尿素酶，可快速分解尿素而產生氨氣，使酚紅指示劑呈紅色（可做為菌種鑑別依據）。可醱酵葡萄醣產生酸以及氣體，也會產生大量的硫化氫。能運動的變形桿菌株，除了具有 O 抗原外還含有 H 抗原，無運動性的菌株僅有 O 抗原。

　　變形桿菌的致病性不強，僅在離開正常寄生處時才會對虛弱個體造成疾病。最常見的是慢性尿路感染，或對住院病人和接受靜脈輸注病人引起菌血症，也可造成小孩的急性腸炎。變形桿菌易引發慢性尿路感染症的原因有：

一、具纖毛，易附著在黏膜上。

二、有活動性強的周鞭毛，在肛門、會陰等處易於散布。

三、喜歡居落在含有大量尿素的泌尿系統，因為可利其生長。由於細菌
　　會產生大量的尿素酶，將尿素分解成二氧化碳及氨，使尿液偏鹼
　　性、鈣鹽易沉澱，易引起腎結石或膀胱結石。

　　變形桿菌常有抗藥性，以抗生素治療傷口或尿路感染時，會因其他病菌

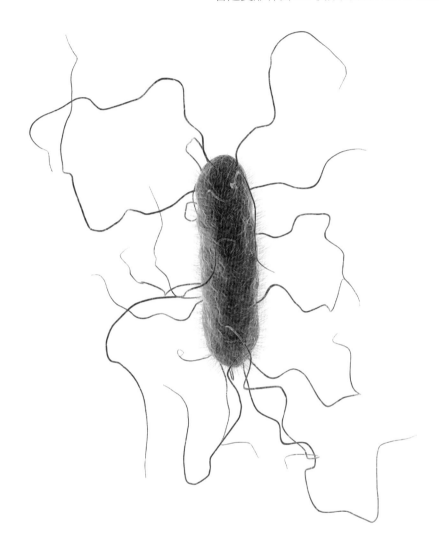

受到抑制而使變形桿菌繁殖更多。少數有感受性的是健他黴素，但對於其他抗生素的感受性則表現不一致，所以，醫師在用藥前最好先請實驗室做一下「抗生素敏感性試驗」。

　　普通變形桿菌的 O 抗原與立克次氏菌抗原有交叉反應，能與立克次氏菌病患者的血清形成凝集反應，此即是外斐氏試驗的反應原理，可用來篩檢立克次氏菌感染。

082 黑死病的病原——鼠疫桿菌

鼠疫桿菌 Yersinia pestis。
存在於多種囓齒動物及鼠蚤體內。由動物或昆蟲媒介傳染給人類。主要是從鼠蚤叮咬人的傷口進入血流。潛伏期均以天計，腺鼠疫、敗血性鼠疫較慢；肺鼠疫最快。

　　史上最駭人聽聞的瘟疫之一是「黑死病」，也就是現在所說的鼠疫。鼠疫對於過去的歐洲、亞洲和非洲來說，是一個人類的恐怖大災難。一八九四年，法國細菌學家耶耳辛（Yersin）與日本學者北里（Kitasato）共同在香港調查鼠疫時，發現其病原是一種細菌，這種細菌後來就被命名為耶耳辛氏桿菌。一八九八年，另一位法國人西蒙德確定了鼠疫的傳播途徑是老鼠身上的跳蚤把病菌傳播給人。

　　鼠疫桿菌屬於人畜共同病原菌，大多是由動物或昆蟲媒介傳染給人類。是一種兩端圓鈍、中間較粗的球桿菌，長約 1.5 ～ 2.0 微米，為革蘭氏陰性菌。若利用魏松氏染色法可染成雙極性染色，在顯微鏡下可觀察到菌體類似安全別針，兩端著染、中間無色。鼠疫桿菌為需氧菌或兼性厭氧菌，普通的細菌培養基（含血液的更好）內即能生長。此菌的生長較不受溫度控制（0 ～ 43℃皆可），28℃左右生長得最好，因為宿主鼠蚤的體溫是 28℃。37℃時生長也很好，抗原的產生較佳。此菌至少具有兩種毒性組成，一為細胞壁內脂多醣體內毒素；另一為蛋白質外毒素。

　　鼠疫桿菌原是多種鼠類（家鼠、田鼠）與其他囓齒動物的寄生菌，經鼠類身上的跳蚤吸取帶菌動物的血液而於鼠群中傳播。偶爾帶菌的跳蚤「意外」咬人而將病菌傳染給人類，或人類因密切接觸而傳染鼠疫，但不會經由跳蚤做為媒介而於人群中互傳。鼠疫因發生的部位及病情之不同而可分為以下三類。一、腺鼠疫：鼠蚤大都只能咬到人的下肢，病菌從咬傷處侵入後，經由淋巴管進入局部淋巴結，引起迅速擴展的出血性發炎，產生炎性淋巴腺腫。通常發生於腹股溝或腋窩，為鼠疫桿菌聚集之處，導致局部壞死而變成

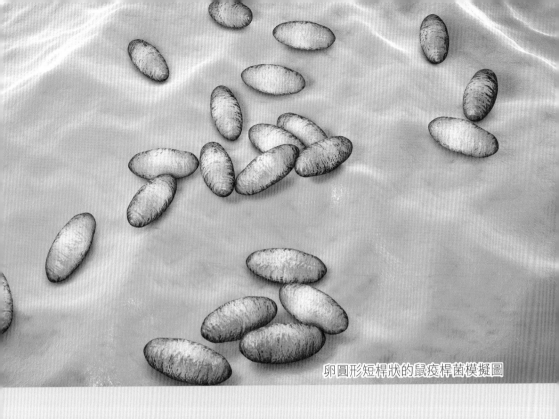

卵圓形短桿狀的鼠疫桿菌模擬圖

柔軟的膿瘍，症狀較輕或宿主抵抗力較強時，感染過程就此停止。嚴重者之病原菌會進入血流漫行全身，主要症狀為高熱、衰弱、肌肉疼痛、心搏過速等，若未加以治療，死亡率可達 50%。二、肺鼠疫：經由飛沫吸入鼠疫桿菌或是來自嚴重的腺鼠疫所引起，病菌從黏膜進入血液而侵犯肺臟。導致肺部大量出血、咳血痰、呼吸困難，患者最後因缺氧窒息。死亡前全身發紺、皮下出血，導致皮膚呈現藍紫色，此為黑死病之名的由來。病人咳出的血痰具有高度傳染性，也可藉患者咳出的飛沫直接快速傳染給他人，造成大流行，死亡率極高。三、敗血性鼠疫：病菌從輸出淋巴管和胸管侵入血流，易迅速散布到所有器官，特別是脾、肝、肺，造成出血性發炎、器官局部壞死，並有休克症狀及皮膚、黏膜出現黑血斑等。

　　廣泛性滅鼠並殺跳蚤，防止疫區的病鼠（當然含身上的鼠蚤）進入非疫區。對患者應迅速有效地強制隔離並給予治療。鼠疫桿菌對鏈黴素、氯黴素及四環黴素很敏感，合併使用效果更好。鼠疫的治療必須迅速，尤其是肺鼠疫，若發熱後十二至十五小時內未治療，將很難治癒。

083 體蝨斑疹傷寒——普氏立克次氏菌

普氏立克次氏菌 Rickettsia prowazekii。
存在於人類及體蝨內。人常因咬傷處發癢而猛抓破皮，蝨糞裡的病菌得以趁機侵入人體。侵入皮膚及腦部的小血管內皮細胞。潛伏期五至十天。

由立克次氏菌所引起的斑疹傷寒，多發生於人口擁擠地區，在嚴寒時更易造成傳染。一八一二年拿破崙進軍莫斯科，據史料，僅一年的時間，作戰兵力驟減三十萬人，其中半數士兵是因流行性斑疹傷寒而死亡。

立克次氏菌（過去稱為立克次氏體）、批衣菌和黴漿菌是屬於比較特殊的細菌，與病毒在特性上的區別比較簡單，整理於右頁表，以利一般讀者理解。立克次氏菌遠較普通細菌小，呈多形性，有時為球桿狀、短桿形或細桿狀，平均長 0.3 ～ 0.5 寬 0.2 ～ 0.3 微米。無運動性，有時單獨存在、成鏈狀或呈不規則塊狀聚集。雖有類似革蘭氏陰性菌的細胞壁構造，但革蘭氏染色的效果不佳，用金沙氏染色法可將菌體染成藍色。

除了 Q 熱的病原蒲氏立克次氏菌以空氣傳播外，其他立克次氏菌是天然寄生於節肢動物腸道內，在宿主體內繁殖，藉由生殖系統轉移給子代，不會引起病害。若藉由節肢動物叮咬而傳播，轉移到如人類的非天然宿主體內時可造成疾病。人類立克次氏菌病的臨床病徵是發熱、頭痛、虛弱、皮膚紅腫（Q 熱無皮膚病徵）和肝脾腫大，根據其臨床症狀、菌種、病媒、宿主、免疫學特性及流行病學可分成數群。一、流行性斑疹傷寒。二、地方性斑疹傷寒：又稱鼠類斑疹傷寒，病原為傷寒立克次氏菌。三、落磯山斑點熱。四、立克次氏痘疹：病原為小蟲立克次氏菌。五、叢林斑疹傷寒。六、Q 熱。七、戰壕熱。

流行性斑疹傷寒又稱為蝨型斑疹傷寒，病原為普氏立克次氏菌，在體蝨的腸道細胞內繁殖。當體蝨咬人同時排便，人常因咬傷處發癢而猛抓破皮，蝨糞裏的普氏立克次氏菌得以趁機侵入人體。

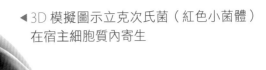
◄3D 模擬圖示立克次氏菌（紅色小菌體）
在宿主細胞質內寄生

立克次氏菌、批衣菌、黴漿菌與一般細菌、病毒之比較

特性	立克次氏菌	批衣菌	黴漿菌	細菌	病毒
形態大小（微米）	0.3～0.5	0.3	0.2	> 1.0	< 0.2
細胞壁之有無	有	有	無	有	無
DNA 與 RNA	均有	均有	均有	均有	二擇一
二分裂生殖	是	是	是	是	非
在普通培養基上生長	不可	不可	可	可	不可
絕對細胞內寄生	是	是	非	非	是
可自行合成 ATP	是	爭議？	是	是	不行
可自行合成蛋白質	是	爭議？	是	是	不行
對抗生素之感受性	有	有	有	有	無

　　普氏立克次氏菌只侵犯人類與體蝨，在小血管內皮細胞中增殖（特別是皮膚及腦部的小血管），使細胞發生腫脹而壞死，阻塞小血管而形成血拴，導致小血管破裂，並因發炎細胞的聚集造成血管炎。經過五至十天的潛伏期後，突然頭痛、不適、發熱。再經過四至七天後，皮膚出現紅疹，先發於軀幹而後向四肢蔓延，發展成虛脫、昏迷、譫妄及四肢發生壞疽等症狀，死亡率可達 20 ～ 70%。病癒後對再度感染有部分免疫力，但會有復發情況，稱為伯秦氏病。

084 經由壁蝨傳播的斑點熱
——立氏立克次氏菌

立氏立克次氏菌 Rickettsia rickettsii。
存在於人類、鼠、狗、兔及壁蝨。當壁蝨咬人時，唾液內的病原菌即進入傷口，直接傳染給人。侵入皮膚及腦部的小血管內皮細胞。潛伏期五至十天。

美國醫師（H. T. Ricketts）霍華泰勒立克次於一九〇九年在落磯山班點熱患者的血液中，首次發現一種新的病原體，次年他在研究斑疹傷寒時卻不幸感染而喪命，只享年三十九歲。因此，以他的姓氏來命名這些新的病原體為立克次氏菌以紀念立克次醫師。

落磯山班點熱的病原為立氏立克次氏菌，經由壁蝨傳播。壁蝨不僅是病媒，亦為病原的保存宿主。當壁蝨叮咬傳染性動物（例如松鼠、家兔、小白鼠、狗等）之後，立氏立克次氏菌在壁蝨的腸細胞繁殖，於卵巢、唾液腺亦存在。當壁蝨咬人時，唾液內的病原菌即進入傷口，直接傳染給人。落磯山班點熱的潛伏期及病徵與其他立克次氏菌相似，病人先發高燒、嚴重頭痛，幾天後發疹，首先出現於腳踝及手腕上，漸漸擴散至全身。

有關立克次氏菌的初步診斷，可將受感染的組織製成抹片，以特異的螢光抗體進行染色鏡檢。採取血液檢體實施分離培養時，以動物或雞胚接種較好。診斷立克次氏菌感染最好的方法是血清學試驗，常用的有外斐氏試驗、補體固著試驗、間接免疫螢光抗體法、乳膠凝集試驗。可使用廣效性抗生素如四環黴素、氯黴素，在發病早期給予治療。預防立克次氏菌病最重要的工作是切斷感染鏈，避免媒介有機可乘。

▶ 壁蝨腹面玻片顯微鏡圖

出現在前臂的落磯山斑點熱皮疹

085 恙蟲病的病原——恙蟲立克次氏菌

恙蟲立克次氏菌 Rickettsia tsutsugamushi。
常見於囓齒動物體內。經由恙蟲傳播，因恙蟲的幼蟲需要吸血，在叮咬宿主後將病菌傳給人類。侵入皮膚及腦部的小血管內皮細胞。潛伏期五至十天。

　　叢林斑疹傷寒的病原為恙蟲立克次氏菌，常見於囓齒動物（野鼠是最重要的保存宿主）體內，經由一種蟎（又名恙蟲）傳播，故又有恙蟲病之稱。人類只是偶發的宿主，因恙蟲的幼蟲需要吸血，在叮咬宿主後將病菌傳給人類。恙蟲病在臺灣以花蓮、蘭嶼和澎湖較為常見。

　　病原菌寄生於人體皮膚和腦部的小血管內皮細胞，經一至兩星期的潛伏期後，突然頭痛、發熱及發冷、全身不適，症狀與斑疹傷寒類似。幾天後，患者產生紅疹及肺炎，在恙蟲咬傷處會發生紅腫，且有潰瘍，最後變成焦痂、局部淋巴腺腫大。

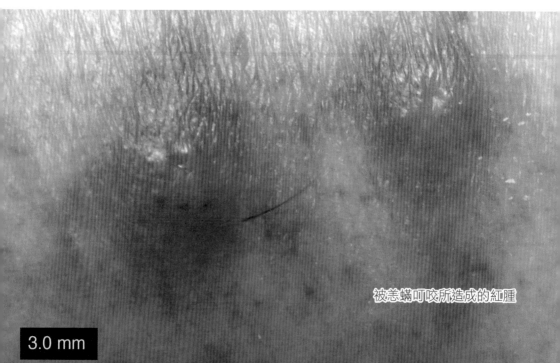

被恙蟎叮咬所造成的紅腫

3.0 mm

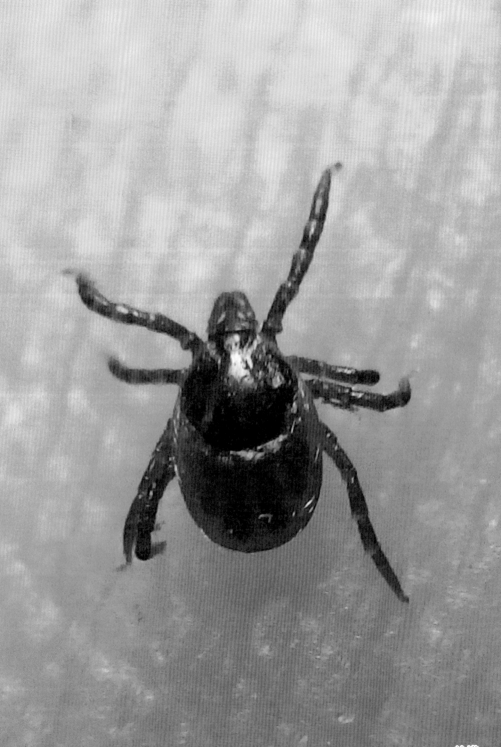

恙蟎

086 戰爭的幫兇還是救援
——五日熱立克次氏菌

五日熱立克次氏菌 Rickettsia quintana。
存在於人類及體蝨內。人常因咬傷處發癢而猛抓破皮，蝨糞裡的病菌得以趁機侵入人體。侵入皮膚及腦部的小血管內皮細胞。潛伏期五至八天，會反覆發熱。

　　最後補充說明立克次氏菌的一些特性，這是與一般細菌和病毒可相區別之處。

一、並不完全具備產生能量所需的各種酵素，必須在活細胞內生長及代謝，屬於絕對細胞內寄生菌。除了五日熱立克次氏菌外，不能以人工培養基培養。

二、分裂的方式如同細菌的二分法。

三、極易被熱、乾燥與殺菌所破壞，在活細胞極不穩定。Q 熱病原蒲氏立克次氏菌不需靠節肢動物來傳播，可存於塵埃、空氣中，由吸入而感染。

四、磺胺劑可促進立克次氏菌的生長，如使用此藥物來治療反而會加重病情。

五、立克次氏菌與普通變形桿菌幾種菌株之間擁有共同抗原，於感染過程中患者會發展出如 OX19、OX2 或 OXK 等菌株形成凝集作用的抗體。

　　戰壕熱的病原菌為五日熱立克次氏菌，因第一次世界大戰時，士兵們擠在既長且深又無衛生設施的戰壕內，體蝨便在這種環境下傳播病菌。人類與體蝨均為五日熱立克次氏菌的宿主。感染人體經一段潛伏期後，出現典型突然性發熱、發冷與疹子。發熱與寒顫症狀每次持續三至五天，消退後又再次發作，因此有五日熱之俗稱。

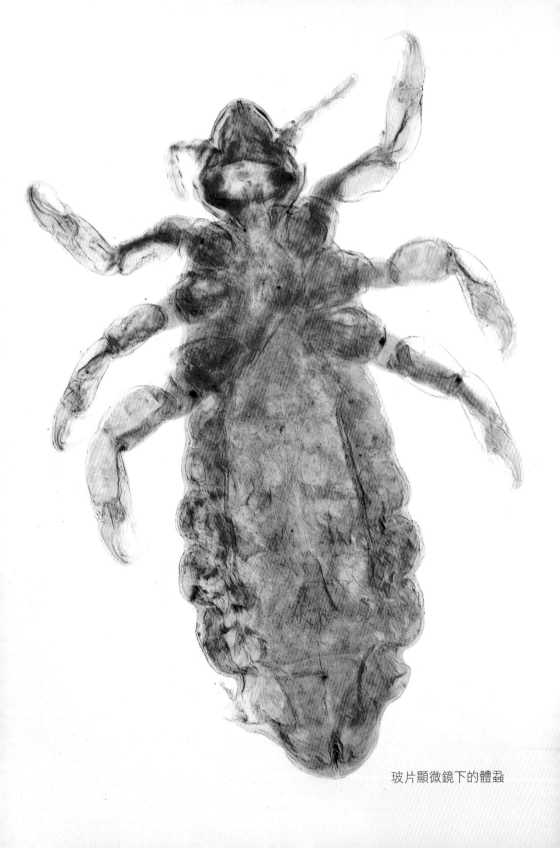

玻片顯微鏡下的體蝨

087 常被誤解為黴菌——放線菌

放線菌 Actinomyces。
大多存在於土壤中，人類的口腔內也有。最有可能經由牙科手術或咬傷等外傷途徑引發伺機性感染。侵入體內的結締組織，造成慢性、破壞性的化膿感染。潛伏期不定。

放線菌是一群具有「菌絲」形態，在感染組織中，可觀察到菌體猶如黴菌菌絲般呈放射狀排列（故名為放線菌），外觀看似黴菌的絲狀。但革蘭氏染色呈陽性：加上細胞壁含有壁酸且無典型的細胞核，故仍歸類為細菌。此菌廣布於各種環境，以土壤居多，少數厭氧性放線菌為人類口腔內的正常菌叢。這些細菌所引起的疾病統稱為放線菌病。部分菌種可產生抗生素以供人類使用。

放線菌屬是一些厭氧或微需氧性、無耐酸性質的細菌，斷裂的菌體呈桿狀或球桿狀。只有一菌種以色列放線菌偶爾引起人類的放線菌病。由於放線菌很容易被磺胺劑、青黴素等抗生素所殺死，這類感染症現已少見。

放線菌病的特徵是在結締組織產生慢性、破壞性的化膿感染，最常發生於顏面部，偶爾見於肺部和腹部。疾病進行緩慢，膿腫進行的方向彎曲不定，通常是指向組織表面，最後造成排膿、形成慢性瘻管，很難癒合。病理切片可見硫磺顆粒，膿汁內可發現硫磺顆粒和大量的白血球，此乃鑑別特色。以色列放線菌可從健康人的扁桃腺、牙齦、牙垢及咽部的刮取物分離出來，是口腔的正常菌叢，可能經由牙科手術或咬傷等外傷途徑引發伺機性感染。放線菌病不能在人與人或動物與人之間直接傳染。磺胺劑、青黴素等抗生素的治療效果不錯，並輔以外科排膿手術和切除術更佳。

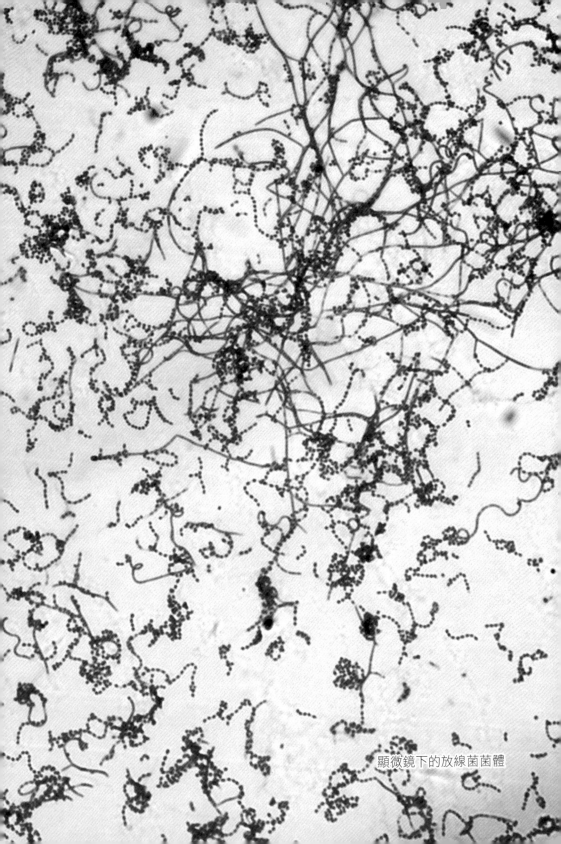

顯微鏡下的放線菌菌體

088 可能與腫瘤有關的—— 人類乳突腫瘤病毒

人類乳突腫瘤病毒 Human papillomavirus；HPV。
天然存於人類、動物體內。大概有三十到四十型的 HPV 會透過性行為傳染到生殖器及周邊皮膚。病毒侵入人體的表皮和黏膜組織。沒有特定的潛伏期。

　　為何我會在有關流行病或傳染病的書中來提腫瘤呢？因為無論國內外醫界普遍相信人類的良惡性腫瘤可能與病毒感染有關，甚至還有人激進地認為腫瘤是會靠病毒傳染而生的？而微生物學和生技業學者則希望透過腫瘤病毒基因及特性的研究來幫醫界解決癌症的療法與防治。

　　對於某些動物宿主來說，腫瘤病毒的實驗感染與自然感染可能會引發癌瘤。在流行病學的研究上，有報告指出人類的某些癌瘤可能與腫瘤病毒感染有關，目前已證實的有：

　　1. 傳染性軟疣病毒可造成人類的良性腫瘤。

　　2. 人類的腺病毒可引起實驗動物產生腫瘤。

　　3. 人類與動物的腫瘤病毒在物理、化學及抗原性質上具有相似處。

　　腫瘤病毒感染細胞後，其基因可與細胞共存，因潛伏性感染、基因併入作用、活化細胞致癌基因以及導致細胞變性等因素，可能使宿主產生腫瘤。腫瘤病毒所促成的細胞變性作用包括：

　　1. 生長方式的改變以及失去細胞間的接觸抑制作用。

　　2. 細胞形態及細胞表面的改變。

　　3. 細胞產生致癌性，將這些變性細胞接種到適當動物身上時，會使之生成腫瘤。

　　根據衛福部近幾年統計顯示，雖然子宮頸在十大癌症中敬陪末座，但子宮頸癌發生率排名卻是婦女癌症第一位。各個年齡層的女性都有可能發生，但以二十五歲到四十五歲的婦女最為常見；死亡率的排名則為女性癌症的第四位，死亡人數佔全部癌症死亡人數的 4%。女性子宮頸的細胞可能因長期

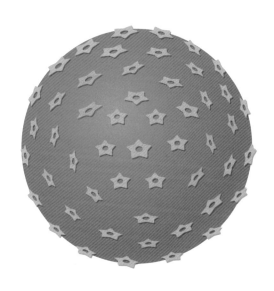

子宮頸癌

風險

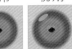 多重性伴侶　 抽菸　 口服避孕藥　 性病

體症和症狀

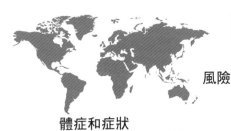

骨盆痛和背痛　　陰道出血　　性交疼痛

預防及治療

 疫苗接種　 化療　 手術　 放射線療法

子宮

子房
子宮內膜
子宮頸
陰道

下列圖示子宮頸

正常　　初期　　第一期　　第二期

簡易圖示子宮頸癌的病徵、高危險群、預防與治療。

受到刺激或感染而發生一連串的炎症反應，正常健康的子宮頸細胞會因此而異常增生，就有可能轉變為早期的子宮頸癌細胞。子宮頸癌的成因目前被發現可能藉由性交感染人類乳突（腫瘤）病毒而轉變為子宮頸癌細胞。

　　人類乳突病毒（縮寫為 HPV，中國大陸譯作人類乳頭瘤病毒）是一種 DNA 病毒，屬於乳頭瘤病毒科、乳頭瘤病毒屬。該類病毒感染人體的表皮和黏膜組織，目前約有一百七十型的 HPV 被鑑別出來，有時 HPV 入侵人體後會引起疣甚至癌症，但大多時候是沒有任何臨床症狀。大概有三十到四十型的 HPV 會透過性行為傳染到生殖器及周邊皮膚，而其中又有些會引起性器疣。若反覆感染某些高危險性，且又沒有疣等症狀的 HPV 類型，可能發展成為癌前病變，甚至是侵襲性癌症。經研究 99.7%的子宮頸癌，都是因感染 HPV 所造成。HPV 病毒型的分類有按感染部位（上皮型、黏膜型）及按發癌性（低危險群、高危險群）來分類，至於 HPV-16、HPV-18、HPV-31、HPV-33 等高危險型 HPV，易造成子宮頸癌。雖然 HPV 是造成子宮頸癌的主因之一，但不是所有的 HPV 感染都會發展成子宮頸上皮內瘤樣病變（CIN）和子宮頸癌。

　　根據臺灣癌症基金會指出：「只要發生親密性關係，就有感染 HPV 病毒的風險。小心！妳可能會不知不覺讓子宮頸癌上身！」另外，有關子宮頸癌的防治，臺灣醫界一般提出以下三個安全預防守則供民眾遵循。

　　一、按醫囑施打 HPV 疫苗：施打 HPV 疫苗是預防 HPV 病毒感染最直接且積極的方式，國內目前有核准女性接種的二價 HPV 疫苗以及男性和女性均可接種的四價 HPV 疫苗，以及核准女性接種的九價 HPV 疫苗。

　　二、定期接受子宮頸抹片檢查：市面上並無一種疫苗可提供 100%的防護，因此施打疫苗後，經常有性行為的女性仍需定期接受子宮頸抹片檢查。

　　三、安全的性行為：強烈建議在做愛時全程使用保險套。

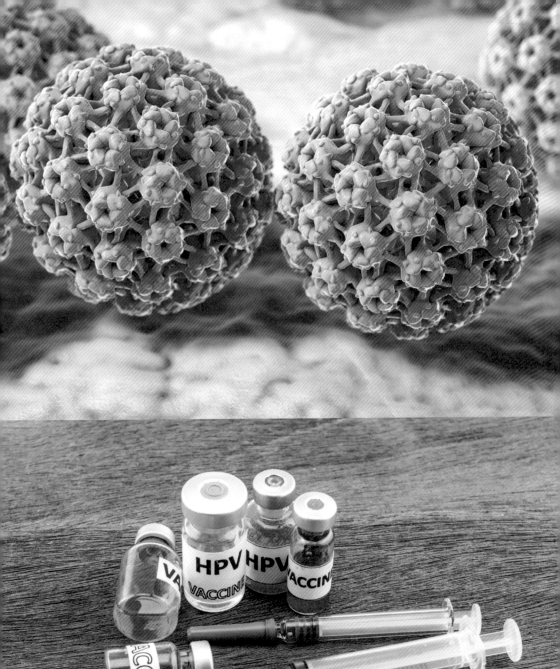

預防 HPV 感染及子宮頸癌最好的方法是按醫囑施打疫苗

089 一種特殊的疱疹病毒——EB 病毒

EB 病毒 Epstein-Barr virus。
存在於人體內，可能經由飛沫或唾液（即歐美所稱「接吻病」的病原）及輸血、性交傳染。侵入鼻咽上皮細胞及 B 淋巴球。急性感染常無症狀，潛伏感染視狀況。

　　一九六四年，英國病理學教授（Michael A. Epstein）與他的學生 Barr 在做伯奇氏淋巴瘤的組織培養時，發現一種新的病毒。經證實其特性與疱疹病毒科的成員相似，為紀念他們，以兩人姓氏名為 Epstein-Barr virus 艾普斯坦巴爾病毒（簡稱 EB 病毒 EBV）。

　　常見感染人類、引發疾病的「知名」疱疹病毒有單純疱疹病毒第 1、2 型（HSV-1 口腔疱疹，HSV-2 生殖器疱疹）、水痘帶狀疱疹病毒（VZV，水痘、蛇皮）、巨細胞病毒（CMV，肝炎、細胞巨大性包涵體病）及 EB 病毒，共同特徵是會造成潛伏感染。與 EB 病毒感染有關的人類疾病有三種：傳染性單核球增多症（又稱接吻病）、伯奇氏淋巴瘤和鼻咽癌。

　　EB 病毒屬於中大型病毒，在形態和大小方面，與其他人類的疱疹病毒科成員無異。所有疱疹病毒之構造為「標準的」病毒顆粒，是 DNA 病毒群中唯一有套膜的（具套膜之顆粒大小，直徑約可達 180 奈米）。包裹一條雙股線形 DNA 的蛋白衣（又可稱為囊鞘、外鞘）是由一百六十二個次蛋白衣所組成的二十面體構造，外包覆著可能來自受感染細胞核膜的套膜。

　　在病毒形態和特性上，EBV 與其他疱疹病毒無異，只有一個明顯的差別在於 EBV 有比較特殊、複雜的抗原性質。EBV 感染通常可測到下列數種針對病毒抗原所生成的免疫球蛋白。一、EB 早期抗原（EBEA）：在感染早期、未出現症狀前即生成的抗體（有 IgA 和 IgG），痊癒後半年內消失。二、EB 囊鞘抗原（EB VCA）IgG、IgM：EBV 感染的潛伏期為四至六星期，於感染早期 IgM、IgG 陸續生成。IgM 先消失，IgG 在症狀出現時來到高峰值，持續到疾病恢復後數個月逐漸消退，並以低效價維持終生。三、EB 囊鞘抗原

疱疹病毒的結構模式圖

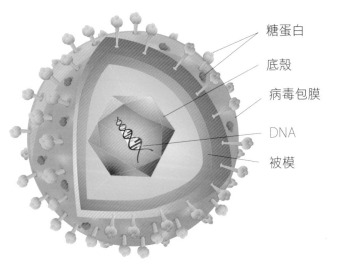

糖蛋白

底殼

病毒包膜

DNA

被膜

（EB VCA）IgA：IgA 是存在於呼吸道、腸胃道、泌尿生殖道、口腔等外分泌物中主要的雙體免疫球蛋白，此分泌型 IgA 是這些部位黏膜中的漿細胞所製造，局部比全身性感染時更易生成 IgA。IgA 佔血清免疫球蛋白總量 15 ％左右，當測到血中有 VCA IgA 所代表的意義，很有可能是潛伏（過去的感染與病毒寄生）在鼻咽部位的 EBV 活化，重新啟動了免疫反應。四、EB 核心抗原（EBNA）：在恢復期才出現的抗體（有 IgA 和 IgG），可終生存在。當 EB VCA IgM 陽性時，若測不到 EBNA IgG，可視為急性感染。

　　EBV 進入人體後，可能先在口腔及鼻咽部的表皮細胞做首次的複製，再轉移侵犯 B 淋巴球。因此，帶原者經常是藉由唾液（偶而透過性交、輸血）將病毒傳給他人，一般急性感染是沒有什麼明確症狀，但當宿主因各種原因導致免疫機能下降時，可能會使潛伏的病毒活化而造成疾病。根據流行病及血清學的調查，非洲的伯奇氏淋巴瘤患者及南中國、東南亞（包括臺灣）的鼻咽癌病人血中存在有高效價的 VCA IgG 和 EA IgG，因此，無論東西方研究團隊，依據 EBV（被視為是一種非致癌 DNA 病毒的腫瘤病毒）與伯奇氏淋巴瘤有關之「較明確」證據，積極投入 EBV 是否為引發鼻咽癌的病因之相關研究。

090 阿嬤口中的「豬頭皮」
——腮腺炎病毒

腮腺炎病毒 Mumps virus。
天然存於人體內。主要是藉由直接接觸或飛沫來傳染。侵入人體內先引起全身性病毒血症，而後到腮腺、唾液腺或其他地方複製。潛伏期十四至二十二天。

　　過去臺灣的雙薪小家庭請求阿嬤或外婆幫忙帶小孩，或者暑假到「澎湖灣」長住的情形非常普遍，當媽媽回阿嬤或娘家發現小朋友的一側臉頰腫的像豬頭時，驚慌失措地詢問發生了什麼事？要不要去醫生？阿嬤或外婆說：「免驚張！這是豬頭皮，休息一個禮拜就會好。」民間俗稱的「豬頭皮」即是醫學上的流行性腮腺炎，是腮腺炎病毒所造成的急性傳染症。腮腺炎病毒和麻疹病毒屬於引發孩童或青少年全身性疾病的副黏液病毒，與同科引起呼吸道感染的副流行性感冒病毒和呼吸道細胞融合病毒在致病性上有所不同。

　　腮腺炎病毒的形態大小頗有差異，平均直徑 150 ～ 200 奈米，是典型的副黏液病毒。具有套膜，核蛋白不分段、呈螺旋狀，內部基因體為負向單股 RNA。具有血球凝集素、神經胺酸酶、溶血素活性。病毒顆粒容易被紫外線、56℃加熱二十分鐘及乙醚所破壞。只有一種血清型，其抗原為核蛋白可溶性補體結合抗原（S 抗原）及病毒抗原（V 抗原）。病毒極易生長於雞胚或養殖細胞內，人類可能是唯一的天然宿主，實驗動物可用猴子，引起與人類相似的症狀。

　　腮腺炎病毒主要是藉由直接接觸或飛沫來傳染，尿液或經唾液汙染之媒介物亦可傳播。一般說來，傳染最高峰是在發病前四天到發病後七天內，病毒進入人體內先引起全身性病毒血症，而後到腮腺、唾液腺或其他地方複製。病毒感染的潛伏期十四至二十二天，前驅症狀有不適、厭食、低燒，接著腮腺和其他唾液腺會發炎、腫大、疼痛（特別是吃到酸性食物）。腮腺腫大（像豬頭一般）通常只限於一側，偶爾見有一側消退，換到另一側腫大的

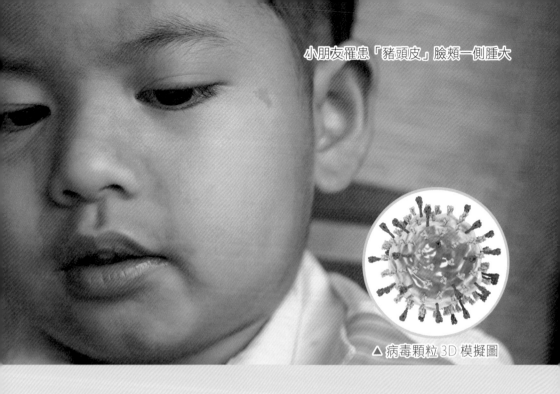

小朋友罹患「豬頭皮」臉頰一側腫大

△ 病毒顆粒 3D 模擬圖

情形（很奇妙！不會兩側都腫起來）。

流行性腮腺炎在幼稚園以及小學最容易發生，年齡群以四至七歲居多，十三至十六歲的青少年也常見。約三到四成的感染沒有任何臨床病徵，無論有無發病，感染後所獲得的免疫力一樣有效又持久。青春期的小男生若感染到病毒，據調查，20 ～ 30％（年齡愈大比例愈高）的人會出現疼痛的睪丸炎（病毒於此處增殖）併發症，不儘快就醫可能導致睪丸萎縮，雖不一定會不孕，但影響精蟲製造的數量或品質是可預見的。

由於母親體內的 IgG 抗體可經由胎盤過給胎兒，所以少見有一歲內嬰幼兒罹患腮腺炎。在發病初期若能立即給予病童 γ 球蛋白治療，可降低睪丸炎或其他併發症（無膿性腦膜炎、胰臟炎、卵巢炎）的發生率。

流行性腮腺炎遍及全世界，沒有特別的季節區別，流行病學的重點在人口密集度，大多是地方或散發性流行。例如一九九〇年代，臺北地區及桃園縣復興鄉有較多的學童感染通報。現已有效果極佳、普遍使用的活性減毒疫苗，與麻疹、德國麻疹一併使用，稱為 MMR 疫苗，嬰幼兒十五個月大前施打，防疫效果可達 96％以上。

091 以紐約一個小鎮命名的典型腸病毒——克沙奇病毒

克沙奇病毒 Coxsackievirus。
天然存在於土壤、動物或人類的腸道。因外傷處受到細菌芽孢汙染而感染。侵入傷口組織。潛伏期兩至九天。

　　小 RNA 病毒是 RNA 病毒中最小的一種，包括許多種血清性質不同的病毒，人類的小 RNA 病毒至少有一百七十種以上，可造成腸胃道、呼吸系統及中樞神經系統方面的疾病。病毒的直徑約 20～30 奈米，為裸露（不具套膜）的二十面體顆粒，內含一條單股 RNA 基因體，分子量約 2～3×106。每個病毒屬的病毒結構特徵相似。有關這一大群病毒分類及可能引起的病症，有必要先釐清，整理於右頁表。

　　小 RNA 病毒科主要可分為以下兩屬。一、腸病毒屬：能在多種組織內增殖，可感染腸胃道、口咽部、心臟組織及中樞神經系統。較重要的有小兒麻痺病毒、克沙奇病毒 A 族及 B 族、人類腸道細胞致病性病毒、腸病毒 68～71 型。二、鼻病毒屬：主要限於鼻腔和呼吸道感染。不同的小 RNA 病毒可能引起相同的病徵，而同一種病毒也可能同時引起一種以上的病症（如右頁表），要診斷病原必須依靠實驗室的檢查和鑑定，如病毒分離及血清學試驗等。

　　克沙奇病毒最早是從美國紐約州克沙奇鎮的地方流行時分離出來，因而得名。病毒的大小、外形、結構及性質與小兒麻痺病毒類似，亦為典型的腸病毒。病毒分為 A、B 兩大群，A 族包括 23 個血清型；B 族有 6 個血清型。克沙奇病毒與其他腸病毒最大之不同處，在於病毒對新生小白鼠特別具有致病力。

　　可能是經腸胃道及呼吸道感染，潛伏期兩至九天。病毒初步增殖的部位可能在咽部和小腸，因為於感染早期可在咽部及血液中找到病毒，不過，出

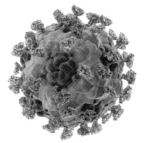

◀ 克沙奇病毒 3D 模擬圖

小 RNA 病毒的分類與可能引起的疾病或症狀

病毒科	病毒屬	病毒 / 血清型數	疾病或症狀
小 RNA 病毒科 Picornaviridae	腸病毒屬 Enteroviruses	小兒麻痺病毒 / 3 Poliovirus	發熱、無膿性腦膜炎、麻痺症
		克沙奇病毒 A 族 / 23 Coxsackievirus group A	腦膜炎、咽喉炎、呼吸道感染、發疹
		克沙奇病毒 B 族 / 6 Coxsackievirus group B	心肌炎、發疹、無膿性腦膜炎、呼吸道感染、胸膜炎、肌痛
		人類腸道細胞致病性病毒 ECHO virus / 34	無膿性腦膜炎、呼吸道腸道症狀、發疹
		腸病毒 68 ～ 71 型 / 4 Enterovirus 68 ～ 71	呼吸道感染、發燒、腦膜炎、角膜炎
		腸病毒 72 型* / 1 Enterovirus 72 （Hepatitis A virus） A 型肝炎病毒	傳染性肝炎
	鼻病毒屬 Rhinoviruses	鼻病毒 / >100 Rhinovirus	普通感冒、肺炎、支氣管炎

＊第 72 個被發現的腸病毒，即後來重新命名的 A 型肝炎病毒

現的時間很短；由糞便排出病毒的狀況則可持續五至六星期。A 族侵襲骨骼肌；B 族引起腦炎及心肌、胰臟、肝臟之炎症變化。疾病包括疱疹性咽峽炎、夏季熱、流行性胸痛、無菌性腦膜炎、新生兒心肌炎或心包炎、普通感冒、手口足病等。克沙奇病毒廣布於大自然，人類可能是其唯一的天然宿主，病毒的傳播方式是經由糞便汙染、飛沫傳播或直接接觸。傳播速度非常快。一般感染並不會發展出症狀，所以控制不易。

092 令家長恐慌的病毒——腸病毒 71 型

腸病毒 71 型 Enterovirus 71。
廣存於大自然及人體內。藉由糞口途徑傳染，也可能經由呼吸飛沫傳播。侵襲呼吸道以及神經系統。潛伏期二至十四天，平均四至五天。

　　臺灣曾爆發過腸病毒感染的流行，根據過去的經驗，腸病毒感染的症狀類似普通感冒，即使出現中樞神經系統病症（如腦炎、腦膜炎），也都較為溫和。但該年的流行，可能會因新（變異）病毒株（例如腸病毒 71 型）的出現，引起較重的併發症與較高的致死率，造成民眾恐慌，衛生及醫療單位相當重視。若有五歲以下的幼童受到腸病毒 71 型感染，老爸發現以為是感冒的女兒整天昏昏欲睡，千萬不要誤認她在扮演「睡美人」，「多休息」病自然會好。反而這種嗜睡狀況是一個「危機」，一種嚴重神經併發症的警訊，應趕快就醫。

　　腸病毒 71 型首次是在一九七四年由美國學者史密特（Schmidt）所率領的團隊，從加州一位中樞神經病變患者身上分離出來的，之後病毒曾陸續在世界各地造成流行。腸病毒 71 型原是手足口病的主要病原之一，並且有時與嚴重的中樞神經系統疾病相關聯。臺灣那次的流行，預估有一百四十萬兒童感染了腸病毒 71 型（手足口病和皰疹性咽峽炎），其中 405 例重症及 78 人死亡，尤其是五歲以下的幼童。

　　腸病毒 71 型與小兒麻痺病毒類似，會感染腦部，造成中樞神經系統的嚴重併發症。「腸病毒感染併發重症」目前被列為第三類法定傳染病，五歲以下的幼童為腸病毒 71 型感染併發重症及死亡的高危險群。近年來用基因序列分析歸類，重新將人類腸病毒分為 A、B、C、D 四型，其中較易侵犯中樞神經系統的腸病毒 71 型，被歸類為人類腸病毒 A 型。

　　腸病毒 71 型對酸、膽汁具有耐受性，可抵抗所有的抗生素、化學製劑，在室溫下亦可維持數天活性。在 -20℃的環境下可無限期保存，許多地方如

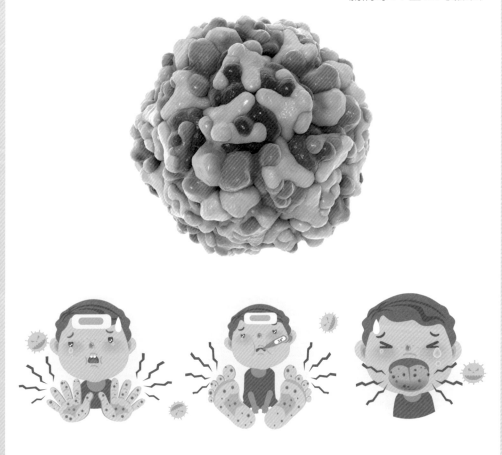

腸病毒 71 型 3D 模擬圖

腸病毒感染最主要的病症即是俗稱的手足口病

糞便、下水道、土壤等皆可發現到存活的病毒。加熱（56℃以上）、甲醛、氯淨化法及紫外線可減少腸病毒的活性。

　　病毒藉由糞口途徑傳染，也可能經由呼吸飛沫傳播，常見於夏秋兩季。感染後其潛伏期兩至十四天（平均四至五天），幼童（尤其是五歲以下）及孕婦較易得到嚴重感染。腸病毒 71 型會引起手足口病 —— 患者在手、腳、舌和口腔黏膜會長出丘疹、水泡及細小的斑疹，有分布於大腿、臀部、上肢和軀幹的紅疹、紅斑。也常見有嚴重神經系統疾病之併發症，有些病人出現

持續發燒、意識不清、頸部僵硬、肢體麻痺、頭痛、嘔吐、煩躁不安、嗜睡、發抖、步態不穩、動作不協調和肌肉痙攣、下肢鬆弛性單肢輕癱等症狀。

一九九八年，臺灣那次的流行，患者大都出現手足口病及咽峽炎。在世界各地曾報告過腸病毒 71 型與偶發性或流行性手足口病、無菌性腦膜炎、腦炎、急性心肌炎、呼吸道疾病、腸胃炎及類小兒麻痺癱瘓有關。大部分有關腸病毒感染的確立，在臨床上是以患者的症狀表現來推測，只有在需要確定病毒血清型時才做進一步的實驗室檢驗。

根據國內不少小兒科醫師表示，近年來門診常常看到被學校懷疑是腸病毒感染而要求診治的案例，多半是因為孩子有發燒或是喉嚨痛，被老師檢查到口腔有破皮或白點，懷疑是腸病毒，而要求醫師做進一步的確認。不論有沒有發燒，一旦發現到孩子口腔有潰瘍時，第一個想到的就是腸病毒。老師的仔細檢查使醫療單位也不敢大意，即使喉嚨尚未有潰瘍，也是請家長密切觀察和追蹤、小心防範，以防止病情變化。在政府和醫護人員大力的宣導之下，口腔檢查篩檢腸病毒感染已成為慣例（尤其是在多個幼稚園和國小的班級被迫停課後）。

臺灣全年都有感染的病例，尤其是從三月下旬開始，疫情慢慢上升，五月到六月中旬時達到高峰，放暑假時稍微減少，到九月開學後又有一波流行。感染腸病毒後，約有五至八成的人不會發病，或是只有類似一般感冒的輕微症狀，尤其是大人，常不自覺的成為傳播媒介而傳染給小朋友，引起嚴重的症狀。小孩感染後較特殊的臨床疾病有：手足口症、疱疹性咽峽炎、無菌性腦膜炎、心肌炎、肢體麻痺症候群、急性出血性結膜炎等。由於同一種病症可由許多不同型的病毒造成，感染到某型腸病毒後也只對所感染型別的腸病毒產生免疫力。因此，雖然感染一次後可以產生持續數十年的免疫力，但也只對曾感染的那一型腸病毒有免疫力，因此遭腸病毒感染後是還有可能會再得到的。所以，目前並沒有預防性的疫苗（小兒麻痺除外）可供使用。由於腸病毒感染不易控制，防治的重點在於——如增強個人免疫力、加強個人衛生習慣、勤用肥皂洗手、注意環境衛生、避免接觸受感染者、避免出入過度擁擠的公共場所、如有疑似症狀應盡速就醫。

圖示手足口病的症狀與處置

症狀　　　　　　　　　　治療

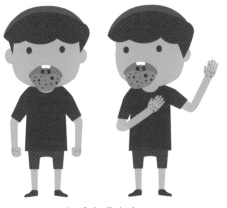
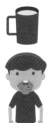
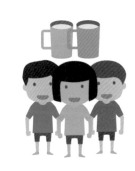

口與手出現皮疹　　　　　　隔離

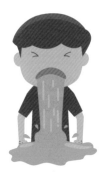
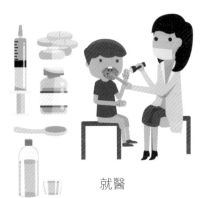

嘔吐　　　　　　　　　　就醫

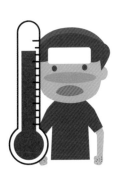
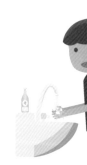

發燒　　　　　　　　　注意衛生

093 現在少見的跛足——小兒麻痺病毒

小兒麻痺病毒 Poliovirus。
天然存於人體內。經糞口途徑傳染後，病毒先在口咽或小腸內增殖，而後侵犯破壞中樞神經的細胞。潛伏期通常為七至十四天。

　　與我同年紀的人，偶見有單足或雙腳（須拄拐杖）綁著鐵架的跛腳者，這是他們小時候感染到脊髓灰白質炎病毒的後遺症。那為何六、七年級生較少見到因小兒麻痺症而跛足的朋友呢？因為民國五十年代以後小兒麻痺疫苗已成熟，嬰幼兒全面接種所獲得的成效。

　　小 RNA 病毒是所有 RNA 病毒中最小的，pico- 是「微小」之意，-rna 則為核醣核酸（RNA）。小 RNA 病毒科包括許多種血清性質不同的病毒，人類的小 RNA 病毒至少有一百七十種以上（還陸續被發現中），這些病毒常造成腸胃道、呼吸系統及中樞神經方面的疾病。小兒麻痺病毒為小 RNA 病毒科、腸病毒屬的一員，同屬病毒的構造和特徵大致相似。小兒麻痺病毒直徑約 28 奈米，為裸露（不具套膜）的二十面體顆粒，內含一條單鏈 RNA 基因體，分子量 $2 \sim 3 \times 10\,6$ dt.。病毒顆粒甚為安定，在水中、牛奶或其他食品中可生存很久，傳播力很強。不過，以紫外線、乾燥或 50℃加熱三十分鐘（或巴氏滅菌法）處理，均可消除其活性。

　　小兒麻痺病毒可感染的宿主範圍很窄，天然宿主僅限於人類，一般只能經由實驗接種（口腔、腦部或脊髓）感染黑猩猩或猴子。小兒麻痺病毒可利用各種血清學方法鑑定出三種抗原型，稱為病毒型 1、型 2、型 3，每一型病毒含有兩種型專一性抗原 N（D）和 H（C）。另外，每一型病毒均具有一種可溶性的補體固著抗原，可與不同型病毒所產生的抗體形成交叉反應，並能與補體結合。

　　主要是引起人類的脊髓灰白質炎，俗稱小兒麻痺，屬於病毒急性感染。病毒感染率雖有驚人的九成五以上，但大都為無明顯症狀的次臨床感染，只

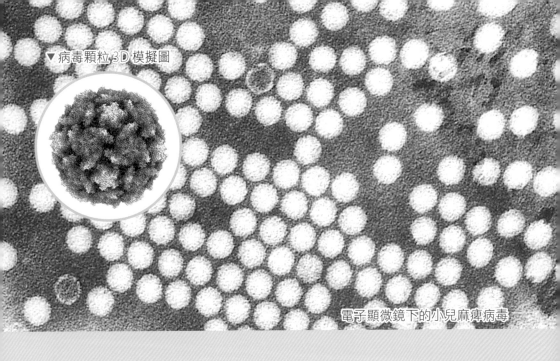

▼病毒顆粒 3D 模擬圖

電子顯微鏡下的小兒麻痺病毒

有少數人會發病，大多只有發燒、不適感而已。嚴重時病毒侵犯中樞神經系統，破壞脊髓內的運動神經元而造成小兒鬆弛性麻痺症。由於病毒在外界環境甚為安定，因此經糞口途徑傳染後，病毒先在口咽或小腸內增殖，而後侵犯或破壞中樞神經的細胞。若發生了小兒麻痺，症狀多為肌痛、僵硬及鬆弛性麻痺，麻痺症一旦發生，為不可逆（不會變好）。小兒麻痺症的潛伏期最短三天；最長三十五天，平均七至十五天。此病多流行於衛生環境較差的地區，夏季較為盛行，主要侵犯幼兒。無症狀感染或病癒後，對同型病毒有持久的免疫保護力。

　　小兒麻痺病毒感染的治療以支持性療法為主。疑似麻痺症狀出現時，應儘快給予減輕肌肉痙攣和痛苦的處置，並且維持正常呼吸和補充水分。退燒後應提早催促病童下床運動，對某些輕微病例，有計畫的復健可幫助往後完全恢復正常。預防小兒麻痺病毒急性感染唯一有效的方法乃是疫苗接種，現已有口服的沙賓疫苗（減毒的活性疫苗）及注射的沙克疫苗（死的病毒疫苗）。沙賓疫苗有單價和三價（型 1 和型 3）兩種製劑，臺灣現在大都全面採用三價的沙賓疫苗。

094 世界各國最重視的家畜惡性
傳染病之一——口蹄疫病毒

口蹄疫病毒 Aphthovirus。
存在於偶蹄動物體內。動物間是由飛沫來傳染，透過乳汁傳給幼畜亦可。侵入呼吸道
及血流。潛伏兩至八天。

　　每次聊到口蹄疫或狂牛症，我不得不如此說：「一般民眾對這兩種家畜
的傳染病不夠了解的情況下，普遍不懂醫學或微生物的媒體還推波助瀾誇張
報導，讓民眾『聞豬牛色變』而有不敢吃豬牛肉的恐慌。」例如一九九七年
三月初，國內陸續傳聞有豬隻發生水泡症以及豬蹄脫落並突然暴斃之事。農
委會於該年三月二十日正式發布，臺灣豬隻已有口蹄疫的大流行。一般民眾
因對口蹄疫認識不夠，加上媒體狂報病死豬亂丟、亂埋的噁心畫面，更讓民
眾心生恐慌，連一般健康的豬肉也不敢吃。

　　老一輩且對口蹄疫不了解的人，常常誤解小朋友的手足口病與這種也叫
「豬瘟」的疫情有關聯。雖然兩者的病原在病毒分類上同為一屬，且引發的
病症也雷同，但一群是人類的致病病毒，另一則是只會感染偶蹄類家畜，兩
者是不相干的。人的手足口病與家畜的口蹄疫，根本與「人畜共通傳染病」
八桿子打不著。

　　口蹄疫在家畜是一種非常古老的疾病，主要是因感染病毒所引起。病毒
在分類上為小 RNA 病毒科的口蹄疫病毒屬，病毒的大小、各種特性與人類
的腸病毒類似。口蹄疫是一種急性的病毒感染症，也是世界各國最重視的家
畜惡性傳染病之一。口蹄疫除了感染豬隻外，幾乎所有的偶蹄類動物如牛、
羊及野生豬、鹿等都易受感染。動物的感染，主要是由呼吸道進入，經過
兩至八天的潛伏期，病豬開始發燒、倦怠及食慾不振、口腳出現水泡、嚴重
會發生腳蹄脫落。對牛、豬及羊的危害很大，成年牛感染的死亡率為 5 ～
10%，哺乳養殖豬則可高達百分百。口蹄疫可藉由空氣傳播，汙染到病毒的

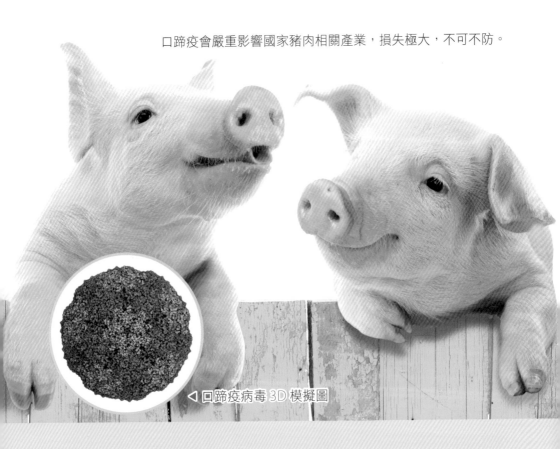

口蹄疫會嚴重影響國家豬肉相關產業，損失極大，不可不防。

◀ 口蹄疫病毒 3D 模擬圖

動物、畜產品或器械均可經由運輸而迅速散播出去。人類的鼻腔或咽喉有可能在接觸受汙染物時被感染，但病毒一般不會在人體內繁殖，因為口蹄疫病毒於酸鹼值（pH）小於 6 或大於 9 的環境中，很容易被破壞。動物於屠宰後正常的熟成過程中會產生乳酸，使肉質逐漸酸化，經過一段時間當酸鹼值大於 6 時，病毒就會被殺死。人的胃酸 pH 值為 2～4，屬於強酸環境，如真的誤食遭感染的病豬肉，病毒也會被胃酸消滅。病毒也易被一般消毒劑、熱或紫外線去活化。一般食物或牛奶，在 90℃ 或稍低溫度，即可殺死病毒。

　　以往文獻報告偶有口蹄疫病毒會傳染給人類，但人的感受性極低，即使感染也屬良性或者無症狀。最近三十年，世界上許多地區仍長期存有豬牛口蹄疫的情況下，並無再有人類感染病例的報告。目前並無有效藥物治療口蹄疫，在流行前後的豬隻隔離及疫苗預防注射是有效的。但是當豬瘟疫情發生時，除了隔離外，全面撲殺是唯一的方法。

095 與吸血鬼傳說有關的病毒
—— 狂犬病病毒

狂犬病病毒 Rabies virus。
狂犬病病毒存在於哺乳動物及人類體內。人類通常是被病毒感染的動物咬傷而傳染。
病毒經由血流侵害腦部後，引起嚴重的病理變化。潛伏期為二至十六星期。

古時真有吸血鬼一說在歐洲廣為流傳，傳說中的吸血鬼是由於人被吸血鬼（含化身的蝙蝠？）咬死吸血後之屍體變成醜陋、沒有智力的吸血妖怪。那為何有關歐洲吸血鬼的傳說會與現今醫學上認知的狂犬病扯上邊呢？筆者認為，簡單說這可能與吸血鬼怕光（白天睡在棺材裡，夜晚才出來）、怕水（對聖水恐懼）、變身成蝙蝠（以利夜間飛行的生活習性）有關。仔細看看傳說故事中吸血鬼的特點就會發現，他們和現實中的狂犬病患者竟是如此的相似。傳說故事和各種文學影視作品均遵循的說法是——被吸血鬼或吸血蝙蝠咬過的人會變成吸血鬼。那狂犬病是怎麼來的呢？

狂犬病的病原是狂犬病病毒，分類上屬於桿狀病毒。病毒的種類繁多，可感染哺乳動物（狼、犬、蝙蝠）、鳥類、魚蝦以及昆蟲。唯一能引起人類疾病的是狂犬病病毒。病毒的大小約 60 奈米，具套膜，外觀似子彈。套膜外有醣蛋白突起，可辨認宿主細胞的接受器。套膜內的核酸核蛋白衣呈螺旋形，基因體為單股負向 RNA，病毒的複製發生在細胞質。病毒易被油脂性溶劑（乙醚或去氧膽酸鈉）、紫外線、日光、胰蛋白酶及熱（50℃，一小時）所破壞。經冷凍乾燥後在 4℃下可保存數年。

狂犬病是一種發生於中樞神經系統的急性傳染病，人類通常是被病毒感染的動物（常見如狗、貓）咬傷而感染。病毒侵害腦部後，引起嚴重的病理變化，導致動物或人類的性格由馴良變成兇暴。接著，受感染者的肌肉顯得張力亢進，全身交感神經過度興奮，包括流淚、出汗、唾液增加、吞嚥時突發咽喉肌肉痙攣等症狀。患者因害怕吞嚥所引起的疼痛與痙攣，會口水直流

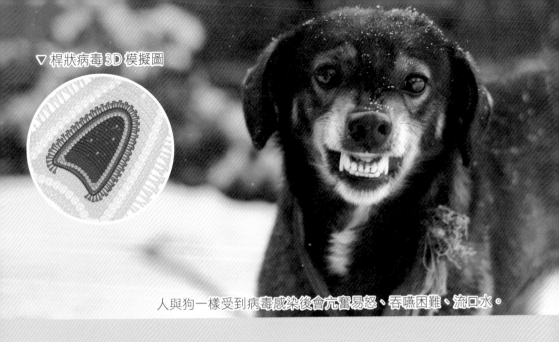

▽ 桿狀病毒 3D 模擬圖

人與狗一樣受到病毒感染後會亢奮易怒、吞嚥困難、流口水。

且懼怕食物和飲水（恐水症之名的由來）。七天內病人逐漸倦怠、昏迷、麻痺，最後死亡。

狗是狂犬病毒最重要的宿主（以人類的眼光來看），受病毒感染後的潛伏期約為三～八星期，臨床病症分為三期。

1. 前驅期：症狀為發熱、性情改變。

2. 興奮期：持續三至七天，病犬會出現神經質，並對外來刺激有誇大反應，具有攻擊、啃、咬的傾向，不時自口中流下唾液，此時的病犬最具危險性。

3. 麻痺期：出現吞嚥困難、痙攣，最後死亡。人類被病犬咬傷後，經由唾液感 染到病毒，潛伏期約為兩至十六星期以上，小孩的潛伏期通常比成人來得短。若不加以治療，死亡率極高。人類的臨床病症其實與動物差不多。

疑似遭狂犬咬傷的病人應做以下緊急處理：

1. 以 20%肥皂水或 70%酒精以及大量清水沖洗傷口。2. 沿傷口滴入或塗抹狂犬病毒免疫血清或免疫球蛋白，如此可使侵入傷口的病毒變得不活化。有需要時還得給予破傷風預防和抗菌性治療。3. 執行疫苗注射。另外，常用的狂犬病免疫血清抗體有人類 γ 免疫球蛋白、馬的抗狂犬病血清。

096 臺灣幾乎每年都有病例通報
——登革熱病毒

> 登革熱病毒 Dengue virus。
> 存在於有病媒蚊生活地區的人、猴、斑蚊體內。靠特定的斑蚊在人與人之間散布。藉由病媒蚊叮咬而侵入血流。發熱前的潛伏期約五至八天。

　　登革熱病毒引起登革熱，主要是藉由白線斑蚊和埃及斑蚊為媒介來傳播，全世界登革熱發生的國家主要都分布在熱帶及亞熱帶有病媒蚊生活的地區。二十世紀初臺灣曾發生多次的全島大流行，其中以一九四二年造成約五百萬人的感染最為嚴重。直到一九八七年於南部曾引起多次大流行，相繼從病人身上分離出四型登革熱病毒，這會提高重複交叉感染的機會，易造成嚴重的出血性登革熱。

　　黃病毒科包含節媒病毒和 C 型肝炎病毒兩群與人類疾病有關的病毒，其中較知名的節媒病毒有日本腦炎病毒、黃熱病病毒及登革熱病毒。黃病毒科有六十五種直徑大小 30 ～ 50 奈米、具有套膜及單股正向 RNA 的病毒，其套膜只含有單一的醣蛋白和脂質（此與套膜病毒不同）。

　　病毒的形體較小，顆粒直徑約 30 奈米，存在於動物的血液裡，與 C 型肝炎病毒的結構相似。在 5℃ 下仍能存活數週，病毒的保存宿主可能是猴子及人類。根據多種血清學試驗，可將登革熱病毒分為型 1 ～ 4 四型。病毒藉埃及斑蚊或白線斑蚊叮咬後進入人體，在三到五天內隨著病毒在體內的增殖而出現發熱和病毒血症。經過五至八天的潛伏期後，突然發生熱症，除了發燒外，常有不適、頭痛、寒顫等前驅症狀；隨後出現痛症，特別是背部、關節、眼球及其他肌肉；最後軀幹出現紅疹。

　　當一地區同時有兩種以上不同血清型之病毒流行時，易發生登革出血性熱（DHF），這可能與人體的免疫增強反應有關。DHF 常見於二至十三歲的幼童，原本類似一般登革熱的病情急速惡化，最後因腦、肺出血而發生休

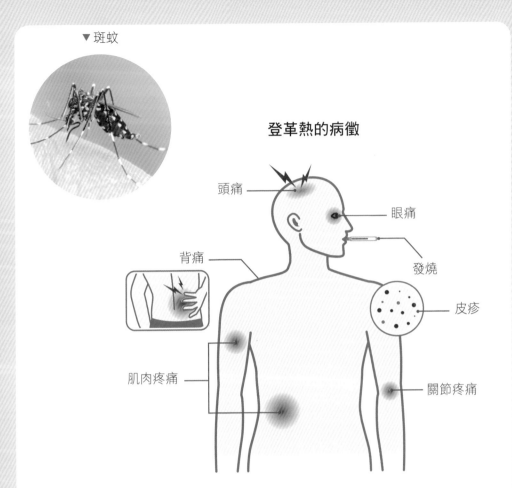

▼ 斑蚊

登革熱的病徵

頭痛

眼痛

發燒

背痛

皮疹

肌肉疼痛

關節疼痛

克與死亡（死亡率約 10％）。登革休克症候群（DSS）在菲律賓、泰國及馬來西亞等國曾發生過大流行，臺灣於一九八八年曾發現此病例，一九九四年九月衛生署公告自臺灣光復後首例的登革出血熱死亡病例。

因此，二○一五年臺南、高雄超過萬件病例的流行又是一次的警訊。登革熱已成為臺灣的地方性流行病，衛生及醫療單位特別呼籲如有被蚊子叮咬而出現發燒症狀時，要儘快就醫並告知過去詳細病史，以防止致命的出血性登革熱發生。根據流行病學的調查，在傳播病毒的角色上，白線斑蚊要比埃及斑蚊來得重要，所以，登革熱在臺灣北迴歸線以南地區的盛行率要比北部高出許多。由於南來北往及居住交流頻繁，常見的是在南部「中鏢」的人到北部旅居時被埃及或白線斑蚊叮到，才又在北部叮人傳播。

097 「韓」流來了——漢他病毒

漢他病毒 Hantavirus。
存在於全球的齧齒動物體內。接觸鼠的屍體分泌物，誤食被汙染的食物或飲水或吸入
野鼠唾液、尿、糞等排泄物的粉塵以及被帶有病毒的鼠蚤叮咬。潛伏期五至二十天。

　　臺灣地區於二〇〇一年在花蓮發現三例漢他病毒肺症候群病例，且其中兩名死亡，引起國內醫界對漢他病毒的重視。至今雖然沒有人傳人的病例報告，但藉由鼠隻傳播的威脅也是不容小覷。

　　漢他病毒為韓國出血熱的病原，一九七六至一九七八年間，美韓兩國的研究團隊由學者李何旺（H. W. Lee）率領，從漢灘江區域的田鼠肺部首次發現到病毒，因而得名。之後，世界各地陸續在各種鼠類中找到並分離出病毒。據目前的研究結果推測，漢他病毒引發出血熱的病理機制可能與不同的病毒型有關，東北亞盛行的漢他型和漢城型是「毒性」最強的。

　　漢他病毒屬於本洋病毒科之單股分段 RNA 病毒，直徑約 100 奈米，呈圓形。外覆有脂肪包膜，因此易被油性溶劑如酒精、一般消毒劑或者漂白水等化學藥物去活化。目前所分離出來的不同血清型，均是以地名來命名，如 Sin Nombre（無名病毒）、Black Creek Canal、Bayou、New York-1、Seoul（漢城型）、Puumala、Hantaan（漢他型）等等，分布寄生於全球的齧齒動物體內，大多數並不會引發人類的疾病。

　　漢他病毒普遍存在於鼠類（不會生病的宿主），人與人間的直接接觸是最不可能的傳播途徑，人類最常經由下列方式受到感染：一、接觸田鼠的屍體（鼠屍處理不當）、分泌物；誤食被汙染的食物或飲水；被帶有病毒的野鼠咬到。二、吸入野鼠唾液、尿、糞等排泄物的粉塵，或鼻子、眼睛、嘴巴接觸到沾有病毒的粉粒。三、被帶有病毒的鼠蚤叮咬。

　　人類感染了漢他病毒所引發的急性症候群有以下幾個：一、漢他病毒肺症候群：主要發生於北美地區，早期症狀為發燒、頭痛和嚴重的肌肉痛，四

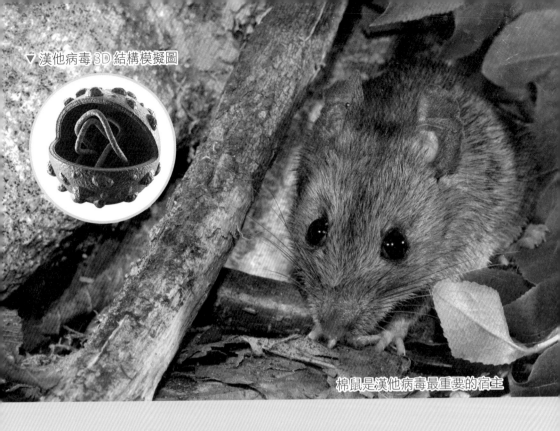

棉鼠是漢他病毒最重要的宿主

至五天後出現後期症狀如嚴重肺積水、咳嗽、呼吸急促，嚴重時甚至休克、死亡。死亡率高達 50%。二、漢他病毒伴隨腎症候群出血熱：主要見於亞、歐洲，除了類似感冒（發燒、疲倦、肌肉痛）的早期症狀外，主要是出血及嚴重的腎衰竭，甚至導致循環障礙，包括休克、出血、肺水腫，死亡率小於10%。

　　懷疑是漢他病毒感染時，可先採血液檢體送驗，若白血球數量減少很多則先給予一劑量的顆粒性球刺激因子，再給予靜脈注射頭芽孢菌素。最重要的是支持性治療，如給予點滴、氧氣治療；監測動脈血液氣體、電解質及血壓；若血小板減少過多，輸入血小板；出現休克時則依休克治療原則處理。保持居家乾淨整潔，防止野鼠進入室內，認識較重要的野鼠宿主如鹿鼠、棉鼠。若已發現野鼠蹤跡，須儘快執行滅鼠行動，一併消滅老鼠身上的跳蚤及蟎蟲。如懷疑衣物、器具、家俱等被鼠類的排泄物所汙染，應即確實消毒和清潔。

098 繼愛滋病後另一可怕的病毒感染病——伊波拉病毒

伊波拉病毒 Ebola virus。
天然存在於非洲幾種猴子體內。病毒的傳播途徑尚不明確，可能因接觸到含有病毒的猴子體液、分泌物或血液而感染。病毒隨血流侵入各組織黏膜。潛伏期五至十天。

好萊塢於一九九五年推出一部災難片《Outbreak（危機總動員）》，影片講述的是來自非洲薩伊的一種致命性病毒在美國波士頓附近的一個小鎮上「爆發（outbreak）」，引起大量平民死亡的故事。該片獲得了很好的票房，並贏得多項電影大獎。當年，我有去戲院看了此片，經過我的判斷——戲劇性的情節還算忠實，好萊塢的編劇群還滿「專業」的！

伊波拉病毒以非洲剛果民主共和國（該國舊稱薩伊）的伊波拉河命名，一九七六年傳出首次爆發的部落接近伊波拉河。剛果仍是最近四次爆發的所在地，包括二〇〇五年五月的一次大流行。伊波拉病毒與馬堡病毒同屬線病毒科，但獨立成伊波拉病毒屬。病毒具有套膜，為單股負向 RNA 病毒。在電子顯微鏡下可見到病毒呈現直線形，亦有環形、U 字型或 9 字型。伊波拉病毒目前被發現有五個亞種（均以流行區地方來命名），分別為：Zaire ebolavirus（EBOV，薩伊伊波拉病毒，一九七六年；標準亞種）、Sudan ebolavirus（SUDV，蘇丹伊波拉病毒，一九九八年）、Reston ebolavirus（RESTV，雷斯頓伊波拉病毒，二〇〇二年）及 Taï Forest ebolavirus（TAFV，象牙海岸伊波拉病毒，二〇一〇年）。

病毒感染可導致伊波拉出血熱，罹患此病可致人於死，感染時包含數種不同程度的症狀如噁心、嘔吐、腹瀉、膚色改變、全身痠痛、體內外出血、發燒等，病症與感染了馬堡病毒極為相似。具有五到九成的致死率，致死原因主要為中風、心肌梗塞、低血容量性休克或器官衰竭。

病毒的傳播途徑不是很明確，天然宿主為非洲綠猴、白面僧帽猴，人類

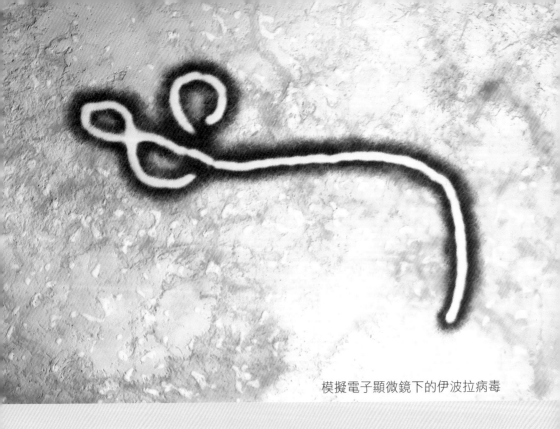

模擬電子顯微鏡下的伊波拉病毒

因接觸到含有病毒的猴子體液、分泌物或血液（如被猴子抓咬傷、手上有傷口又去觸摸猴子的屍體等）即可能被感染。實際上，由猴子傳給人的機會雖然不高，一旦感染可造成高死亡率的出血熱。由於目前尚無有效的療法，堪稱是繼愛滋病後另一可怕的病毒感染病。人與人之間的傳播，目前所知是藉由體液、血液之接觸，故於落後地區醫療資源貧乏所造成的器械、針頭汙染以及特殊的土著宗教葬禮儀式，是引發地方性流行的主要傳播方式。

　　就在電影上映的那年（一九九五），世界衛生組織 WHO 在美國疾病管制中心 CDC 的人員遠赴薩伊採集病人血液帶回檢驗後，證實並發布在薩伊共和國吉威特鎮造成上百人死亡的疾病是由伊波拉病毒所引起，這也是伊波拉病毒在中非沉寂十九年後再度傳出疫情。伊波拉病毒所引起的出血熱雖未曾在臺灣出現，但千萬不能輕忽。特別是喜歡稀奇寵物的人，盡可能不要購買走私且來源不明的小動物，避免接觸病毒的各式動物宿主。經常往來疫區的國人也要特別小心。

099 熱帶瘴癘打擺子——瘧原蟲

瘧（疾）原蟲 Plasmodium sp.。
存在熱帶、亞熱帶及溫帶地區的瘧蚊及人體內。瘧蚊唾液內的孢子在瘧蚊叮咬吸血時進入皮膚微血管，孢子在肝細胞行裂體生殖，裂殖小體再寄生於紅血球內。潛伏期因四種不同瘧原蟲而有所差異，通常是七至三十天。

　　中文俗稱的「打擺子」、「冷熱病」是一種具有歷史、全球性的重大傳染病，正式醫學名叫瘧疾，病原為寄生性原蟲——瘧原蟲，為人類最重要的寄生致病性孢子蟲。屬於世界性分布，與蚊子的生態分布有關，藉由雌的瘧蚊叮咬吸血而傳播。瘧疾普遍存在熱帶及亞熱帶地區（位於赤道周圍的廣大帶狀區域，北緯60度到南緯30度之間為主），主要的流行區包括非洲中部、南亞、東南亞及南美北部，其中又以非洲的疫情最嚴重。根據研究，全球瘧疾的流行區似乎與病媒瘧蚊的生態有關，不論這些地區是富裕或貧窮。

　　四種不同但都會造成人類瘧疾的瘧原蟲，先簡單列於下表。孢子的生活史很複雜，可分為三個階段：

　　一、孢子生殖：由囊體產生孢子的過程。

　　二、裂體生殖：由營養體產生裂殖體的過程。

　　三、配子生殖：由裂殖小體再產生大小配子的過程。

　　在生活史中的孢囊和孢子的數目可做為分類的依據。寄生人體的瘧原蟲之生活史大致相同，但週期性、形態和致病力不同。所有瘧原蟲的孢子大小約 14 ～ 15×1 ～ 2 微米，裂殖小體直徑約 1.2 微米。在判別或診斷時，最主要是以瘧原蟲在紅血球內（紅內期）的形態為依據。

瘧原蟲種名	瘧疾正式名稱	主要分布
卵形瘧原蟲	瘧疾	熱帶
間日瘧原蟲	隔日瘧	熱帶至溫帶
三日瘧原蟲	三日瘧	熱帶、亞熱帶
惡性瘧原蟲	惡性瘧或熱帶瘧	熱帶、亞熱帶

瘧原蟲營養體在紅血球內形成具有診斷特色的「戒指型」

三日瘧原蟲的戒指型和阿米巴型營養體

惡性瘧原蟲的配子母細胞呈新月或香蕉形

間日瘧原蟲在紅血球內的裂體生殖一次需要四十八小時，即破壞紅血球釋出裂殖小體，引起隔日瘧。喜歡侵入年輕的網狀紅血球，使紅血球有膨大現象。營養體在紅血球內形態具有很大的辨別診斷價值，呈現戒指型，細胞質為環狀部分，環上的一紫紅點為細胞核。環形占直徑 1/3 以上，周圍紅紫色小顆粒為須薛氏小點。營養體後期則呈阿米巴型。成熟的裂殖體有十二～二十四個裂殖小體。大配子母細胞具不規則形狀的核，小配子母細胞則具實質核。

三日瘧原蟲一次紅內期的裂體生殖需要七十二小時，引起三日瘧。喜歡侵入成熟或老化的紅血球，且有使血球縮小的現象。戒指型營養體約為 1/6 ～ 1/3，阿米巴型營養體呈帶狀，橫於紅血球細胞中。成熟的裂殖體中約有 6 ～ 12 個裂殖小體，呈花圈狀排列，圍繞的顆粒稱為齊氏小點。其大小配子母細胞的核形，同間日瘧原蟲。

惡性瘧原蟲在紅血期內的裂體生殖一次需要三十六至四十八小時，引起惡性瘧或稱熱帶瘧。在周邊血液中，通常只能發現戒指型和配子母細胞。惡性瘧原蟲在感染紅血球後常跑到深層部位，使得阿米巴型營養體和裂殖體不易觀測到。戒指型營養體較小，只有細胞直徑 1/6 左右。因一個紅血球可被兩個以上的瘧原蟲感染，因此戒指型常有兩個染色質點。在阿米巴型營養體後期出現相當於薛氏小點的茂氏裂縫或者茂氏小點。一個裂殖體可釋出 8 ～ 36 個裂殖小體，配子母細胞呈新月形或香蕉狀。

卵形瘧原蟲一次紅內期的裂體生殖需要四十八小時，外形易和間日瘧原蟲混淆，習性亦與間日瘧原蟲相同。具薛氏小點，裂殖體發育時，紅血球邊緣呈鋸齒狀。裂殖小體呈不規則排列。大小配子母細胞的核形與間日瘧原蟲相同。

瘧原蟲必須寄生在細胞內，且具有世代交替現象，在中間及終宿主間完成，稱為異種生殖。有性生殖在在瘧蚊（終宿主）體內完成，無性生殖則是在人（中間宿主）體內進行，感染型為孢子體。瘧原蟲在未進入紅血球前，稱為紅外期或紅前期，即組織型。形狀為卵圓形或長橢圓形，直徑約 40 微米以上。

圖示正常與受感染紅血球

正常細胞　　　　　受感染紅血球

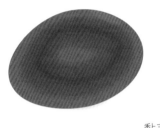

黏著球

瘧疾寄生蟲在紅血球中繁殖

◀ 從蚊子唾液進入人體血液內
的長梭狀的瘧原蟲孢子模擬

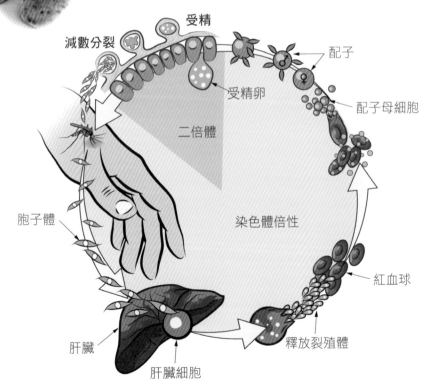

圖示瘧原蟲在蚊子和人體內完成生活史

瘧原蟲的生活史大致分為人體內（紅外期、紅內期，行裂體生殖）與蚊體內（胃壁內、胃壁外，行配子生殖和孢子生殖）。瘧蚊叮咬人時，孢子由蚊子的唾液腺進入人體血液中，一小時內到達肝臟，進入實質肝細胞後，孢子便進行裂體生殖，釋出數以萬計的裂殖小體，此為紅外期。紅內期是指裂殖小體進入紅血球，繼續行裂體生殖釋出裂殖小體，再感染其他紅血球，如此反覆便是導致週期性症狀的主因。部分裂殖小體在紅血球內進行減數分裂而行配子生殖，產生配子母細胞釋出於血流中。當瘧蚊叮咬人時，隨血液進入蚊胃壁外，繼續發育分化成雌配子，而小配子母細胞經外鞭毛形成的過程，產生 6 ～ 8 根鞭毛狀突出物，之後脫落形成雄配子，在蚊胃內游動。

瘧疾的傳染方式除了雌的潘氏瘧蚊叮咬人外，血液傳播（若供血者正要發病或病癒成為帶原者，輸入血夜到受血者後，瘧原蟲可不經紅外期直接進入紅血球）、針頭傳播（針頭受到帶原者血液汙染且輪流使用）及胎盤傳播（屬於先天性感染）也都有報告。

典型瘧疾發作後，首先出現惡寒、高熱及盜汗（中國人稱此現象為打擺子）。當瘧原蟲侵犯紅血球，並增殖相當數目的瘧原蟲後，即可破壞紅血球放出裂殖小體及代謝產物，宿主立刻發生寒顫，體溫逐漸上升（可達 41 ～ 43℃）。遍體大汗後體溫慢慢下降，此時，裂殖小體再進入紅血球便無明顯症狀產生。此種裂體生殖過程週期性，依瘧原蟲種類而定。接下來是引起貧血、脾腫大。被感染的紅血球細胞質彈性改變，造成細胞質形成小突起，增加紅血球通過血管的阻力，也使血液黏性相對增加，造成紅血球堆積在微血管壁形成血栓，使血流阻塞，引起局部組織壞死。在肝細胞蟄伏不感染紅血球的晚型裂殖小體，稱為休眠小體。間日瘧和三日瘧的復發間距可達二、三十年之久。依其造成的原因不同，可分為真復發（指紅外期的休眠小體潛伏至人病癒後，才侵入紅血球引起的復發性瘧疾，間日瘧及卵形瘧屬此類）和假復發（指紅外期的裂殖小體因宿主免疫力差、藥物治療不完全，潛藏至宿主病癒後才從紅血球破裂而出的復發性瘧疾，三日瘧及惡性瘧皆屬此類）。

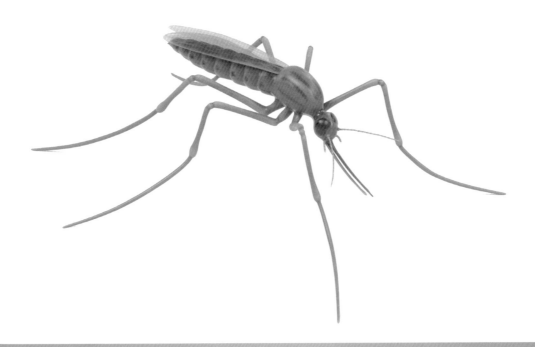

瘧蚊

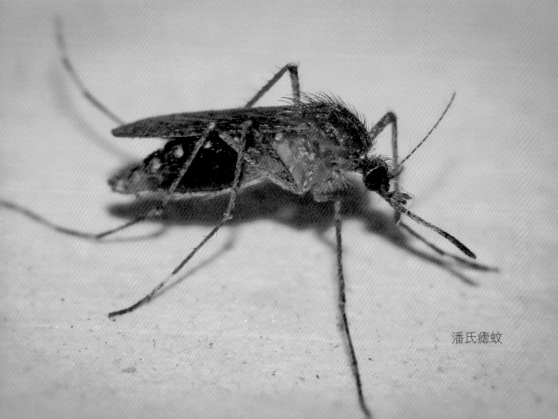

潘氏瘧蚊

100 世界上分布最廣的犬科動物 腸道寄生蟲——犬弓蛔蟲

犬弓蛔蟲 Toxocara cainis。
大自然存在於犬科動物體內，以寵物狗為主。人或狗誤食狗糞內的感染型蟲卵，蟲卵於小腸內孵化，因無法發育為成蟲而在人體內亂竄，造成幼蟲移行症。潛伏期短則數週，可長達一年。

　　醫學上常將寄生於人類的線蠕蟲分為腸道和組織血液兩大類。腸道線蟲中以如雷貫耳的蛔蟲最為人所熟知，但在「人、獸」醫師眼中，另一種狗的蛔蟲——犬弓蛔蟲更形重要。因為牠引起的人類寄生蟲病不像蛔蟲病那麼簡單，吃吃打蟲藥是治不好的！

　　弓蛔蟲是一類寄生於犬、貓的常見蛔蟲，與人的蛔蟲有相似之形態和生活史。當狗或人誤食感染型蟲卵，臨床上會造成弓蛔蟲病。弓蛔蟲病主要是由於犬弓蛔蟲所引起，而貓弓蛔蟲也可以。犬弓蛔蟲的外形像小蚯蚓，活體略呈粉紅色，成蟲前端有頸翼。雌蟲粗大，長約 7 ～ 10 公分（最大可長 16 公分）。

　　成蟲寄生於狗的小腸，蟲卵隨糞便排出體外，於適當環境下經兩、三個星期發育成熟，為感染型蟲卵。狗吃到感染型蟲卵後（狗吃狗屎較常見，蟲卵直接孵化）蟲卵於小腸內孵化、發育為成蟲，此外，微小的幼蟲可經由母犬胎盤或授乳而傳給幼犬。

　　倘若人吃下具有感染性的蟲卵，由於人類並非適當的宿主，無法完成生活史。幼蟲在人類小腸的環境無法長為成蟲，只好亂鑽亂跑，穿過腸壁經由血液抵達肝、肺、腦、眼、腎或肌肉等組織，並停止成長，而後被白血球包圍形成肉芽腫。

　　犬弓蛔蟲病主要的病徵表現在以下兩種幼蟲移行：

　　一、眼球幼蟲移行症：若幼蟲移行到眼睛，嚴重時會造成失明。

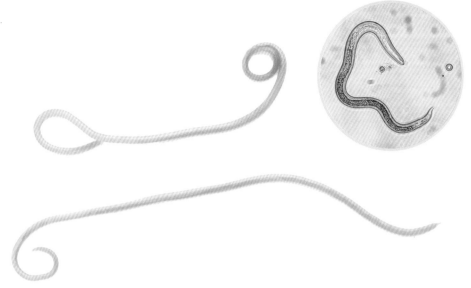

▼犬弓蛔蟲第二期幼蟲

▲實體標本，下方為體型較大的雌蟲

二、內臟幼蟲移行症：內臟幼蟲移行症的嚴重程度，與幼蟲數目及侵襲的組織有關，若數量不多（如吃入的蟲卵數不多），通常不會有明顯症狀。幼蟲移行會使宿主發生嗜酸性球增多的現象，其他常見的症狀包括肌肉疼痛；肝腫大；肺功能受損；咳嗽、發燒；侵入肺部引起肺炎。幼蟲偶爾也會跑進中樞神經系統。

犬弓蛔蟲病的患者多為五歲以下的幼童。根據研究，罹患犬弓蛔蟲病的小朋友大都有嗜異癖的傾向，也就是說對地上有「奇異」的東西（常是沒有清理的狗糞）都會抓起來放在嘴裡嚐嚐。傳染多因環境遭犬、貓的糞便汙染所致，預防的方法為避免兒童接近貓狗，定期替寵物（尤其是常在外頭趴趴走的狗）驅蟲，勿讓寵物隨地便溺。目前並沒有特殊的療法來治療內臟幼蟲移行症，一般使用涕必靈（thiabendazole）或皮質類固醇來減輕症狀，可用以縮短病程。血清檢查可發現患者有嗜酸性球增多、免疫球蛋白 E（IgE）量升高及測到抗犬弓蛔蟲抗體。

101 玩水玩到掛——日本（住）血吸蟲

日本（住）血吸蟲 Schistosoma japonicum。
成蟲寄生於人及多種哺乳類動物的小腸靜脈內。尾蚴有機會鑽入人體內，造成一系列的血吸蟲病。自尾蚴侵入皮膚到雌成蟲產卵及組織增生修補時都會造成臨床症狀。潛伏期自尾蚴侵入皮膚到雌成蟲產卵需四至五星期。

　　寄生於人體內的吸蟲通常因寄生部位之不同，區分為肝吸蟲、肺吸蟲、腸吸蟲及（住）血吸蟲等四群。其共同特徵有：一、背腹扁平，身體由實質細胞構成，無真正體腔。二、上皮為活組織，與線蟲的角質上皮不同。三、除少數住血吸蟲外，均為雌雄同體。四、具有發達的吸附構造如吸嘴、吸溝、吸盤。沒有肛門，腸道終於盲端。五、具有特化的燄細胞司排泄功能。

　　寄生人體的吸蟲均屬於複殖類，生活史複雜，需要一個或一個以上的中間宿主方能完成。成蟲寄生在脊椎動物，幼蟲寄生於螺獅。複殖類吸蟲的大小和體形因種類之不同差異頗大，可小至 1 ～ 2 公厘（異形吸蟲），大到 7 ～ 8 公分（薑片蟲）。住留在血液或組織的吸蟲形態較為特殊。

　　講到血吸蟲病，自然會想起生活在長江流域的那些患者，從貴為正德皇帝到一般鄉民無一倖免。個個骨瘦如柴，挺著鼓大般的肚子，有些人甚至發育畸形。這正是長期感染血吸蟲所惹出來的滔天大禍（晚期血吸蟲病）。此時患者的肝臟長期被蟲卵寄生，引起嚴重的肝纖維化，甚至形成腹水等令人怵目驚心之狀。

　　日本（住）血吸蟲的分布僅限於遠東地區，包括中國大陸、日本、寮國、泰國、高棉、印尼和菲律賓等國家。臺灣亦有日本（住）血吸蟲，但屬於動物株，只感染牛、羊等動物，未曾見有人類感染的報告。住血吸蟲與其他吸蟲之最大差別是雌雄異體，成蟲蟲體呈圓柱狀，外觀倒像似線蟲。雄蟲 12 ～ 20×0.5 ～ 0.55 厘米，雌蟲較大，約 26×0.3 厘米。體表覆蓋著小棘，口吸盤及腹吸盤位於蟲體前端，蟲卵呈橢圓形、淡黃色，大小約 85 ～ 58 微米，常被汙物覆蓋，糞便鏡檢時不易察覺。

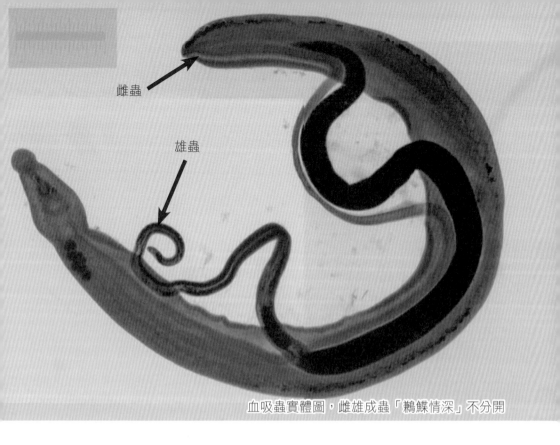

雌蟲

雄蟲

血吸蟲實體圖，雌雄成蟲「鶼鰈情深」不分開

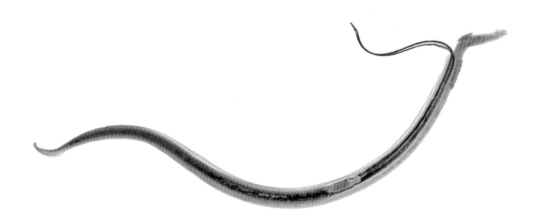

血吸蟲成蟲的特色是表面有小棘

成蟲寄生於人及牛、羊、狗、貓和鼠等多種哺乳類動物的小腸靜脈內。蟲卵能穿過腸壁進入腸腔，隨糞便排出體外。在水中孵出毛蚴，鑽入中間宿主如湖北釘螺內（在臺灣螺類宿主為臺灣釘螺及邱氏釘螺），經過兩代的孢蚴而發育成尾蚴，然後鑽出螺獅體外。住血吸蟲的生活史只需一種中間宿主，尾蚴是感染型。當動物終宿主的皮膚接觸到水時，尾蚴便有機會鑽入體內，脫尾部而成為童蟲。

　　日本（住）血吸蟲感染人類，可説是意外的「蟲生」，各種不同症狀可分為：一、潛伏期：自尾蚴侵入皮膚至雌蟲產卵，為期約四、五星期。症狀包括特稱的「泳者癢」、蕁麻疹、肺及肝發炎、腹瀉、發燒等。二、產卵期：雌蟲產下的蟲卵穿過腸黏膜進入腸腔，經循環抵達肝臟，造成膿瘍。此期的症狀包括下痢、發燒、肝脾腫大等，蟲卵與肉芽腫形成的機轉有密切關係。若雌蟲誤闖不合適的組織例如肺部時，可能會出現咳血症狀。三、組織增生及修補期：遭損壞肝臟之結締組織增生，可能演變為肝硬化而造成腹水。腸壁變厚使得腸腔狹窄，可能造成腸阻塞，引起消化障礙，使病人的體質更虛弱，嚴重者可能因併發症而導致死亡。最簡單的診斷方法是直接檢查患者糞便中的蟲卵，或是將糞便經過水洗沉澱處理，看是否有孵出毛蚴？另外，執行腸腔及肝臟之穿刺檢查亦可。吡喹酮是很有效的治療驅蟲藥。預防方法為治療人、畜宿主，以減少感染來源。消滅釘螺，阻斷住血吸蟲之生活史也很重要。在流行區應避免赤足涉水，皮膚不要接觸到可疑的水源。

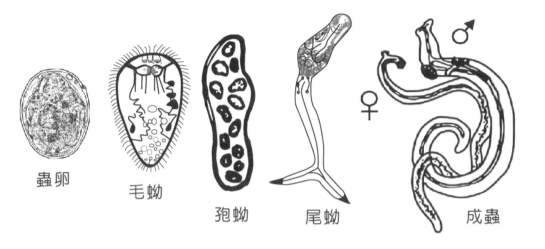

血吸蟲從卵到成蟲的各種型態

蟲卵　　毛蚴　　孢蚴　　尾蚴　　成蟲

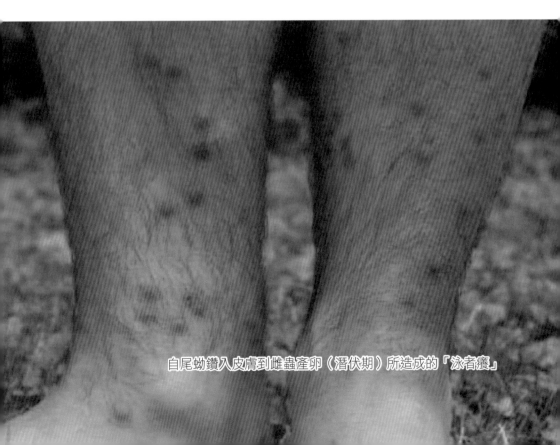

自尾蚴鑽入皮膚到雌蟲產卵（潛伏期）所造成的「泳者癢」

【附表】生物醫學名詞中英對照及簡介表

•黴菌與真菌

中文	英文／學名	定義或註解
真菌	Fungi（多數）；Fungus（單數）	是指一大群形態較大、不能行光合作用的腐生性微生物，俗稱黴菌。
酵母菌	Yeast	為圓形或卵圓形單細胞真菌，以母細胞產生芽孢而繁殖，並不形成有性孢子。
菌絲體	Mycelium	指真菌的營養生長部分（相對於生殖功能的子實體），由許多分枝的菌絲組成。可分為兩種不同功能的營養菌絲體和氣生菌絲體（能生成孢子又稱為繁殖菌絲體）。菌絲的有無及外形是黴菌分類的標準之一。
念珠菌	Candida	又稱為假絲酵母菌，是酵母菌的一屬，這一菌屬中有許多物種是動物（人類）宿主的寄生物。雖然它們通常是以共生的形式與宿主和平共處，但某些假絲酵母可能會導致疾病。臨床上最常見的致病菌是白色念珠菌。
皮癬菌	Dermatophytes	是指一群相近但分屬多種不同菌屬的黴菌，只侵犯表層皮膚及其衍生物，引起表皮癬菌病。
黴菌病	Mycoses	因黴菌感染所引起疾病的總稱。
孢子	Spore	通常是指一種脫離菌體或蟲體後能發育成新個體的單細胞的繁殖體。
發芽管	Germ tube	指孢子如生長於適合的環境時，會長出發芽管，並形成修長又分枝的細絲。
菌絲	Hyphae	即由發芽管所長出修長又分枝的細絲。菌絲有分隔菌絲（Septate hyphae）和無隔菌絲（Nonseptate hyphae）兩類。

中文	英文 / 學名	定義或註解
表皮黴菌病	Epider matic mycosis	是指一群相似真菌的感染，局限於皮膚角質層，僅僅生成菌絲和關節孢子。
皮膚癬菌病	Dermatophytosis	
關節孢子	Arthrospore	由黴菌菌絲分節細胞所形成的一串長方形或圓形孢子。
玻片培養法（也稱載片培養法）	Slide culture	用無菌操作將培養瓊脂薄層置於載玻片上，接種後蓋上蓋玻片培養，黴菌即在載玻片和蓋玻片之間的有限空間內生長。培養一定時間後，將載玻片上的培養物直接置於顯微鏡下觀察。
分生孢子	Conidia	從黴菌分生孢子柄（Conidiophore）的特殊菌絲上分生芽出之孢子。
癬	Tinea	癬是最常見的皮膚疾患。是指黴菌感染所引起的皮膚病。典型的癬症狀，是在皮膚上出現單個或數個米粒大的紅丘疹，再逐漸向外擴大，形成圓圈狀的環狀病灶。
香港腳	Tinea prdis, 俗稱 Athlete' s foot	正式的醫學名為足癬，又名「運動家的腳」，即是腳足所長的癬。會造成足癬的病原菌有很多種，以表皮癬菌屬和毛癬菌屬為主，在臺灣較常見的是絮狀表皮癬菌、鬚瘡毛癬菌、紅色毛癬菌三種。
表皮黴菌屬	Epidermophyton sp.	是子囊菌門的一屬真菌，只有兩個菌種，其中絮狀表皮癬菌是唯一能造成皮膚感染的真菌，常感染指甲及皮膚造成鱗片環狀的病灶，即香港腳。
絮狀表皮黴菌	Epidermophyton floccosum	
小芽孢癬菌	Microsporum sp.	小芽孢癬菌最大的特色是位於菌絲頂端的大分生孢子，外形具大且厚壁，呈多橫隔紡錘狀，看像四季豆。此屬癬菌通常只感染皮膚和毛髮，不會侵犯趾甲，常見致病菌有石膏狀小芽孢癬菌、犬小芽孢癬菌及奧杜盎氏小芽孢癬菌。

中文	英文 / 學名	定義或註解
石膏狀小芽孢癬菌	Microsporum gypseum	常見的三種致病性小芽孢癬菌,各菌種的大分生孢子結構與外觀有其特殊性。此屬癬菌通常只感染皮膚和毛髮,不會侵犯趾甲。
犬小芽孢癬菌	Microsporum canis	
奧杜盎氏小芽孢癬菌	Microsporum audouini	
毛癬菌屬	Trichophyton sp.	此菌只能侵犯皮膚、毛髮和指甲,菌種繁多,每種毛癬菌的菌落形態與顏色不盡相同。
鬚瘡毛癬菌	Trichophyton mentagrophytes	四種臨床上常見的致病性毛癬菌,醫學上較重要的毛癬菌往往以菌落特徵來分類。
紅色毛癬菌	Trichophyton rubrum	
匐行疹髮癬菌	Trichophyton tonsurans	
許蘭氏髮癬菌	Trichophyton schoenleinii	為子囊菌門下(Arthrodermataceae)裸囊菌科、毛癬菌屬下的一種致病性表真菌。菌絲可產生光滑直筒狀的大分生孢子與許多小分生孢子。
甲癬	Tinea unguium onychomycosis	長期不癒的足癬可能會使趾甲也受到牽連,趾甲變黃、變脆、增厚及破裂,即為灰指甲。
花斑癬菌	Malassezia furfur	又名糠粃馬拉色氏菌。引起俗稱汗斑的花斑癬(Tinea versicolor)。
分枝胞子菌	Cladosporium	又名褐孢霉屬,是一種能夠產生分生孢子的黴菌,包括室內和室外都常見的黴菌。多常見於活的或死掉的作物上。有些是作物的病原體,有些則是寄生在作物上。寄生於人類體表時引起黑癬(Tinea nigra)。
錢癬	Tinea corporis; Ringworm	病害處通常在體表,呈現出圓環狀病灶,故有圓癬或體癬之別稱。

中文	英文 / 學名	定義或註解
頑癬或股癬	Tinea cruris	長在股間的錢癬，病灶中心為清楚的鱗屑結構，外圍具擴展的紅色邊緣且常見有水泡。
毛幹結病	Piedra	少數皮膚癬菌所引起毛髮、毛囊的皮膚病，俗稱白砂毛、黑砂毛。
渦絞毛癬菌（同心性癬菌）	Trichophyton concentricum	流行於熱帶、亞熱帶地區，引起渦紋癬（Tinea imbricata）。
頭癬	Tinea capitis	皮膚癬病的病原黴菌若侵襲頭髮或頭皮則為頭癬，又稱作髮癬、頭皮之錢癬。
鐵繡色小芽孢癬菌	Microsporum ferrugineum	為裸囊菌科（Arthrodermataceae）、小芽孢癬菌屬下的一種致病性表皮癬菌，屬於在臺灣為較常見的頭癬病原菌。
菫色毛癬菌	Trichophyton violaceum	菫色毛癬菌引起的頭癬又名為黃癬，在受感染毛囊周圍可形成杯狀痂皮或疤痕，聞起來有鼠尿味。
黃癬	Favus	
頭膿癬	Kerion	少數較敏感患者的頭癬會產生明顯的發炎反應，類似化膿性感染。這些類似化膿或痂皮等較嚴重的頭癬即為中國民間所稱的癩痢頭。
皮下黴菌病	Subcutaneous mycoses	會引起皮下黴菌病的病原菌有許多種，多為腐生菌，必須經由宿主的傷口才能進入皮下組織，蔓延致病。
足菌腫	Mycetoma	為足部慢性肉芽腫大之化膿性感染，病原可分為真菌和放線菌屬細菌兩大群。
馬杜拉氏菌病	Maduromycosis	真菌性足菌腫又稱為馬杜拉氏菌病。最常引起足菌腫的真菌是黴樣真菌，同時亦可能引起宿主的肺部或其他器官伺機性感染。
黴樣真菌	Allescheria boydii	
全身性黴菌病	Systemic mycoses	病原菌與皮膚黴菌相反，引起的黴菌病涉及多種器官的全身性感染。

中文	英文／學名	定義或註解
伺機性真菌	Opportunistic fungi	原本是一些非致病性的腐生菌，有些甚至是人體內的正常菌叢，唯有當宿主身體虛弱、免疫機能減退時才會引發感染。
麴菌屬	Aspergillus sp.	麴菌屬黴菌普遍存在於大自然環境中，大多為正常菌叢，少數幾種具有致病性，如薰煙色麴菌、黃麴菌等。唯有在免疫力低下、體弱的人身上才會出現名為伺機性感染的麴菌病。
薰煙色麴菌	Aspergillus fumigatus	
黃麴菌	Aspergillus flavus	
麴菌病	Aspergillosis	
念珠菌屬	Candida sp.	是一種真菌，屬於（Saccharomycetales）酵母菌目，具酵母型或假菌絲型雙形態，酵母型為圓形或橢圓形，可產生芽生分生孢子。目前已發現超過 150 種念珠菌，有 9 種可感染人類。
隱球菌屬	Cryptococcus sp.	隱球菌屬是擔子菌門下的一個屬，廣存於土壤及鳥（鴿）類糞便。此菌最大特徵是不具菌絲體，均為一卵圓形的芽生真菌。
黃麴毒素	Alfatoxin	也稱作黃麴黴素，是一種有強烈生物毒性的化合物，常由黃麴黴及寄生麴黴等幾種黴菌在黴變的穀物中所產生的代謝物，如大米、豆類、花生等，可能是目前所知最強的致癌物質。加熱至 280℃ 以上才開始分解，所以一般的加熱不易破壞其結構。
白色念珠菌	Candida albicans	分類上屬於念珠菌屬，即假絲酵母菌。為口腔、腸胃道，女性生殖道的正常菌群，當身體狀況有所改變時會造成伺機性感染，以口腔、生殖道及皮膚的病症較為常見。症狀為白色斑塊（嬰兒鵝口瘡）或陰道癢、分泌物增多。
鵝口瘡	Oral thrush	
新型隱球菌	Cryptococcus neoformans	新型隱球菌是一種普遍存在的酵母菌，屬於擔子菌門銀耳綱，常在鴿子的糞便中被發現。新型隱球菌會對人類造成伺機性感染，對缺乏抵抗力的人造成危害。

中文	英文／學名	定義或註解
類酵母真菌	Yeast-like fungi	屬於會伺機感染而造成人類局部或全身性之黴菌病的單細胞酵母菌。這些類酵母真菌感染是人類黴菌病中最常見的，臨床上約占全部黴菌病的七成以上，從良性到惡性均有，視病人體質及菌種侵入部位而異。
熱帶念珠菌	Candida tropicalis	近年來，念珠菌屬下的熱帶念珠菌已躍升為非白色念珠菌病的首要菌種，病例報告年年攀升。
隱球菌病	Cryptococcosis	這是一種可能致命的真菌感染病，由新型隱球菌造成。隱球菌病通常是藉吸入有感染力的菌體而感染，但具體的形式還不確定，目前較被接受的說法是經有性或無性過程產生的擔孢子。
轉錄	Transcription	簡單說，是指由細胞的 DNA 製造出 m（訊息）RNA 的過程。
訊息 RNA	Messenger RNA（mRNA）	細胞內三種 RNA 之一。mRNA 負責保留雙股螺旋核苷酸「模板股」的遺傳訊息，並做為蛋白質合成時的模板。
轉譯	Translation	簡單說，是依照 mRNA 保存的遺傳訊息合成蛋白質的過程。
球菌	Cocci	單一菌體呈圓形或卵圓形的細菌。
桿菌	Bacilli	菌端多為圓鈍或平，菌體呈桿狀或微彎的細菌。
螺旋菌	Helicoidal bacteria	菌體呈現彎曲或旋轉的細菌統稱為螺旋菌。
弧菌	Vibrio	主要是描述一群細菌的特殊外形，剛分離出來的弧菌常呈逗點狀或弓弧形。

中文	英文／學名	定義或註解
螺菌	Spirilla	螺菌菌體較硬，有兩三個彎曲；螺旋體則柔軟富彈性，常有兩個以上的彎曲。
螺旋體	Spirochetes	
革蘭氏染色法	Gram' s stain	是用來鑑別細菌的一種方法，因細菌細胞壁上的主要成分不同，利用這種染色法，可將細菌分成陽性菌與陰性菌兩大類。此由一位丹麥醫師革蘭於一八八四年所發明。革蘭氏染色的對象是細菌的細胞壁。
革蘭氏陽性球菌	Gram positive cocci；GPC	被革蘭氏染色法染成藍紫色，在顯微鏡下觀察到球形菌體，稱為革蘭氏陽性球菌。
革蘭氏陽性桿菌	Gram positive Bacilli；GPB	被革蘭氏染色法染成藍紫色，在顯微鏡下觀察到桿狀菌體，稱為革蘭氏陽性桿菌。
革蘭氏陰性球菌	Gram negative cocci；GNC	被革蘭氏染色法染成紅色，在顯微鏡下觀察到球形菌體，稱為革蘭氏陰性球菌。
革蘭氏陰性桿菌	Gram negative bacilli；GNB	被革蘭氏染色法染成紅色，在顯微鏡下觀察到桿狀菌體，稱為革蘭氏陰性桿菌。
菌落	Colony	單一活菌在固態人工培養基上持續增殖分裂所形成的集團物。
莢膜	Capsule	是指某些細菌細胞壁外一層厚度不定的黏液狀物質。莢膜並非細菌的必需構造，會產生莢膜的細菌在自然環境中或宿主體內時較易形成，但在人工培養基培養時，經多代繁殖後產莢膜能力會逐漸下降。
鞭毛	Flagella	鞭毛是很多單細胞生物表面像鞭子一樣的胞器，由鞭毛蛋白質所組成，不同單或多細胞生物之鞭毛結構各不相同。細菌的鞭毛是螺旋狀的纖維，可像螺絲一樣旋轉而運動。一般有單端鞭毛、雙端鞭毛、單端叢鞭毛及周鞭毛等四類。

中文	英文／學名	定義或註解
纖毛（菌毛）	Pili；Fimbriae	很多革蘭氏陰性菌體表有由蛋白質組成的纖細菌毛，有纖毛的細菌較易附著在宿主細胞上，造成感染。
內孢子	Endospore	部分細菌為因應惡劣環境而進行休止性週期，每個細菌細胞內會形成孢子。在細菌自體溶解時釋出，當養分充足、環境變好時，會再度活化發芽形成生長性細胞。
正常菌叢	Normal flora	一些存在於動物體各部位且對宿主無害的微生物。大多為細菌，少數為酵母菌、真菌及一些原生動物；在正常情況下，這些寄居菌叢對宿主是有益的，在捍衛宿主免於其他外來微生物入侵上極具重要性。
感染	Infection	感染是指由其他微生物侵入宿主體表或體內進行複製、繁殖，進而引發宿主生病。
披衣菌	Chlamydiae sp.	披衣菌是一群性質類似、無運動性、最簡單的小型特殊細菌，僅能生存於活細胞內，過去有「衣原體」之稱。對人類有致病性的有砂眼披衣菌、鸚鵡披衣菌以及肺炎披衣菌等三種。
砂眼披衣菌	Chlamydia trachomatis	
鸚鵡披衣菌	Chlamydia psittaci	
肺炎披衣菌	Chlamydia pneumoniae	
黴漿菌	Mycoplasma	黴漿菌是一群小型、有細菌特性但沒有細胞壁的特殊細菌，廣泛存於自然界，在人類、哺乳動物及鳥類的呼吸道、泌尿生殖道等處均可發現，只有少數菌種是致病菌。尿漿菌與黴漿菌同為黴漿菌科，其中只有一菌種與人類的泌尿生殖道感染有關。為黴漿菌科內的一屬很普遍的致病菌。常見分布於泌尿生殖道及鼻咽喉，引起非淋菌性尿道炎、流產、不孕症。
黴漿菌科	Mycoplasmataceae	
溶尿素尿漿菌	Ureaplasma urealyticum	

中文	英文／學名	定義或註解
基體	Elementary body	基體為約 0.3 微米的球形小細胞，外層為類似革蘭氏陰性菌的細胞壁，內含濃密 DNA 類核體。具有感染性，感染細胞後會被細胞吞噬，在細胞食泡內保持完整不分裂，但會進行形態重組，變得較大、較不緊密，且類核體中的 DNA 分散至整個細胞，即是初體。
初體	Initial body	初體是不具傳染力的繁殖體，直徑較大，約 1 微米。代謝非常活潑，進行持續性的二分裂繁殖。新產生的初體再重組濃縮成基體，當充滿新基體的食泡及細胞膜破裂後釋出，可再感染新的宿主細胞。
葡萄球菌	Staphylococcus	葡萄球菌是一群革蘭氏陽性球菌，因常常堆聚成葡萄串狀而得名，分類上為芽胞桿菌目下金黃色葡萄球菌屬。廣泛分布於自然界及人和動物的皮膚及與外界相通的腔道中。大部分是不致病的腐生菌，由於這些細菌侵襲人體以造成化膿性感染為主，故又簡稱化膿球菌。
化膿球菌	Pyogenic cocci	
鏈球菌	Streptococcus	鏈球菌是一類球形的革蘭氏陽性菌，屬於厚壁菌門的一個屬。這些球菌在分裂時總是沿一個軸，所以通常成對或鏈狀，故名為鏈球菌，區別於可以沿多個軸分裂而形成一團細胞的葡萄球菌。鏈球菌也是為醫學上非常重要的革蘭氏陽性化膿球菌，其中有一群會造成全身性的 A 族溶血性鏈球菌感染病，如丹毒、產褥熱及猩紅熱等。
肺炎鏈球菌	Streptococcus pneumoniae	一種鏈球菌，昔日稱為肺炎雙球菌，為典型的革蘭氏陽性球菌。形狀呈橢圓矛頭狀，在痰或膿內有時以單個或短鏈狀排列。具有明顯的莢膜、無芽孢及鞭毛。易造成幼童及成人的大葉性肺炎，為常被忽略的第四類法定傳染病（侵襲性肺炎鏈球菌感染症）。
壁酸	Teichoic acid	為肺炎鏈球菌細胞壁的一種特殊成分，由半乳糖胺及磷酸膽鹼所組成。當細菌分裂及細胞壁水解時，壁酸的膽鹼會促進細菌自溶。

中文	英文 / 學名	定義或註解
莢膜腫脹現象	Capsule swelling reaction	肺炎鏈球菌莢膜的成分為具型特異性的多醣體，使用與細菌同型的抗血清抗血清反應時，莢膜會出現腫脹現象。
白喉	Diphtheria	是一種由白喉棒狀桿菌感染所造成的呼吸道或皮膚的疾病，症狀可從輕微到嚴重。
白喉棒狀桿菌	Corynebacterium diphtheria	是一種不帶芽孢的革蘭氏陽性桿菌，菌體長約 2～6、寬 0.5～1 微米，一端或兩端常有不規則膨脹，看起來像是鼓棒或啞鈴。
芽孢	Spore	又稱內孢子，與真菌負責繁殖的孢子不同。細菌的芽胞是為了渡過惡劣環境而生。
異染色小體	Metachromatic granules	白喉棒狀桿菌內所含不規則分布的胞器，以甲烯藍染色呈深於菌體的深藍顆粒。
台口酸	Teichoic acid	是一種革蘭氏陽性桿菌細胞壁中的物質，是由甘油或是含五個碳的乙醇所形成的多聚體，通常由 5～30 個單元所組成，本身會由膜中突出來而連接到胜肽醣的骨架上。
樂富勒氏血清培養基	Löffler's serum medium	由樂富勒氏所發表專門用來培養白喉棒狀桿菌的血清培養基，細菌會長出細小、灰白色以及帶有光澤的菌落。
亞碲酸鹽	Tellurite salt	McLeod 血液瓊脂基內所含的一種鹽類，白喉棒狀桿菌生長時會將其還原而沉澱於菌體內，使菌落變成黑色。
外毒素	Exotoxin	是指細菌還活的時候所分泌出來的化合物，是主要導致宿主生病的致病性毒力因子。
偽膜	Pseudomembrane	指白喉棒狀桿菌生長在咽喉黏膜上皮細胞時分泌外毒素，造成咽喉發炎。纖維蛋白、紅血球和白血球會滲出而掩蓋壞死的表皮，形成一層淡灰色的膜狀物稱之。

中文	英文 / 學名	定義或註解
毒血症	Toxiemia	常指細菌所分泌的外毒素滲入血液之中。
腸內桿菌	Enteric bacilli	為一群龐大的革蘭氏陰性菌，廣存於人類和動物的腸道，或土壤、水中，大多為腸道的共生正常菌叢，少數菌為人類的致病菌。
克雷白氏桿菌	Klebsiella sp.	克雷白氏桿菌主要棲息於水中及動物腸道，大多為腐生菌，此菌屬只有四個菌種，以肺炎克雷白氏桿菌最為重要。在形態上與其它大腸菌型桿菌相似，但具有大莢膜以及無運動性（無鞭毛）是其兩大特徵。
肺炎克雷白氏桿菌	Klebsiella pneumoniae	
大腸菌型桿菌	Coliform bacilli	定義為桿狀、革蘭氏陰性桿菌，無芽孢和鞭毛（無運動性），可醱酵乳糖並產生酸與氣體，常做為食品和水的衛生指標。大腸菌型桿菌可在水生環境，土壤和植物中找到，普遍存在於溫血動物的糞便中。
院內感染	Nosocomial infection；Hospital-acquired infection	是指在醫療機構內發生的感染，且透過醫事行為傳染給院內的其他病患、醫護人員。由於醫療機構常有許多傳染病病原，且在醫院的人常是生病或身體較虛弱者。如果沒做好防護措施，病原體很容易在醫院內傳播。
安比西林	Ampicillin	又稱（Carbenicillin）氨苄青黴素，是一種 β-內醯胺類抗生素，可治療多種細菌感染。適應症包含呼吸道感染、泌尿道感染、腦膜炎、沙門氏菌感染症，以及心內膜炎。
頭芽胞菌素	Cephalosporin	又名先鋒黴素，是一系列屬於 β 內醯胺類的抗生素。與頭黴素一併細分為頭孢烯。
嗜血桿菌屬	Genus haemophilus	小型革蘭氏陰性桿菌共有六個菌屬，外觀大致相似，為具有多形性的球桿菌，其中嗜血桿菌屬、迦氏桿菌屬與博德氏桿菌屬為一些營養需求較為挑剔的嗜血性細菌，大部分的菌種會引起呼吸道感染。
迦氏桿菌屬	Genus gardnerrella	
博德氏桿菌屬	Genus bordetella	

中文	英文 / 學名	定義或註解
嗜血性細菌	Hemophilic bacteria	為一種泛稱，是指一群嗜血桿菌，大多為絕對寄生，部分菌種為人類呼吸道黏膜上的正常菌叢，可伺機成為原發性或繼發性病原。較重要的菌種即是流行性感冒嗜血桿菌、杜克氏嗜血桿菌、埃及結膜炎嗜血桿菌、副流行性感冒嗜血桿菌。
流行性感冒嗜血桿菌	Haemophilus influenzae	
杜克氏嗜血桿菌	Haemophilus ducryi	
埃及結膜炎嗜血桿菌	Haemophilus aegypticus	
溶血性嗜血桿菌	Haemophilus hemolyicus	
副流行性感冒嗜血桿菌	Haemophilus parainfluenzae	
腦心浸汁瓊脂基	Brain heart infusion agar；BHI agar	是指一種添加動物組織液、營養豐富的培養基，因此常用於營養需求較嚴苛的細菌。
百日咳	Pertussis	是一種傳染性很強的細菌感染呼吸道疾病，病原是為百日咳博德氏桿菌的革蘭氏陰性、卵圓形短桿菌。百日咳沒有流行季節，一年四季都可能發生，病患多半是五歲以下兒童，好發年齡主要在六個月以下嬰幼兒，其他年齡層病患大多症狀輕微。
哮吼（百日咳）	Whooping cough	哮吼和哮喘是兩種不一樣的疾病。我們常講的哮喘其實指的是氣喘或是臺語所謂的嗄龜嗽。哮吼是指上呼吸道的疾病，症狀為氣管腫脹、聲帶發炎，因此會有沙啞聲、咳嗽如狗叫聲等特徵。吸氣比較困難，雜音常發生在吸氣的時候；而哮喘則是下呼吸道的疾病，細支氣管會因為慢性發炎而狹窄、收縮，呼氣會有困難，雜音則常發生在吐氣時。

中文	英文 / 學名	定義或註解
百日咳 博德氏桿菌	Bordetella pertussis	是一種革蘭氏陰性、需氧性、博德氏菌屬的球桿菌，與支氣管敗血博德氏桿菌不同，百日咳博德氏桿菌沒有能動性。人類是此菌的唯一宿主，所以它並非人畜共通傳染病病菌。這種細菌主要透過空氣和飛沫傳播。
博德 - 根古 培養基	Bordet–Gengou's medium	又名馬鈴薯—血液—甘油瓊脂基 Potato-Blood–Glycero agar'（PBG agar）。是一種營養豐富的培養基，常用於營養需求較挑剔的細菌。
第一菌相	Phase I	是指初次分離培養的百日咳博德氏桿菌菌落為平滑型（具莢膜、有毒力），經過數代人工培養後變為第二、第三菌相，菌落形態為中間型，最後變成第四菌相（Phase IV），為平滑型菌落（無莢膜、無毒力）。
百日咳毒素	Pertussis toxin	是百日咳博德氏桿菌細胞內的外毒素，一種對熱不安定的蛋白質，與致病性有關，其毒力無法以抗毒血清中和，且抗原結構尚未確定。
內毒素	Endotoxin	百日咳博德氏桿菌細胞壁中的內毒素為對熱安定的脂多醣體，化學性質和生物特性與其他革蘭氏陰性桿菌的內毒素相似。
卡他期	Catarrhal stage	是指百日咳在臨床上所見的病程首期。此期症狀類似感冒，有緩和的咳嗽、噴嚏，且呼吸道含有大量細菌，傳染性高，也是治療及採檢最佳時機。
發作期 （陣咳期）	Paroxysmal stage	咳嗽症狀突發且強烈，出現典型的陣發性咳嗽及吸氣時有喘息聲、大量黏液分泌、嘔吐等現象，可持續數月，故名為百日咳。
恢復期	Convalescent stage	經過二至四星期後進入恢復期。病人因體內抗體已生成，咳嗽漸輕。此期無傳染性，病癒後具有永久免疫力。

中文	英文 / 學名	定義或註解
紅黴素	Erythromycin	是一種大環內酯類的抗生素，可用於治療呼吸道感染、皮膚感染、披衣菌感染以及梅毒。
抗組織胺	Anti-histamin	組織胺主要存在於各組織的肥大細胞中，以肺、皮膚、腸胃道黏膜等處含量最多。組織胺藉由活化細胞上接受器（最重要的是 H1 和 H2）來呈現其廣泛的生理作用。抗組織胺藥物通常是指 H1- 接受體拮抗劑，透過拮抗 H1- 接受體的作用，減少組織胺對接受體細胞產生效應。
原發性 非典型肺炎	Primary atypical pneumonia	非典型肺炎是一個總稱，泛指所有由某種未知（其實是指非傳統認知的細菌）病原體引起的原發性感染肺炎。
腸內桿菌	Enteric bacilli	為一群龐大的革蘭氏陰性菌，存在於人類和動物的腸道，或是土壤及水中，大部分為腸道的正常菌叢，少數為人類的致病菌。
腸內桿菌科	Family enterobacteriaceae	有超過三十個以上菌種，分布在六菌屬內，均為革蘭氏陰性、不產芽孢的桿菌，菌體 0.3 ～ 1.0×1.0 ～ 6.0 微米，形態也類似，在高倍顯微鏡下不易區別。大多數的腸內桿菌具有周鞭毛，運動性活潑。
假單胞菌科	Family pseudomonadaceae	是一類需氧的革蘭氏陰性桿菌，下有假單胞菌屬如綠膿桿菌及氣單胞菌屬如親水性產氣單胞菌等，已知有超過兩百菌種。
弧菌科	Family vibrionaceae	弧菌為一群革蘭氏陰性菌，屬兼性厭氧菌，分類在變形菌門、弧菌目、弧菌科下的弧菌屬。弧菌多存在於水裡，其中有許多菌種具有致病性。
志賀氏桿菌	Shigella sp.	為細菌性痢疾中最易傳播的菌種，寄生於人或靈長類動物的腸道，主要是經由糞口途徑傳染，引起人的腸胃道疾病痢疾。

中文	英文／學名	定義或註解
觸酶	Catalase	又名過氧化氫酶，是一種廣泛存在於各類生物體中的抗氧化酵素，其作用是催化過氧化氫轉成水和氧氣的反應。觸酶也是具有最高轉換數的酵素之一；在酶達飽和的狀態下，一個觸酶每秒能將四千萬個過氧化氫分子轉化為水和氧氣。
細胞色素氧化酶	Cytochrome oxidase	是一種細胞內電子傳遞鏈末端的酶，具有電子泵的作用，可將 H+ 由基質抽提到膜間，具有質子隙，同時可通過血紅素中鐵原子的氧化還原變化，把電子傳遞給還原的氧形成水。
脂多醣	Lipopolysaccharide	脂多醣是一種油脂和多醣由共價鍵相連組成的大分子。脂多醣是革蘭氏陰性細菌外膜的主要組成物，提供細菌壁結構的完整性，並保護細胞膜免受某些化學物質的攻擊。脂多醣可是一種內毒素，引起宿主強烈免疫反應。
菌體抗原	Somatic antigen；O Ag	位於腸內桿菌的細胞壁，是一種對熱安定的脂多醣體。
鞭毛抗原	Flagella antigen；H Ag	位於細菌上的鞭毛，由蛋白質鞭毛素所組成，對熱不穩定，各菌屬的 H 抗原常常會發生血清學上的交叉反應。
莢膜抗原	Capsular antigen；K Ag	為對熱安定的多醣體，與細菌的致病性有關。如 Vi 抗原為傷寒桿菌所具有的抗原；M 抗原為黏膜抗原，使菌落看起來有一層黏膜。
黏附素	Cell adhesion	具有黏附素的菌株，如病原性大腸桿菌和沙門氏桿菌，皆具有吸附腸道上皮細胞並形成群落化（細菌在此生長繁殖）的能力。
群落化	Colonize	
沙門氏桿菌屬	Salmonella	是一群致病性腸內桿菌，會造成人類腸胃道病症及動物的疾病。菌體長約 2～3 微米，形態似一般腸內桿菌，大部分菌種均具有周鞭毛，有運動性，不帶芽孢。

中文	英文 / 學名	定義或註解
去氧膽酸鈉	Sodium deoxycholate	是一種分子量 414 dt.、分子式為 $C_{24}H_{39}O_4Na$ 的化合物，白色結晶性粉末。類似膽汁氣味。有強烈苦味。易吸溼。易溶於水，微溶於無水醇，不溶於醚。常用於配製細菌培養基，代替腦磷脂作膽固醇絮狀試驗，蛋白質分析。
煌綠	Brilliant green	也被稱為甲基綠，分子式 $C_{27}H_{35}N_3C_1Br$，是具有金屬光澤的綠色微結晶或亮綠色粉末。溶於水，顯藍綠色。稍溶於乙醇，不溶於戊醇。鹽酸中顯紅黃色，在氫氧化鈉中無色。試劑溶液在可見光區有吸收峰。又稱為翡翠綠，是一種染料，可溶於水。具有抑菌能力，常配合碘作為抗菌之用。
傷寒沙門氏桿菌	Salmonella typhi	為沙門氏桿菌屬中最重要的致病菌。常是經由糞口途徑傳染，一般皆因誤食受汙染的食物或飲水而感染，細菌量需達 105 ～ 108 個才能造成臨床症狀。疾病在臨床上可分為傷寒、敗血症及腸胃炎三大類型，也有混合型的症狀發生。
傷寒熱	Typhoid fever	傷寒熱是由傷寒沙門氏桿菌所引起的一種腸熱病，只見於人類。病原菌進入小腸後會侵入淋巴管，經由血流而散布到其他器官，易侵犯腸壁黏膜的上皮組織，導致腸壁黏及淋巴組織的增生與壞死、肝臟與膽囊發炎，引起腸穿孔、出血、腹膜炎、骨膜炎及肺炎等致死症狀。重要臨床表徵有頭痛、發燒、腹部觸痛及腹脹等，常發生便祕、帶血性腹瀉。
腸熱病	Enteric fever	
副傷寒	Paratyphoid	副傷寒沙門氏桿菌 A 型、副傷寒沙門氏桿菌 B 型和腸炎沙門氏桿菌所引起病症較溫和，稱為副傷寒。
集合淋巴結	Peyer' s patches	是腸道相關淋巴組織的重要組成，通常在人類的小腸最低部位，主要在遠端空腸和迴腸中發現，但也可在十二指腸中檢測到。

中文	英文 / 學名	定義或註解
玫瑰疹	Roseola	為一種突發性玫瑰色疹病，典型的症狀為反覆高燒（往往達 38.5～40℃），發燒一般會持續二至五天；其他可能產生的症狀則包括喉嚨紅、腹瀉、咳嗽、流鼻水，不過程度都比較輕微。
氯黴素	Chloramphenicol	氯黴素是一種抗生素，可用於治療許多細菌感染症狀，包括腦膜炎、瘟疫、霍亂和傷寒等。只有在不能使用其他較安全的抗生素時，才會建議用氯黴素。治療期間，建議每兩天監控血藥濃度和血球數量。氯黴素可以經由靜脈注射、口服和眼睛藥膏的方式使用。
懷達試驗	Widal test	利用經過處理的沙門氏桿菌懸浮液試劑來與血清中的抗體進行反應，以明白血中是否有感染傷寒及副傷寒的抗體？其效價高低如何？
痢疾	Dysentery	是一種傳染病。依傳染的病原體不同而分為細菌性痢疾和阿米巴痢疾。細菌性痢疾是由於痢疾桿菌所引起的一種假膜性腸炎（纖維素性炎）。痢疾桿菌由上皮細胞直接侵入腸黏膜。病變多局限於結腸（乙狀結腸和直腸）內，以大量纖維素伸出形成假膜性炎為特徵，假膜脫落伴有不規則淺表潰瘍。分為急性細菌性痢疾、慢性細菌性痢疾、中毒性細菌性痢疾。
組氨酸脫羧酶	Histidine decarboxylase；HDC	是一種在維生素 B_6 的幫助下催化從組氨酸生成組織胺之反應的酶。
痢疾志賀氏桿菌	Shigella dysenteriae	致病性志賀氏桿菌分為 A～D 四種菌型（種），A 型為痢疾志賀氏桿菌；B 型是費萊斯納志賀氏桿菌；C 型為保帝志賀氏桿菌；D 型是宋內志賀氏桿菌。
埃希氏菌族	Escherichia sp.	是指一群在分類上為腸桿菌科、外觀性質相似的一屬革蘭氏陰性桿菌，屬內最具代表性的菌種即是大腸桿菌。

中文	英文 / 學名	定義或註解
瀰漫性血管內凝血	Disseminated intravascular coagulation；DIC	又稱消耗性凝血病，是指在某些致病因的作用下，大量促凝物質進入血流後，凝血因子和血小板被激活，使凝血酶增多，微循環中形成廣泛的微血栓，繼而因凝血因子和血小板大量消耗，引起繼發性纖維蛋白溶解功能增強，出現機制以凝血功能障礙為特徵的病理生理過程。
糞抗體	Coproatibody	一種由腸道所生成、能凝集細菌，有防衛作用的分泌型免疫球蛋白 A。
大腸桿菌	Escherichia coli	大腸桿菌是人和動物腸道中著名的一種細菌，主要寄生於大腸內，約占腸道菌中的 0.1%。大腸桿菌是一種兩端鈍圓、能運動、無芽孢的革蘭氏陰性短桿菌。大部分的大腸桿菌不會致病，但有些血清型會造成嚴重的食物中毒、腸炎和伺機性感染症。
伊紅甲烯基藍培養基	Eosin methylene blue medium；EMB medium	伊紅和甲烯基藍是兩種化學染劑，一種名為 Levine's 配方（6：1）對革蘭氏陽性細菌有毒。常應用於添加製備腸內菌瓊脂培養基，這是一種選擇性培養基，可抑制革蘭氏陽性菌的生長，並提供一種顏色指示功能，區分能醱酵乳糖（如大腸桿菌）的細菌和那些不會醱酵乳糖（如沙門氏桿菌、志賀氏桿菌）。能醱酵乳糖的細菌常可形成有黑色核心的菌落。
腸產毒性大腸桿菌	Enterotoxigenic E. coli；ETEC	致病機轉是藉細菌質體的 LT、ST 腸毒素，作用於腸道的上皮細胞。症狀是嚴重水樣腹瀉、痙攣性腹痛、噁心及脫水。易感染年齡群為成人及小孩。
腸侵襲性大腸桿菌	Enteroinvasive E. coli；ETEC	致病機轉是藉細菌質體侵入大、小腸，毀損黏膜上皮細胞，造成腸壁發炎。症狀是排便減少、糞便含血液黏液及白血球、痙攣性腹痛及發燒。易感染年齡群為成人。
腸病原性大腸桿菌	Enteropathogenic E. coli；EPEC	致病機轉是藉細菌質體吸附於小腸黏膜上皮細胞，聚集生長成菌落，造成腸壁發炎。症狀是急性水樣腹瀉、糞便帶有黏液、發燒。易感染年齡群為成人及小於兩歲的幼童。

中文	英文／學名	定義或註解
腸出血性 大腸桿菌	Enterohaemorragic E. coli；EHEC	類似志賀氏桿菌的細胞毒素作用於腸道上皮細胞，抑制蛋白質合成。疾病名為溶血性尿毒性症候群、出血性結腸炎、血栓性血小板缺乏紫斑症。症狀是腹瀉、糞便帶血、痙攣性腹痛及發燒。主要發生在小孩及老人，尤其是吃到未煮熟的碎肉。
腸聚集性 大腸桿菌	Enteroaggregative E. coli；EAEC	藉細菌質體聚集吸附於作用，可防止腸黏膜吸收液體。症狀是水樣腹瀉、嘔吐。可發生在所有年齡層。
腸擴黏性 大腸桿菌	Diffusely adherent E. coli；DAEC	疾病名為腸炎、小兒腹瀉。易感染群為未開發國家的幼童。
抗生素 感受性試驗	Antibiotic susceptibility（sensitivity）test；AST	細菌對抗生素是有易感性的。因為即使在一菌種內（一些菌株比其他菌株更具抗性）。由於易感性也會變化，所以在細菌培養好了之後，通常要進行抗生素感受性試驗，以確定哪種抗生素在體內治療細菌感染方面最成功。
霍亂	Cholera	是一種古老的傳染病，病原叫作霍亂弧菌，人類因食入受到汙染的食物、飲水，若病原菌的數量夠，少數躲過胃酸而到達十二指腸後大量繁殖，分泌腸毒素，導致上吐下瀉的霍亂病症。
霍亂弧菌	Vibrio cholerae	霍亂弧菌是革蘭氏陰性菌，菌體短小呈逗點狀，有單鞭毛、菌毛。部分性質類似腸內桿菌，營養需求不高，能抵抗強鹼達 pH 9.0 左右，但對酸很敏感。共分為 155 個血清群，其中 O1 群和 O139 群可引起霍亂。
腸毒素	Enterotoxin	為細菌所生成分泌的一種蛋白毒素，可溶於水，耐熱。其毒素作用於腸道神經受體後，刺激嘔吐中樞所致。以霍亂弧菌的腸毒素來說，是導致上吐下瀉的主因。

中文	英文 / 學名	定義或註解
淘米水	Rice water	是指霍亂患者因腹瀉所排出的糞便樣式，看似猶如洗過米的水。
創傷弧菌	Vibrio vulnificus	創傷弧菌和腸炎弧菌是醫學上另外兩種重要的弧菌，部分菌種為動物的致病菌，其餘多為腐生菌。偶爾會引發人類的傷口感染、敗血症等。與腸內稈菌最大的不同在於其氧化酶呈陽性反應，且具有極性鞭毛。
腸炎弧菌	Vibrio parahaemolyticus	
壞死性筋膜炎	Necrotizing fasciitis	又稱噬肉菌感染，是因細菌感染所導致身體內軟組織壞死，是會突然發病且快速散播的嚴重疾病，症狀包括在感染部位皮膚呈現紅紫色，強烈的疼痛、高燒以及嘔吐。最普遍感染的部位在四肢。
端鞭毛	Polar flagellum	是一種類似毛狀的細胞附屬物，從某些細菌和真核細胞的細胞體突出。鞭毛的主要作用是運動，但它通常還具有作為感覺細胞器的功能，對細胞外的化學物質和溫度敏感。鞭毛是由蛋白質組成，結構和推進機制方面差異很大。是由功能而非結構定義的細胞器。鞭毛變化很大，位於菌體一端的叫單或叢（多根）端鞭毛。原核和真核生物的鞭毛均可用於游泳。
曲狀桿菌	Campylobacter	曲狀桿菌以前歸類為弧菌屬，但由於菌體彎曲折數或幅度較大，常呈海鷗展翅狀或 S 形，現與螺旋菌合併於螺旋菌科內。至少有十幾種曲狀桿菌與人類疾病有關，細菌的主要保存宿主是家禽；人類可以通過食用被曲狀桿菌屬菌種汙染的食物而感染。
空腸曲狀桿菌	Campylobacter jejuni	曲狀桿菌共有五菌種：胎兒曲狀桿菌、空腸曲狀桿菌、大腸曲狀桿菌、唾痰曲狀桿菌和短暫曲狀桿菌，主要是動物的致病菌。其中空腸曲狀桿菌、大腸曲狀桿菌及胎兒曲狀桿菌的一個亞種對人類有致病性，會引起發熱、痢疾、腸炎、菌血症及孕婦流產等。
大腸曲狀桿菌	Campylobacter coli	
胎兒曲狀桿菌	Campylobacter fetus	

中文	英文 / 學名	定義或註解
選擇性因子	Selective factor	是指我們在體外培養微生物（通常是細菌）時利用許多不同因子來作為突顯其生長的條件，例如溫度、含氧或二氧化碳濃度、化學藥劑及生長因子的添加等。
曲狀桿菌血液瓊脂平版	Campy-BAP	是一種專門用來接種分離曲狀桿菌的血液瓊脂平盤，生長之菌落呈灰色黏稠狀，有時有游走現象。
全身性曲狀桿菌病	Systemic campylobacteriosis	由胎兒曲狀桿菌感染所引起的全身性疾病，如腦膜炎、化膿性關節炎、血栓性靜脈炎、黃疸、肝脾腫及流產等。
胃幽門螺旋桿菌（胃幽桿菌）	Helicobacter pylori	是革蘭氏陰性、微需氧的細菌，生存於胃部及十二指腸內。它會引起胃黏膜輕微的慢性發炎，甚或導致胃及十二指腸潰瘍與胃癌。超過 80%的帶原者並不會表露病徵。
胃食道逆流病	Gastroesophageal reflux disease；GERD	胃食管逆流病，即「火燒心」、「溢赤酸」。這是指胃酸、十二指腸液過多、不正常地向上反流進入食道甚至口腔，導致食道黏膜受損、發炎等，引起胸口灼熱感、反胃、胸骨後疼痛、慢性咳嗽等不適的一種慢性疾病。
螺旋桿菌屬	Helicobacter sp.	上層分類為螺旋桿菌目、螺旋桿菌科，下層為有胃幽桿菌，同性戀螺旋桿菌。
尿素酶	Urease	存在於許多細菌、真菌、藻類植物和一些無脊椎動物內以及土壤中。功能上屬於醯胺水解酶和磷酸三酯酶。是高分子量的含鎳金屬酶。這些酶催化尿素水解成二氧化碳以及氨。
黏蛋白酶	Mucinase	又稱黏液酶，是一種由胃幽桿菌所分泌、可分解胃黏膜的酵素。
觸酶	Catalases	又稱（Uperoxidase、Dismutase）過氧化氫酶，是一種由胃幽桿菌所分泌、可保護菌體免於受到吞噬細胞毒殺作用的酵素。

中文	英文 / 學名	定義或註解
空泡狀細胞毒素	Vacuolating cytotoxin	由胃幽桿菌所分泌的一種毒素，可刺激嗜中性球來到胃黏膜。
李斯特菌病	Listeriosis	是一種最常由單核細胞增生性李斯特菌引起的細菌感染症。可能會引起任何人輕度、自限性的腸胃炎和發燒，但也可能引起嚴重的敗血症、腦膜炎或腦炎，有時會導致終生傷害甚至死亡。
李斯特菌	Listeria sp.	上層分類為芽孢桿菌目、李斯特桿菌科，下有最重要的致病菌單核球增生性李斯特菌。是一種兼性厭氧細菌，主要以食物為傳染媒介，是最致命的食源性病原體之一，造成二至三成的感染者死亡。其中單核球增生性李斯特菌症是導致死亡的主要病原，其致死率甚至高過沙門氏菌及肉毒桿菌。
單核球增生性李斯特菌	Listeria monocytogens	
淋病	Gonorrhea	淋病是一種知名的「花柳病」，病原為淋病奈瑟氏菌（又名淋菌或淋病雙球菌）。典型症狀為泌尿道和生殖器的急性化膿發炎，在分泌物及尿液中含有大量的細菌。
奈瑟氏菌屬	Neisseria sp.	是β變形菌類的一屬，為革蘭氏陰性菌。奈瑟氏菌為雙球菌，包括多種致病菌，如引起淋病的淋病奈瑟氏菌和腦膜炎奈瑟氏菌。
雙球菌	Diplococci	雙球菌是球菌的一類，其細胞沿一平面分裂，而子細胞成雙排列。代表種類為奈瑟氏雙球菌等。
腦膜炎奈瑟氏菌	Neisseria meningitidis	又名腦脊髓膜炎雙球菌或腦膜炎雙球菌，是一種革蘭氏陰性菌，因其所導致腦膜炎而聞名，亦會造成腦膜炎球菌血症。只會感染人類，是唯一令細菌性染腦膜炎成為流行病的病菌。約10%成人的鼻咽中有它的蹤跡。

中文	英文／學名	定義或註解
淋病奈瑟氏菌	Neisseria gonorrhoeae	又名淋菌（Gonococci）或淋病雙球菌，是導致淋病的病原菌，為革蘭氏陰性菌。這些球菌在細胞內是典型隨意排列成一對的。
菌毛蛋白	Pilin protein	是指一類纖維蛋白質，存在於細菌的菌毛結構中。雖然並非所有細菌都有菌毛，但細菌病原體通常使用它們的菌毛附著在宿主細胞上。在革蘭氏陰性細菌中，菌毛更常見，單個菌毛蛋白分子通過非共價蛋白質──蛋白質相互作用連接。
嗜血桿菌	Haemophilus sp.	為一些營養需求較為挑剔的嗜血性細菌。培養生長需要有新鮮血液或其衍生物，特別是在初分離時。嗜血桿菌大多為絕對寄生，部分菌種為人類呼吸道黏膜上的正常菌叢，可伺機成為原發性或續發性病原。
杜克氏嗜血桿菌	Haemophilus ducreyi	上層分類為巴斯德桿菌目、嗜血桿菌屬，是屬內一種重要的致病菌。杜克氏嗜血桿菌「專門」寄生於人體，主要導致男性的軟性下疳，經由性器官直接接觸而傳染。
軟性下疳	Soft chancroid；Chancroid	是一種頗為常見的「花柳病」，生殖器及其附近會有糜爛性潰瘍，患部周圍不硬，具有顯著的腫脹和觸痛，局部淋巴結會腫大且疼痛。
異活質	IsoVitalex	一種化學物質，常添加於血液瓊脂基內，用來分離對營養較挑剔的革蘭氏陰性桿菌。
巧克力瓊脂基	chocolate agar	是一種非選擇性、增殖的生長培養基，用於分離病原菌。它是血瓊脂平板的變體，含有通過緩慢加熱至 80℃ 裂解的紅細胞。巧克力瓊脂用於培養苛刻的呼吸道細菌，例如流感嗜血桿菌和腦膜炎奈瑟氏菌。這些細菌需要的生長因子，如紅細胞內的 NAD（因子 V）和氯化血紅素（因子 X）；因此，這些細菌生長的先決條件是紅細胞的裂解。瓊脂以顏色命名，並非含有真正可以吃的巧克力。

中文	英文 / 學名	定義或註解
杜克氏皮膚試驗法	Ducrey' s skin test	以死菌懸浮液（做為抗原）所執行的一種皮膚試驗，是診斷軟性下疳最有效的方法。
萬古黴素	Vancomycin	萬古黴素是一種糖肽類抗生素，用來治療許多細菌感染如皮膚感染、敗血症、心內膜炎、骨關節炎以及因耐甲氧西林金黃色葡萄球菌引起的腦膜炎時，通常建議採用靜脈注射藥物作為第一線治療。
梅毒	Syphilis	梅毒是種古今中外相當知名的性病，病原體是梅毒密螺旋體，病原體最早是由德國的埃里克霍夫曼和弗里茲蕭丁在一九〇五年發現。梅毒的病徵和症狀相當多樣，隨著感染分期（初期、第二期、潛伏期，和第三期）的不同會有不同的症狀。
螺旋體目	Spirochaetales	是一大群龐雜、具運動性的單細胞螺旋狀微生物，形體細長彎曲，柔軟似原生動物。具有與革蘭氏陰性菌相似且可彎曲的細胞壁，以及無細胞核、行二分裂生殖等特性，在分類上仍屬細菌。下有螺旋體科和密螺旋體科。
密螺旋體屬	Genus Treponema	密螺旋體科有三屬對人類具有致病性，分別是密螺旋體屬（引起梅毒、貝耶、雅司、品他等疾病）、疏螺旋體屬（引起回歸熱）和鉤端螺旋體屬（引起發燒、黃疸的全身性感染病和腦膜炎等）。
疏螺旋體屬	Genus Borrelia	
鉤端螺體屬	Genus Leptospira	
梅毒密螺旋體	Treponema pallidum	分類為一種螺旋體目、密螺旋體科、密螺旋體屬的螺旋狀細菌。長5～15、寬約0.2微米，具有6～14個緊密的螺紋，運動性活潑。可用金沙氏染色法將菌體染成紅色。
軸絲	Axial filament	在細菌學上是指獨具細胞全長、在細胞膜和細胞壁之間的鞭毛。螺旋體可通過軸絲來產生扭轉進行前後的移動。

中文	英文／學名	定義或註解
暗視野顯微鏡	Darkfield microscope	暗視野顯微法是光學顯微鏡學裡一種照明的技術。對於未染色樣品會增加影像的色調對比。原理是使用不會被物鏡吸收的光來照亮樣品，因此這種光不會變成影像的一部分，背景將會是黑色的，而樣品是發亮的。
青黴素（盤尼西林）	Penicillin	於一九二八年由蘇格蘭科學家亞歷山大弗萊明發現。人們在一九四二年開始用它來治療感染。有幾種增強的青黴素可有效對抗各種細菌，來源於青黴菌。青黴素家族包括青黴素 G（靜脈注射），青黴素 V（口服），普魯卡因青黴素和芐星青黴素（肌肉注射用）。
四環黴素	Tetracycline	又稱四環素，一種聚酮類廣譜抗生素藥物的泛稱，這類藥物由鏈黴菌屬放線菌細菌所產生，基本化學結構均由四個環接合而成，可用於對抗多種細菌感染。最早被使用於治療霍亂，現代一般用於治療粉刺、酒槽鼻。有許多藥物都是由四環黴素衍生而來，這些藥物被統稱為四環素類抗生素。
硬性下疳	Hard chancre	在最初暴露於梅毒密螺旋體後約二十一天形成，這些潰瘍通常在肛門、口腔、陰莖和陰道上或周圍形成。如果不用藥，硬下疳可能會在四至八星期內減少。
梅毒疹	Syphilide	由某些病毒和梅毒密螺旋體引起的皮膚表現症。症狀有所不同，從無到快速發作伴隨皮疹的經典表現。一般為粉紅色皮疹，持續時間不超過三天。併發症可能有熱性驚厥，但嚴重併發症很少見。
扁平濕疣	Condyloma lata	又稱尖銳濕疣。是一種皮膚病，其特徵在於生殖器上的疣狀病變。通常發生在二期梅毒患者上，其特徵在於無痛、粘膜的疣狀侵蝕，其平坦、天鵝絨般、溼潤和寬闊的基礎性質。傾向於在生殖器和會陰的溫暖潮溼的部位發展。病變的完全消退是自發的，並且在幾天到幾週之後發生，接著完全消退或進入第三期梅毒。

中文	英文／學名	定義或註解
膠樣腫性病害	Gumma	常見於第三期梅毒的柔軟非癌性肉芽腫。最常見於肝臟（肝炎），但也可見於腦、心、皮膚、骨骼、睾丸和其他組織，導致各種潛在問題，包括神經系統疾病或心臟瓣膜病。
梅毒瘤	Syphiloma	第三期梅毒常見的肉芽腫炎症狀。
神經性梅毒	Neurosyphilis	神經性梅毒是一種梅毒感染的腦或脊髓併發症。通常發生在患有慢性未治療梅毒的人群中，通常在首次感染後約 10 ～ 20 年並在未治療的人中約 25%～ 40%發展。美國疾病管制中心 CDC 認為神經性梅毒可發生在梅毒感染的任何階段。造成全身性麻痺、脊髓癆等中樞神經系統的退化症狀。
全身性麻痺	General paralysis	
脊髓癆	Tabes	
先天性梅毒	Congenital syphilis	患有梅毒的孕婦（尤其是已發展成中期梅毒時）在懷孕後第十～十五星期，透過胎盤血流而將病原菌傳給胎兒，造成流產、死胎，或出生的嬰兒於幼兒期便發展出先天性梅毒症狀，如馬鞍鼻、間質性角膜炎、骨膜炎、胡氏齒和中樞神經系統異常等。
馬鞍鼻	Saddle nose	
胡氏齒	Hutchinson's teeth	
VDRL 法	Venereal disease research laboratory	這是由美國性病研究實驗室所研發並為名的一種篩檢試驗。當身體的免疫系統遭受到微生物（如梅毒密螺旋體）感染的刺激時會生成反應素（Reagin），檢測血中是否有反應素，可用於梅毒的篩檢，因為它便宜又方便。
生殖循環	Replication cycle	又簡稱生活史。一般是指微生物在不同或單一宿主體內複製的過程，有可能是無性增殖或有性交配。
包涵體	Inclusion body	通常是指微生物在宿主細胞的空泡內複製時所形成的特殊結構。
族專一性	Group-specific	不論抗原的分子化學結構，只要是同族（或分類屬）微生物種類共有類似的抗原分子，且在血清學上有相同的反應結果稱之。

中文	英文／學名	定義或註解
型專一性	Type-specific	是指同一種微生物相似的抗原分子化學結構，但有些微不同，引起宿主產生不同的抗體及血清學反應。
砂眼	Trachoma	由砂眼披衣菌引起的傳染病。感染導致眼瞼內表面粗糙。這種粗糙可導致眼睛疼痛，外表破裂或眼角膜，最終導致失明。未經治療且重複的砂眼感染會導致永久性失明。
披衣菌性生殖道感染	Genital chlamydial infection	披衣菌性生殖道感染主要是藉由性行為來傳播，病徵非常類似淋病，但常為無症狀或輕微。由於經常與淋菌一起感染，嚴重時（若只治療淋病）在男性引起淋菌後尿道炎、副睪炎；女性則是骨盆腔炎、子宮頸炎、輸卵管炎及因阻塞之不孕等。
淋菌後尿道炎	Post-gonococcal urethritis	
花柳性淋巴肉芽腫	Lymphogranuloma venereum；LGV	為直接性接觸傳染的生殖道或直腸化膿性疾病。特徵是受到感染後三～二十天，外生殖器、肛門、直腸發展出小丘疹或水泡，潰瘍後無痛也不留疤痕。但於一兩個月後，男性鼠蹊部、女性直腸周圍的淋巴結會出現發炎、化膿、疼痛及肉芽腫等症狀。肉芽腫雖然會好，但會留下疤痕，這些硬疤組織能引起淋巴系統的障礙而導致外陰部水腫、直腸狹窄。
鸚鵡病	Psittacosis	又名鸚鵡熱或者飼鳥病（Ornithosis）。是一種人畜共患的傳染病，由鸚鵡披衣菌感染所引起，人類偶爾因與病鳥接觸或養鳥者吸入含有菌體的乾鳥糞飛沫感染。
流行性腦脊髓膜炎	Epidemic meningitis	是覆蓋腦和脊髓的保護膜（統稱腦膜）的急性炎症，最常見的症狀是發燒，頭痛和頸部僵硬。若由微生物感染所引起有流行傳染趨勢的原發性病症即稱流行性腦脊髓膜炎。
莢膜多醣體	Capsule polysaccharide	常指細菌莢膜的主成分為多醣體。
痤瘡	Acne	也稱為尋常痤瘡（即俗稱的粉刺），是一種長期的皮膚病，當毛囊被死皮細胞和皮膚油汙染時就易遭受金黃色葡萄球菌感染所致。特徵是黑頭或白頭的丘疹狀毛囊炎或膿腫。

中文	英文／學名	定義或註解
化膿球菌	Pyogenic cocci	是指經由皮膚外傷進入人體內時易引起全身性化膿感染的革蘭氏陽性球菌，對人類有致病性的以葡萄球菌和鏈球菌較為常見。
葡萄球菌屬	Staphylococcus sp.	葡萄球菌是一群革蘭氏染色陽性球菌，因常常堆聚成葡萄串狀而得名。葡萄球菌屬有三十二菌種，是最常見的化膿性球菌。廣存於空氣塵埃、衣物床單上，以及人的皮膚和各腔道黏膜，在這些地方與人體和平相處。但若經由皮膚外傷進入人體內時則易引起全身性化膿感染。對人類有致病性的以金黃色葡萄球菌、表皮葡萄球菌及腐生性葡萄球菌較為常見。
金黃色葡萄球菌	Staphylococcus aureus	
表皮葡萄球菌	Staphylococcus epidermidis	
腐生葡萄球菌	Staphylococcus saprophyticus	
殺白血球素	Leukocidin	是由某些細菌（特別是球菌）產生的一種細胞毒素。它是一種「穿孔」毒素。增加白血球細胞膜的陽離子通透性，使白血球失去吞噬作用。
凝固酶	Coagulase	金黃色葡萄球菌是唯一會產生凝固酶的葡萄球菌。能凝結血漿蛋白，可使吞噬細胞不易吞食葡萄球菌，並阻礙藥物對其作用。
琉璃醣碳基酸酶	Hyaluronidase	又名組織擴散因子（Spreading factor），此酶可分解連結結締組織間和細胞與細胞間的必要物質琉璃醣碳基酸，使細菌容易在其間擴散。繁殖及進入寄生的組織內。
葡萄球菌激酶	Staphylokinase	又稱纖維蛋白溶解酶（Fibrinoclase），可溶解纖維蛋白，並使細菌易在宿主組織內擴散。
青黴素酶（盤尼西林酶）	Penicillinase	多數菌株能產生此種破壞青黴素結構，使其失去藥效的酵素。

中文	英文 / 學名	定義或註解
蛋白酶	Proteinase	可分解蛋白質的酶。
脂解酶	Lipase	可分解脂質的酶。
脫皮毒素	Exfoliative toxin；Exfoliatin；Epidermolytic toxin	為一種絲胺酸蛋白水解酶，作用在皮膚顆粒層的胞橋小體（Desmosomes）而引起葡萄球菌脫皮症候群（Sstaphylococcal scalded skin syndrome；SSSS）。
中毒休克症候群毒素－1	Toxic shock syndrome toxin-1；TSST-1	會引起細菌性中毒休克症候群，相關症狀包含發燒、紅疹、皮膚脫落。
MRSA 菌株	Methicillin resistant staphylococcus aureus	葡萄球菌對大多數的抗生素易產生抗藥性，MRSA 菌株能改變染色體基因，使得細菌細胞壁上的青黴素結合蛋白（Penicillin binding proteins）之結構改變，導致藥物無法作用在細菌上。
鏈球菌	Streptococcus sp.	鏈球菌是一類球形的革蘭氏陽性細菌，屬於厚壁菌門的一個屬。這些細菌細胞分裂時總是沿一個軸，所以通常成對或者鏈狀的。因這些特徵，可與沿多個軸分裂而形成一團細胞的「葡萄球菌」區別。利用在血液瓊脂基培養溶血的特性可分成溶血性、草綠色及不溶血性三群鏈球菌。再利用細胞壁上菌族專一性的 C 醣體之不同又可將溶血性鏈球菌分成 A～H 及 K～U 族，其中對人類有致病性大多屬於 A 族溶血性鏈球菌。另有一種名為肺炎鏈球菌，常造成幼童及成人的大葉性肺炎。
A 族溶血性鏈球菌	Group A hemolytic streptococci	
肺炎鏈球菌	Streptococcus pneumoniae	
丹毒	Erysipelas	是一種急性感染，常伴有皮疹，通常在任何腿和腳趾、面部、手臂和手指上。它是真皮上層和淺表淋巴管的感染，通常是由 β－溶血性 A 群鏈球菌所引起。

中文	英文 / 學名	定義或註解
產褥熱	Postpartum fever	也稱為產後感染，泛指分娩或流產後女性生殖道的任何細菌感染，主兇是 A 族溶血性鏈球菌。症狀包括發燒超過 38℃、發冷，下腹部疼痛和可能有惡臭的陰道分泌物。通常發生在分娩後的第一天和發病後的前十天內。
猩紅熱	Scarlet fever	是由 A 族溶血性鏈球菌感染所引起的疾病。症狀括喉嚨痛、發燒、頭痛、淋巴結腫大和特殊皮疹。皮疹呈紅色，感覺像砂紙，舌頭可能是紅色和凹凸不平的。最常影響五～十五歲的兒童。
C 醣體	C-carbohydrate	鏈球菌細胞壁上最重要的抗原，為菌族專一性的細胞壁碳水化合物，藍氏血清學法即是依此抗原來分類菌族。
M 蛋白質	M-protein	存在鏈球菌細胞壁內，可抵抗白血球吞噬作用。具型專一性，與 A 族溶血性鏈球菌的毒力有關。
莢膜抗原	Capsule antigen	鏈球菌屬中，只有肺炎鏈球菌的莢膜為多醣體，具有抗原性；其他鏈球菌的莢膜組成為琉璃醣碳基酸，沒有抗原性。
似 M 蛋白質	M-like protein	可與抗體 IgG 及 IgA 的 Fc 區相結合，使抗體覆蓋在菌體表面，逃避細菌受到免疫攻擊。
F 蛋白質	F protein	包含纖維結合素接受器，用以附著咽喉及皮膚的上皮細胞。
α 型溶血	α-type hemolysis	在血液瓊脂培養基上依鏈球菌對紅血球作用之不同，可分成三類。α 型溶血鏈球菌不能產生溶血素，但會破壞紅血球，使血紅素變成綠色，在菌落周圍形綠色小圈，如草綠色鏈球菌。菌落周圍的紅血球被細菌分泌的溶血素所破壞殆盡，生成無色透明小環，稱為 β 型溶血，如溶血鏈球菌化膿鏈球菌。菌落周圍無任何溶血現象稱為 γ 型溶血，如不溶血鏈球菌。
草綠色鏈球菌	Streptococcus viridans	
β 型溶血	β-type hemolysis	
γ 型溶血	γ-type hemolysis	
不溶血鏈球菌	Streptococcus non haemolyticus	

中文	英文／學名	定義或註解
丹毒鏈球菌	Streptococcus erysipelas	屬於β—溶血性A族鏈球菌，引起丹毒皮疹的原因不是鏈球菌而是外毒素。
子宮內膜炎	Endometritis	分娩或流產後女性生殖道的A族溶血性鏈球菌侵入生產後的子宮，造成子宮內膜發炎、敗血症和發熱。
黏膜疹	Enanthem	是指粘膜上的皮疹（小斑點）。常見於猩紅熱、天花、麻疹、水痘的病徵，也可能是因過敏反應所引起。
草莓舌	Strawberry tongue	猩紅熱特殊的臨床症狀之一。舌頭呈現紅色和凹凸不平的。
紅斑毒素	Erythrogenic toxin	也稱為鏈球菌熱原外毒素，由化膿鏈球菌所分泌的一種半胱胺酸蛋白酶。此外毒素被認為是猩紅熱以及和鏈球菌中毒性休克症候群的致病因子。
腸球菌	Enterococci	即腸道鏈球菌。為人類小腸內的正常細菌，如果侵入其他組織或血液內可能會引起疾病。
桿菌屬	Bacillus sp.	主要是指一群革蘭氏陽性桿菌，大部分為腐物寄生菌，菌體常排成鏈狀。臘腸毒桿菌和炭疽桿菌為桿菌屬主要的致病菌，此為最大型的無運動性細菌，在自然界和培養基可見到孢子。
炭疽桿菌	Bacillus anthracis	炭疽桿菌一種棒狀的革蘭氏陽性菌，長約1～6微米，這種細菌通常以內孢子之型態出現在土壤中，並可存活數十年之久，一旦進入動物宿主體內，孢子便開始繁殖。菌體頭尾方形，外觀似竹子。在動物的組織內不會形成孢子，呈圓錐形的芽孢位於菌體中央，菌體不因芽孢形成而腫脹。無毒力的菌株無莢膜也不形成孢子。

中文	英文／學名	定義或註解
炭疽病	Anthrax	是一種由炭疽桿菌所引起的感染症，可以以三種形式發生，如皮膚（皮膚炭疽病，又名惡性膿疱）、肺（肺炎炭疽病，又名毛工病）和腸胃（腸胃炭疽病）。炭疽病滲出物中有炭疽毒素，含有具抗原性的不耐熱成分——即保護性抗原、致死因子和水腫因子。炭疽桿菌的致病性由莢膜及毒素兩者來決定。
炭疽毒素	Anthrax toxin	
皮膚炭疽病	Cutaneous anthrax	
肺炎炭疽病	Pulmonary anthrax	
腸胃炭疽病	Gastrointestinal anthrax	
梭狀芽孢桿菌	Clostridium sp.	又可簡稱梭菌，菌體呈梭狀，芽孢常比菌體大，是一類能產生內孢子的厭氧性革蘭氏陽性菌。除了產氣莢膜桿菌無鞭毛外，大多有鞭毛。大部分的梭狀芽孢桿菌可產生外毒素，為一些致病因。
氣性壞疽	Gas gangrene	是指桿菌在壞疽組織中會產生氣體的感染症。這致命的壞疽通常是由產氣莢膜桿菌引起的。產氣莢膜桿菌可產生十二種毒素和酵素，所引起的疾病可分為傷口感染、食物中毒及壞疽性腸炎等三類。
蜂窩性組織炎	Cellulitis	是指涉及皮膚內層的細菌感染，特別影響真皮和皮下脂肪。症狀包括發紅的區域，其面積在幾天內增加。感染區域通常很痛，偶爾會有淋巴管炎，患者可能會發燒並感到疲倦。儘管可發生在身體的任何部位，但腿部和臉部是最常見的部位。
產氣莢膜桿菌	Clostridium perfringens	俗稱魏氏桿菌，是所有產孢子桿菌中最易被分離的，也是引起氣性壞疽最常見的病原菌。菌體呈圓胖狀，沒有鞭毛所以無運動性，從組織或體液內取得的病菌可見有莢膜。培養於牛奶培養基時會產生特殊的風暴式醱酵。
臘腸毒桿菌	Clostridium botulinum	又稱肉毒桿菌。是一種生長在常溫、低酸和缺氧環境中的革蘭氏陽性桿菌，有卵形至長桿形的孢子，屬於次末端或末端的孢子生成方式。肉毒桿菌在不正確加工、包裝、儲存的罐裝的罐頭食品或真空包裝食品裡，都能生長。肉毒桿菌廣泛分布在自然界各處，比如土壤和動物糞便中。

中文	英文／學名	定義或註解
雙醱酵梭狀芽胞桿菌	Clostridium bifermentans	絕對厭氧的梭狀芽孢桿菌屬通常可依疾病症狀而將病原菌分類，例如傷口、膿瘍、菌血症等感染菌群，包括產氣莢膜桿菌、雙醱酵梭狀芽胞桿菌和汙泥梭狀芽胞桿菌。
索氏汙泥梭狀芽胞桿菌	Clostridium sordellii	
困難性梭狀芽胞桿菌	Clostridium difficile	為腸道正常菌種，在病人大量服用抗生素如安比西林或克林達黴素後會分泌毒素，造成大腸表皮細胞壞死的偽膜性腸炎，引起抗生素誘導性腸炎。
抗生素誘導性腸炎	Antibiotic-induced colitis	
克林達黴素	Clindamycin	是一種可治療中耳炎、骨關節發炎、骨盆腔發炎感染、鏈球菌咽炎、肺炎、心內膜炎等多種感染的抗生素，有時也會用於治療抗（Methicillin）金黃色葡萄球菌（MRSA）造成的感染。也被使用於青春痘的治療；還可以和奎寧合併使用，治療瘧疾。克林達黴素可以口服、靜脈注射，也可以藥膏形式擦在皮膚、陰道。
風暴式醱酵	Stormy fermentation	是指梭狀芽孢桿菌培養於牛奶培養基時所產生特殊的醱酵現象，細菌醱酵牛奶中的乳糖，產生酸（蛋白質變性凝固，產生酸臭味）和大量氣體（使凝固的蛋白撕裂、試管蓋爆開）。
壞疽性腸炎	Necrotic enteritis	由 C 型產氣莢膜桿菌所引起，比一般食物中毒的腸胃道症狀更嚴重。症狀突發，有腹痛、下痢及血便等現象，嚴重時可能會危及性命。
卡納黴素	Kanamycin	是一種氨基糖苷類抗生素，可用於口服和靜脈注射，對多種病菌感染有效，可從卡那黴素鏈黴菌中分離得到。
破傷風桿菌	Clostridium tetani	為梭狀芽孢桿菌屬的一種革蘭氏陽性大桿菌，長約 2～5 微米，在菌體的一端有卵圓形的大芽孢，狀似鼓槌或羽毛球拍。若以芽孢染色法染色，可見菌體為紅色而芽孢呈藍綠色。

中文	英文 / 學名	定義或註解
芽孢染色法	Spore stain	是一種細菌學的染色技術，用於鑑定細菌中內生孢子的存在。在細菌內，內生孢子是用於在極端條件下存活的保護結構，但這種保護性質使得它們難以用一般的技術來染色。可用於芽孢染色的特殊技術包括 Schaeffer-Fulton 染色和 Moeller 染色。
菌落游走現象	Colony swarming	破傷風桿菌可在一般的培養基內生長，氧分壓愈低（最好是完全無氧）時，菌體運動性愈強且芽孢易發芽。培養於血液瓊脂基時常因運動性而呈現有菌落游走現象，菌落周圍不平整。
神經毒素	Neurotoxin	破傷風桿菌所有菌型所產生外毒素均相同，是一種對熱不安定、易被蛋白分解酶破壞的神經毒素，即破傷風痙攣毒素。只作用於動物的神經系統，造成痙攣性麻痺。
破傷風痙攣毒素	Tetanospasmin	
角弓反張	Opisthotonos	破傷風桿菌外毒素作用於脊髓的神經組織，增加脊髓反射的興奮能力，此現象稱為角弓反張。
牙關緊閉	Lockjaw	破傷風毒素作用於周圍運動神經使肌肉痙攣，從受傷或感染部位開始，至下頜肌使嘴巴不能張開，逐漸涉及其他隨意肌，造成強直性痙攣，最後因呼吸困難而死。
人類破傷風免疫球蛋白	Human tetanus immunoglobulin	簡稱破傷風免疫球蛋白（TIG）或破傷風抗毒素，是一種由破傷風毒素免疫人體所生成抗體組成的藥物。常配合抗生素和肌肉鬆弛劑來治療破傷風，通過注射肌肉來給予。若無人類抗毒血清可用動物的，但要先做過敏試驗。
弛緩性麻痺	Flaccid paralysis	是指細菌的毒素經由腸胃道吸收，隨血流到達神經系統，不可逆地阻止乙醯膽鹼的製造與釋放，產生典型的急性無力肢體麻痺症狀。

中文	英文 / 學名	定義或註解
肺結核（結核病）	Tuberculosis；TB	中醫稱肺部的結核為「肺癆」。西醫傳入東方後，現今一般統稱為肺結核。是一種古老傳染病，由結核分枝桿菌引起。結核病的致病因是菌體本身而非細菌毒素，可感染人體所有組織，肺部疾病是最主要的一種，藉由患者或健康帶菌者講話或咳嗽所散布的飛沫而傳染。
分枝桿菌	Mycobacterium sp.	分枝桿菌是廣存於土壤和水中的腐生菌及動物的致病菌，只有結核分枝桿菌和痲瘋分枝桿菌兩菌種。可引起人類長期的慢性病。這些細菌均為細長、微彎曲的桿菌，最大的特色是不易被染色，一旦被著染後，以 30% 的鹽酸酒精也不能將之脫色，故稱為耐酸性桿菌（Acid fast bacilli）。
結核分枝桿菌	Mycobacterium tuberculosis	
痲瘋分枝桿菌	Mycobacterium leprae	
溶菌酶	Lysozyme	是一個分子量約 14 kdt 的酵素，它經由催化肽聚糖中 N- 乙醯胞壁酸和 N- 乙醯氨基葡萄糖殘基間和殼糊精中 N- 乙醯葡糖胺殘基間的 1, 4- β 鏈的水解，而破壞細菌的細胞壁。一些人體細胞分泌液中含有溶菌酶在，如唾液、眼淚、鼻涕。溶菌酶也存在於粒線體中的細胞質顆粒體。
痲瘋	Leprosy	又稱為癩病，潛伏期不定、發作突然，病害處通常在身體「較冷」的組織如皮膚、鼻咽、喉部、眼睛、睪丸、周圍神經等。可分為痲瘋瘤和類結核兩種型態。
漢生桿菌	Hensen's bacillus	痲瘋分枝桿菌是挪威醫師漢生（G. A. Hensen）於一八七三年所發現，在分類上與結核桿菌同屬分枝桿菌。由於「痲瘋」二字令人生厭，近年來常以漢生桿菌稱之。
雙酚氧化酶	O-diphenol oxidase	是一種四聚體，每分子含有四個銅原子，兩個芳香族化合物和氧的結合位點。該酶催化單酚分子的鄰羥基化，還可以進一步催化鄰二酚的氧化以產生鄰醌。受感染動物或人體組織內的痲瘋桿菌可發現此特殊酵素。

中文	英文 / 學名	定義或註解
麻瘋瘤型	Lepromatous type	麻瘋的臨床表現基本上所區分的型態。麻瘋瘤型又稱節結型，病情急性又惡化，病灶有大量細菌，傳染性高，皮膚出現結節。類結核型又稱麻痺型，病情進行較慢且良性居多，病灶內細菌很少，傳染性低，皮膚只出現紅色斑點，但會突發嚴重麻痺。
類結核型	Tuberculoid type	
碸劑	Sulfone	是含有與兩個碳原子連接的磺醯官能基團的化合物。中心六價硫原子與兩個氧原子中的每一個雙鍵連接，並且與兩個碳原子中的每一個具有單鍵，通常在兩個獨立的烴取代基中。製成的藥物名為二胺苯碸（Dapsone；DDS）或利福平（Rifampin）。
變形桿菌	Proteus sp.	是一群分類上屬於腸桿菌科的細菌，變形桿菌屬只有普通變形桿菌及奇異變形桿菌兩種菌種，均可引起原發性和續發性感染，是僅次於大腸桿菌的泌尿道感染之主要病原菌。前者存於腸道中，為正常菌群之一，但常見於院內感染；至於後者則是造成嬰幼兒腸炎的主要病原菌。
普通變形桿菌	Proteus vulgaris	
奇異變形桿菌	Proteus mirabilis	
鼠疫	Plague	黑死病（Black death）。這是一種存在於囓齒類與跳蚤的人畜共通傳染病，並藉跳蚤傳染給各種動物及人類。其最初反應為跳蚤咬傷部位臨近的淋巴腺發炎，經常發生於鼠蹊部，少發生於腋下或頸部。受感染的淋巴腺發炎、紅腫、壓痛而且可能會流膿，通常會有發燒現象。
鼠疫桿菌	Yersinia pestis	正式學名為耶耳辛氏桿菌屬（Yersinia）內的鼠疫耶耳辛氏桿菌。屬於人畜共同病原菌，大多是由動物或昆蟲媒介傳染給人類。是一種兩端圓鈍、中間較粗的球桿菌，長約 1.5～2.0 微米，為革蘭氏陰性菌。
魏松氏染色法	Wayson's stain	由 Wayson 研發的一種特殊染色法，針對鼠疫桿菌可染成雙極性染色，在顯微鏡下可觀察到菌體類似安全別針，兩端著染、中間無色。
雙極性染色	Bipolar stain	

中文	英文 / 學名	定義或註解
腺鼠疫	Bubonic plague	鼠疫因發生的部位及病情之同而可分為腺鼠疫、肺鼠疫及敗血性鼠疫三種。由於鼠蚤大都只能咬到人的下肢，病菌從咬傷處侵入後，經由淋巴管進入局部淋巴結，引起迅速擴展的出血性發炎，產生炎性淋巴腺腫。肺鼠疫則是經由飛沫吸入鼠疫桿菌或是來自嚴重的腺鼠疫所引起，病菌從黏膜進入血液而侵犯肺臟。敗血性鼠疫是病菌從輸出淋巴管和胸管侵入血流，易迅速散怖到所有器官，特別是脾、肝、肺，造成出血性發炎、器官局部壞死，並有休克症狀及皮膚、黏膜出現黑血斑等。
炎性淋巴腺腫	Bubo	
肺鼠疫	Pneumonic plague	
敗血性鼠疫	Septicemic plague	
立克次氏菌	Rickettsia spp.	立克次氏菌屬於比較特殊的細菌，遠較普通細菌小，呈多形性，有時為球桿狀、短桿形或細桿狀，平均長 0.3～0.5 微米。無運動性，雖有類似革蘭氏陰性菌的細胞壁構造。但革蘭氏染色的效果不佳，許多特徵和病毒一樣，只能在動物細胞內寄生繁殖等。
斑疹傷寒	Typhus	斑疹傷寒可分為流行性和地方性。根據立克次氏菌的臨床症狀、菌種、病媒、宿主、免疫學特性及流行病學可分成數群。流行性斑疹傷寒又稱為蝨型斑疹傷寒，病原為普氏立克次氏菌，在體蝨的腸道細胞內繁殖。當體蝨咬人時趁機侵入人體。
流行性斑疹傷寒	Epidemic typhus	
普氏立克次氏菌	Rickettsia prowazekii	
多形性	Polymorphism	在生物學中是指一個物種的同一種群中存在兩種或多種明顯不同的外型。多形性必須同一時間在同一棲息地中出現。
Q 熱	Q fever	Q 熱是因普氏立克次氏菌感染所致的一種熱病，很特別的是普氏立克次氏菌以空氣傳播外以及 Q 熱無皮膚病徵，這兩點與其他的立克次氏菌病完全不同。
地方性斑疹傷寒	Endemic typhus	又稱鼠類斑疹傷寒（Murine typhus），病原為傷寒立克次氏菌（Rickettsia typhi）。

中文	英文／學名	定義或註解
立克次氏痘疹	Rickettsialpox	病原為小蟲立克次氏菌（Rickettsia akari）。寄生於細胞核內，天然保存宿主為家鼠，由一種吸血蟎在家鼠間散播，城市居民偶爾被叮咬所特有的立克次氏菌病。
體蝨	Body louse	體蝨會寄生於人體皮膚皺摺處及暫存於衣物上。
伯秦氏病	Brill–Zinsser disease	是指流行性斑疹傷寒病癒後復發的病症。
落磯山班點熱	Rocky Mountain spotted fever	最致命且最常見於美國的立克次體病，病原為立氏立克次氏菌，經由壁蝨傳播。當壁蝨叮咬傳染性動物之後，病菌在壁蝨的腸細胞繁殖，當壁蝨咬人時，唾液內的病原菌即進入傷口，直接傳染給人。落磯山班點熱的潛伏期及病徵與其他立克次氏菌相似，病人先發高燒、嚴重頭痛，幾天後發疹，首先出現於腳踝及手腕上，漸漸擴散至全身。
立氏立克次氏菌	Rickettsia rickettsii	
外斐氏試驗	Weil–Felix test	一九一六年 Weil 和 Felix 兩人發現普通變形桿菌的 O 抗原與立克次氏菌抗原有交叉反應，能與立克次氏菌病患者的血清形成凝集反應。憑藉其悠久的歷史和簡單性，已成為全球廣泛應用的立克次菌感染篩檢測試法。
補體固著試驗	Complement fixation	是一種免疫學試驗，根據是否產生補體結合反應，常用在檢測患者血清中特定抗體或特異性抗原的存在。特別是用於不易培養的微生物檢測和風濕性疾病。
間接免疫螢光抗體法	Indirect fluorescence antibody assay	免疫螢光技術是一種利用螢光顯微鏡來觀察抗原抗體反應結果的方法。利用針對抗原或抗體的特異性，將帶有螢光染料的分子與之結合，並透過細胞內特定生物分子靶標，藉由觀察檢體上的螢光分布而決定陰陽性。直接或間接法的差異在於抗原、抗體及螢光標靶的結合與清洗型式。

中文	英文 / 學名	定義或註解
乳膠凝集試驗	Latex agglutination test	將特定的抗原分子結構附著於乳膠上，能與血清內的抗體形成凝集反應。是臨床上常用於鑑定和分型許多重要微生物的試驗。
叢林斑疹傷寒	Scrub typhus	叢林斑疹傷寒的病原為恙蟲立克次氏菌，常見於囓齒動物體內，經由一種蟎（又名恙蟲）傳播，故又有恙蟲病之稱。人類只是偶發的宿主，因恙蟲的幼蟲需要吸血，在叮咬宿主後將病菌傳給人類。
恙蟲立克次氏菌	Rickettsia tsutsugamushi	
恙蟲病	Tsutsugamushi disease	
戰壕熱	Trench fever	戰壕熱的病原菌為五日熱立克次氏菌。人類與體蝨均為五日熱立克次氏菌的宿主。感染人體經一段潛伏期後，出現典型突然性發熱、發冷與疹子。發熱與寒顫症狀每次持續三至五天，消退後又再次發作。
五日熱立克次氏菌	Rickettsia quintana	
放線菌	Actinomyces	是一群具有「菌絲」形態，外觀看似黴菌絲狀的細菌。此菌廣布於各種環境，以土壤居多，少數厭氧性放線菌為人類口腔內的正常菌叢。這些細菌所引起的疾病統稱為放線菌病。特徵是在結締組織產生慢性、破壞性的化膿感染，最常發生於顏面部，偶爾見於肺部和腹部。疾病進行緩慢，膿腫進行的方向彎曲不定，通常是指向組織表面，最後造成排膿、形成慢性瘻管，很難癒合。
放線菌病	Actinomycosis	
放線菌屬	Actinomyces sp.	上為放線菌科、放線菌目，屬內只有一菌種以色列放線菌偶爾引起人類的放線菌病。這是一些厭氧或微需氧性、無耐酸性質的細菌，斷裂的菌體呈桿狀或球桿狀。
以色列放線菌	Actinomyces israelii	

• 病毒與類病毒

中文	英文 / 學名	定義或註解
濾過性病毒	Niltrable virus	把罹患某疾病的植物病株汁液，用可以阻擋細菌大小微粒的濾膜過濾，然後發現過濾後的液體仍可感染植物，產生相似的疾病。因此推測這些病株液體內必定含有某種比細菌還微小的東西能引起疾病，於是用「濾過性病毒」來說明這種史無前例的極小病原體。現今已不再用「濾過性病毒」稱之。
病毒	Virus	目前已知構造最簡單、最小的生命體，整個病毒顆粒的直徑約從 20 到 300 奈米，遺傳物質為 DNA 或 RNA 其一，被裹在一個蛋白質外殼內。病毒必須絕對寄生在活細胞內，利用宿主細胞的酵素系統及核醣體進行核酸複製及生長繁殖。當病毒複製完成後，大量的「後代」會從宿主細胞釋出，再感染鄰近或透過血流侵犯其他細胞。
核醣體	Ribosomes	舊稱「核糖核蛋白體」或「核蛋白體」，是細胞中的一種胞器，主要成分是相互纏繞的 RNA 和蛋白質。核糖體是細胞內蛋白質合成的場所，能讀取 mRNA 核苷酸序列所包含的遺傳資訊，並使之轉化為蛋白質中胺基酸的序列資訊以合成蛋白質。
類病毒	Viroid	類病毒的核酸 RNA 分子常形成核苷酸內部的鹼基配對，形成一個約 15 奈米長的桿狀 RNA。此 RNA 分子不會產生蛋白質，也無任何蛋白質包裹於外，但此裸露的 RNA 分子卻具有感染力，是一種非典型病毒，主要是造成植物之間的感染，類病毒似乎不易感染動物細胞，

中文	英文 / 學名	定義或註解
痘病毒	Poxviruses	屬於痘病毒科（Poxviridae），是所有動物病毒中最大且構造最複雜的。痘病毒科包含六個屬，其中只有三種與人的疾病有關，分別是天花的病原天花病毒或稱痘症病毒；牛痘病毒及傳染性軟疣病毒。
牛痘病毒	Vaccinia virus	
傳染性軟疣病毒	Molluscum contagiosum virus	
天花	Smallpox	天花又名痘症，在過去是一種相當重要的急性傳染病。痘症又分成兩類，一為大痘症也就是天花；另一是小痘症又稱作類天花，類天花的病情則較為緩和。
側體	Lateral body	天花病毒顆粒內有個啞鈴狀的厚膜核心，核心側邊有兩個圍著蛋白質的胞器稱之。
小痘斑	Pock	天花病毒生長於十至十二天的雞胚絨毛尿囊膜內所生成的白色病灶。
核蛋白抗原	Nucleoprotein（NP）antigen	所有痘症病毒的內部核心含有一種共同抗原，屬於一種病毒結構蛋白。
疱疹病毒	Herpes virus	是一大群中、大型的 DNA 病毒，是人類 DNA 病毒中唯一具有二十面體及套膜者，為標準的病毒顆粒。引起的疾病從普通水泡到腫瘤等相當廣泛，在臨床及基礎醫學研究上有其重要的價值。
水痘帶狀疱疹病毒	Varicella zoster virus（VZV）	病毒的形態、構造與單純疱疹病毒極為相似，性質不甚穩定，但活力較強。是水痘和帶狀疱疹的病原，帶狀疱疹是水痘的溫和復發疾病。

中文	英文 / 學名	定義或註解
水痘	Varicella；Chickenpox	是一種因水痘帶狀疱疹病毒由上呼吸道黏膜進入體內，先在網狀內皮系統繁殖，之後隨血液循環由軀幹散布至四肢的皮膚，之後三至四天連續出現成群的新鮮水泡疹。
痂皮	Crust	是指表皮上皮細胞混著乾燥的皮脂、膿液和血液所形成的碎片。水痘乾化後的痂皮，自然痊癒後通常不會留下疤痕。
先天性水痘症候群	Congenital varicella syndrome	婦女懷孕時若感染水痘，可能會影響胎兒，此即先天性水痘症候群，嚴重時會導致流產。
樂威素	Acyclovir；Zoviax®	化學結構名為無環鳥苷，是一種鳥嘌呤類似物類的抗病毒藥物。主要用來治療單純疱疹病毒感染、水痘、帶狀疱疹。另外也應用在移植手術後，預防巨細胞病毒感染的預防性投藥。有口服劑型與靜脈注射劑型。
背根神經節	Dorsal root ganglia	又稱為脊髓神經節或後根神經節，是一群位於脊髓後根神經的神經細胞體。背根神經節包含傳入的感覺神經元。
帶狀疱疹	Herpes zoster	是小時候感染了水痘帶狀疱疹病毒於中年後的復發性疾病，典型病徵為在身體左側或右側或臉部呈現帶狀的水痘，水痘出現前三天會有麻刺感或局部疼痛。
柯氏斑點	.Koplik's spot	頰部口腔黏膜上的一種中央灰白而周圍紅暈之丘疹。此斑點有特殊性，可做為麻疹的臨床診斷依據。

中文	英文 / 學名	定義或註解
套膜病毒科	Togaviridae	套膜病毒科是一群有套膜的單股正向 RNA 病毒下有阿法病毒和風疹病毒兩屬，其中各有七種和兩種病毒，大多為藉由節肢動物傳播的病毒，但風疹病毒屬中的德國麻疹病毒並非節媒病毒。
阿法病毒屬	Alphavirus genus	
風疹病毒屬	Rubivirus genus	
德國麻疹病毒	Rubella virus	屬於套膜病毒科風疹病毒屬的一種病毒，不靠節肢動物傳播，在致病性及流行病學上類似麻疹病毒。
節肢動物媒介病毒	Arthropod-borne virus	是指以節肢動物（以昆蟲為主）為傳播媒介的病毒，各種病毒科都有。病毒會在昆蟲體內繁殖，並不造成昆蟲的疾病。病毒侵犯人類的標的器官很廣，以中樞神經為主，如腦炎。
先天性德國麻疹	Congenital rubella	是指孕婦在懷孕期間感染了病毒，病毒會通過胎盤而侵襲胚胎細胞，造成胎兒的畸形與疾病。
普通感冒	Common cold	俗稱「傷風」，多是由鼻病毒引起，出現打噴嚏、鼻塞、流鼻涕、低燒等症狀，大約幾天內痊癒，極少引起流行。
傷風	Catch cold	
鼻病毒	Rhinovirus	與同科（小 RNA 病毒科）的腸病毒在性質上相似，但只感染呼吸道。是導致急性上呼吸道感染病最常見、最重要的病原體，包括普通感冒及流行性感冒。
正黏液病毒科	Family Orthomyxoviridae	在分類上，正黏液病毒科中只有一屬名為流行性感冒病毒，主要引起呼吸道的感染，分為 A、B、C 三型流行性感冒病毒。整個病毒顆粒之大小約 80～120 奈米，內部核心則為 70 奈米左右。病毒的基因體是由八個不同的單股負向 RNA 片段所組成，RNA 與內部蛋白緊密結合成螺旋狀的核醣核蛋白，外被套膜所包裹著。
流感病毒（簡稱）	Flu virus	
流行性感冒病毒	Influenza virus	

中文	英文／學名	定義或註解
核醣核蛋白	Ribonucleoprotein；RNP	是指病毒的內部蛋白與基因體 RNA 緊密結合成螺旋狀的結構。
醣蛋白突起物	GP spikes	指正黏液病毒套膜外層上向外突起、具有抗原性的醣蛋白（Glycoprotein）。
血球凝集素	Hemagglutinin；HA	又稱為流感病毒的毒力抗原，突出於病毒表面。主要功能為結合呼吸道黏膜上皮細胞上的接受器，也是誘導宿主體內產生中和抗體的主要抗原。
神經胺酸酶	Neuraminidase；NA	為病毒套膜外層的醣蛋白突起物之一，又稱為毒力抗原。主要功能為結合呼吸道黏膜上皮細胞上的接受器，也是誘導宿主產生中和抗體的主要抗原。能凝集多種動物如人、雞、天竺鼠的紅血球。能破壞細胞接受器的唾液酸，幫助病毒顆粒從宿主細胞內釋放出來。
唾液酸	Sialic acid	
大流行	Pandemic	如果疾病流行在廣大地區且大多數人受到波及，例如流行性感冒，則稱之為大流行。或說健康事件的發生數目同時在世界各地區均超過正常期望值。
抗原偏差	Antigenic drift	A 型流感病毒的血球凝集素和神經胺酸酶具有極高的抗原變異性。血球凝集素和神經胺酸酶抗原內的小變化稱為抗原偏差，宿主對其仍有交叉保護作用，造成每年不同的地方性流行。
地方性流行	Epidemic	某特定地區其健康事件發生數比其它地區呈經常性的高，也就是說某種疾病在某一地區會經常發生。例如臺灣的烏腳病集中在臺南學甲及北門一帶；新竹縣竹東地區的甲狀腺腫大等。
抗原改變	Antigenic shift	整個血球凝集素或神經胺酸酶的轉換，形成新的病毒亞型，此種新病毒所造成的感染，屬於十至四十年間不連續性的大流行。

中文	英文 / 學名	定義或註解
副黏液病毒科	Family Paramyxoviridae	黏液病毒是一個總稱，可分為正、副兩科。為一群單股反鏈病毒目下的 RNA 病毒，包括副粘液病毒及肺炎病毒兩個亞科。下有麻疹病毒、腮腺炎病毒、仙臺病毒、新城雞瘟病毒等七屬。
副流行性感冒病毒	Parainfluenza virus	有部分病毒會引起類似流行性感冒病毒的呼吸道感染，但與正黏液病毒在構造及特性上卻不同。
呼吸道細胞融合病毒	Respiratory syncytial virus；RSV	醫學上的流行性腮腺炎即是民間俗稱的「豬頭皮」，是腮腺炎病毒所造成的急性傳染症。主要是藉由直接接觸或飛沫來傳染，尿液或經唾液汙染之媒介物亦可傳播。流行性腮腺炎在幼稚園及小學最容易發生，年齡群以四至七歲居多，十三至十六歲的青少年也常見。麻疹病毒的直徑約 120 ～ 200 奈米，為不規則的顆粒狀。病毒的天然宿主只有人類與猴子等靈長類動物，疾病主要是藉由呼吸道（飛沫）傳播，傳染性極強，無論任何年齡群皆易受到感染。
流行性腮腺炎病毒	Mumps virus	
麻疹病毒	Measles virus	
新城雞瘟病毒	Newcastle disease virus；NDV	
哮喘	Asthma；Wheeze cough	醫學上正式的病名為急性喉氣管支氣管炎（Laryngotracheobronchitis）。
呼吸道細胞融合病毒	Respiratory syncytial virus	為副黏液病毒科的成員之一。但有幾個較特別的地方如一、於雞胚內無法生長，在養殖細胞中生長常造成細胞有「融合」現象。二、無血球凝集、血球吸附、溶血及神經胺酸酶等作用。三、對乙醚敏感，是所有副黏液病毒中最不穩定的。
鳥禽流感病	Avian flu	禽類流行性感冒病毒（簡稱禽流感病毒）即為 A 型流行性感冒病毒的變異株（亞型）。原本只是鳥禽（雞瘟）或候鳥間的傳染病，自從一九九七年在香港發現人類也會罹患鳥禽流感病後，此病症引起世界衛生組織的高度關注。其後，人的禽流感一直在亞洲地區零星爆發。
禽類流行性感冒病毒	Avian influenza virus	

中文	英文／學名	定義或註解
超級流感	Super flu	當禽流感病毒產生變異而可人傳人時，就可能引發大流行，造成不少患者死亡，此種殺傷力極強的流感稱之。
殺手流感	Killer flu	
嚴重急性呼吸道症候群	Severe acute respiratory syndrome	簡稱 SARS。二十一世紀初 SARS 剛流行時並不知道是由何種病原體所引起，只知病人的肺炎有別於一般細菌或病毒感染的肺炎，故稱之「非典型肺炎」，又因為常常會合併呼吸衰竭的症狀。WHO 後來將此感染症統一正名為「嚴重急性呼吸道症候群」。
SARS 冠狀病毒	SARS coronavirus	冠狀病毒為 RNA 病毒，分類上屬於冠狀病毒科，至今被發現的病毒已超過十五種，除了感染人類外，於牛、豬、貓、狗、囓齒類及鳥類也會造成呼吸、神經及消化系統的不同感染。SARS 冠狀病毒為冠狀病毒科旗下的一群新病毒，據研究，SARS 病毒可能是由數種冠狀病毒之基因重組而演化成，推測可能是由果子狸的冠狀病毒經由突變或基因重組而成。
冠狀病毒科	Family Coronaviridae	
反轉錄聚合酶連鎖反應	Reverse transcription polymerase chain reaction；RT-PCR	傳統核酸聚合酶連鎖反應的變化應用，先用反轉錄酶將檢體裡的 RNA 轉化成 DNA 後，再控制聚合酶反應溫度的升降以連鎖複製 DNA 片段，讓檢體內少量的 DNA 無限增多以利後續的檢測應用。
輪狀病毒	Rotavirus	一九七三年以電子顯微鏡觀察腹瀉患者的糞便檢體時所發現，病毒外層蛋白衣在電子顯微鏡下所見像是車輪緣圍繞著輪軸的車輪。為雙股 RNA 病毒，特色是具有雙殼蛋白衣。所以病毒顆粒比一般小 RNA 病毒來的大一點。
輪狀病毒腸炎	Rotaviral enteritis	特別是指因輪狀病毒感染所引起的腹瀉、腹痛、發熱或嘔吐等臨床症狀（嬰幼兒感冒又腹瀉），並導致脫水。

中文	英文 / 學名	定義或註解
諾羅病毒	Norovirus	諾羅病毒過去名為類諾瓦克病毒，在病毒學分類上屬於杯狀病毒科的一種小而圓（病毒顆粒直徑 35 ～ 40 奈米）、無套膜、單股 RNA 病毒。與人類疾病較有關係的是諾瓦克病毒。一九七二年後世界各地的醫界陸續在成人腸胃炎患者之糞便中，發現數種形態類似的病毒，國際病毒分類委員會將該群病毒正式定名為類諾瓦克病毒。杯狀病毒科之下共分四屬，除了類諾瓦克病毒屬外，其他還有類札幌病毒屬對人類有致病性。
類諾瓦克病毒	Norwalk-like virus（NLVs）	
杯狀病毒科	Family caliciviridae	
諾瓦克病毒	Norwalk virus	
類札幌病毒屬	Sapporo-like viruses	
D 型肝炎病毒	Hepatitis D virus	與 B 型肝炎病毒聯手才會造成人類感染，所以名為 D 型肝炎病毒，或許是一種類病毒。
肝病；肝疾	Liver disease	即起因是醫學上簡單統稱的肝炎。肝炎泛指肝臟的主要成分（Hepatocyte）肝細胞因病毒等微生物的感染，或受到幅射、高燒、酒精、藥物、毒素、其他不明生理病理因子之傷害，造成肝細胞壞死、白血球浸潤及肝組織變質等發炎現象，依據病程變化而有急、慢性之分。
肝炎	Hepatitis	
病毒性肝炎	Viral hepatitis	是指因各種肝炎病毒或其他非以傷害肝細胞為主之病毒（如巨細胞病毒）感染，所導致的急慢性肝炎。
嗜酸性包涵體	Eosinophilic inclusion body	通常是指受病毒感染的細胞間會發生融合現象，且在細胞核內可發現有一特殊構體，易被伊紅等酸性物質著染。 來自母親的先天性巨細胞病毒感染，可引起巨細胞性包涵體病，死亡率極高。常見的病徵包括早產、肝脾腫大性黃疸、血小板減少症、溶血性貧血、腎功能不全、肺炎及視網膜病變等。
巨細胞性包涵體病	Cytomegalic inclusion diseases	
次臨床感染	Subclinical infection	簡單講是指一般並未出現臨床病徵的微生物感染。

中文	英文 / 學名	定義或註解
巨細胞病毒 單核球增多病	Cytomegalovirus mononucleosis	接受器官移植或長期接受輸血者，有時會導致潛伏的巨細胞病毒復發，引起伺機性感染的一種疾病。常可見到受感染的單核球有變大、數量增多的情形。
血清性肝炎病毒	Serum hepatitis virus	臨床上習慣把一些透過血液、體液交換而傳染的肝炎病毒稱之，以突顯它的傳播途徑及防治重點。其中大家耳熟能詳也最重要的即是 B 型肝炎病毒和 C 型肝炎病毒。
B 型肝炎病毒 （B 肝病毒）	Hepatitis B virus；HBV	分類上 B 肝病毒屬於肝 DNA 病毒科，病毒基因體為兩條長短不一、連接成部分雙股環狀的 DNA 分子。整個顆粒大小約 42 奈米，內層病毒核心直徑 27 奈米，核心內有 DNA、活性 DNA 聚合酶。
肝 DNA 病毒科	Family Hepadnaviridae	
核抗原	HBcAg	病毒核心蛋白衣由核（Core）抗原組成，核心與核抗原間存在有分泌性抗原。
分泌性抗原	HBeAg	
表面抗原	Hepatitis B surface amtigen；HBsAg	B 肝表面抗原是 B 肝病毒最外層的蛋白結構，B 肝病毒進入人體，進行第一階段複製所生成具有感染力的完整病毒顆粒（鄧氏顆粒），但在病人血液中難發現。除了鄧氏顆粒外也會製造出許多「類病毒」，由許多具有 B 型肝炎病毒表面抗原抗原性的蛋白小分子「圍成」，應是病毒生產過量時所形成的一些外層套膜「廢棄物」之聚集，有一、直徑約 22 奈米的橢圓狀或小球形顆粒，數量多、易測到。二、寬徑約 22 奈米、長度可達 700 奈米的長管狀顆粒。這些不完整的顆粒在感染早期的血中很多。
鄧氏顆粒	Dane particles	
血清學標記物	Serologic markers	醫學上專指 B 型肝炎病人體內的抗原（HBsAg、HBeAg）抗體（HBsAb、HBeAb、Anti-HBc）在血清學檢查的變化，與臨床病徵、診斷關係密切，無論在疾病診治或預防保健上都很重要。

中文	英文／學名	定義或註解
慢性活動性肝炎	Chronic active hepatitis；CAH	B 型肝炎病毒感染的潛伏期較長，有些患者感染後，症狀輕微或無症狀，卻轉變成慢性肝炎或 B 肝帶原者，如果帶原者體內的病毒還持續複製且可傳給他人時，可稱之為慢性活動性。
A 型肝炎病毒	Hepatitis A virus；HAV	A 型肝炎病毒的顆粒直徑大小約 27～30 奈米，是一種沒有套膜、二十面體、單股線形正性 RNA 的小型病毒，屬於小 RNA 病毒科，一般理化特性與腸病毒類似。
小 RNA 病毒科	Family Picornaviridae	是 RNA 病毒中最小的一群病毒，為裸露的二十面體顆粒，內含一條單股 RNA 基因體，每個病毒屬的病毒結構、特性類似。小 RNA 病毒包括許多種血清性質不同的病毒，會感染人類的至少有 170 種，可造成腸胃道、呼吸及中樞神經系統方面的疾病。
腸病毒屬	Genus enteroviruses	小 RNA 病毒科主要可分為鼻病毒和腸病毒兩屬。腸病毒能在多種組織內增殖，可感染腸胃道、口咽部、心臟組織及中樞神經系統。
鼻病毒屬	Genus rhinoviruses	
突爆	Outbreak	是指一種傳染病在群體中因各種原因突然爆發流行。
C 型肝炎病毒	Hepatitis C virus；HCV	C 型肝炎病毒於一九七八年被發現時，認為它是造成非 A 非 B 病毒型肝炎（臨床上泛指肝炎的病原不是 A 型或 B 型肝炎病毒）的主要致病原之一。一九八九年從病人的肝組織中，利用遺傳分生技術首次獲得基因組序列，加上其他後續的研究，得知是新的肝炎病毒。分類上暫時先歸在黃病毒科內的肝炎病毒。
非 A 非 B 病毒型肝炎	Non-A non-B viral hepatitis	
核酸聚合酶連鎖反應	Polymerase chain reaction；PCR	是常用的分子生物學技術，一種簡單、廉價且可靠的方法（控制聚合酶反應溫度的升降）連鎖複製 DNA 片段，此概念（讓檢體內少量的 DNA 無限增多以利後續的檢測應用）適用於現代生物學和相關科學的許多領域。

中文	英文 / 學名	定義或註解
疱疹病毒科	Family Herpesviridae	疱疹病毒科是一種 DNA 病毒，可在人類和動物身上造成疾病。目前已知在這科中有八種病毒可造成人類疾病，這類病毒被統稱為人類疱疹病毒。
次蛋白衣	Capsomere	次蛋白衣是蛋白衣的一個基礎構造，是一種保護病毒遺傳物質的蛋白外殼，組裝成蛋白衣。最標準也最穩定的是二十面體，另外還有螺旋狀和複合型。
蛋白衣 （囊鞘、外鞘）	Capsid	
潛伏感染	Latent infection	是指病毒在宿主細胞內休眠的一種狀態或能力，一種持續性病毒感染，與慢性病毒感染不同。是某些病毒生命週期的延遲階段，其中在最初感染（不管有無治療）後，病毒顆粒的增殖停止。然而，病毒基因尚未完全根除。結果是病毒可重新激活並開始產生大量的病毒後代。
急性疱疹齒齦口腔炎	Acute herpetic gingivostomatitis	也稱為原發性疱疹性口腔疱疹或鵝口瘡口炎，通常是指單純疱疹感染期間的初始表現。會引起水泡性潰瘍、疼痛，部位發生在如眼結膜、口腔及皮膚黏膜。
唇疱疹	Herpes labialis	成人的唇疱疹又名冷痛，在口或唇邊黏膜相接處突然出現三兩成群的小水泡及疼痛潰瘍，幾天後自癒不留疤。這是單純疱疹病毒最常引起的再發性疾病。
生殖器疱疹	Genital herpes	是在男女外生殖器黏膜之水泡潰瘍，初次感染常較嚴重，可能伴隨發燒及腹股溝淋巴腺病等。水泡雖然持續幾天會自癒，但惱人的是再發與相互感染。
人類乳頭狀瘤病毒	Human papilloma virus；HPV	屬於乳頭狀瘤病毒科，臨床感染可引起人類多種形態的良性瘤（疣）。這群 DNA 腫瘤病毒的種類繁多，致癌的潛伏期較長，在活體正常宿主內較缺乏明確的證據來證實其致癌性，但於組織培養（活體外）時則會導致細胞變性。

中文	英文 / 學名	定義或註解
尖頭濕疣	Pointed condyloma	俗稱菜花。是一種長在男女生殖器、肛門甚至口腔的疣，起初單獨出現，再逐漸多顆粒突出，愈來愈大的紅色濕性肉芽疣叢，外觀像花椰菜。生殖器菜花常會灼熱、微痛，嚴重時會有尿道、生殖道炎等相關症狀。
後天免疫缺陷症候群	Acquired immunodeficiency syndrome；AIDS	後天免疫缺陷（缺乏、不全）症候群又因縮寫 AIDS 的發音而名為愛滋病，AIDS 最早的報告是由美國 CDC 所發表。當時認為 AIDS 是一種「不明原因」導致的免疫機能缺乏，進而引發一些原蟲、黴菌的伺機性感染或不尋常惡性腫瘤的臨床綜合症候群。經過幾年的研究證實，AIDS 真正的元兇是一種病毒。
人類免疫缺陷病毒	Human immunodeficiency virus；HIV	是具有反轉錄病毒科所特有的反轉錄酶，現被歸類於反轉錄病毒的晶狀病毒亞科、慢病毒屬。晶狀病毒在動物體身上引起神經方面的問題，而在人類則是造成 T 細胞缺乏的免疫不全綜合病症，如人類免疫缺陷病毒。
反轉錄病毒科	Family Retroviridae	反（逆）轉錄病毒科是一群 RNA 病毒，其中的人類免疫缺陷病毒現被歸類於晶狀病毒亞科、慢病毒屬。此類病毒多具有內源性反轉錄酶，作用是先將位於 RNA 的遺傳物質反轉錄成 DNA。
慢病毒屬	Genus Lentivirus	
反轉錄酶	Reverse transcriptase	細胞內的轉錄作用（Transcription）是以 DNA 為模板合成 RNA 的，所得 RNA 為 mRNA，供做合成蛋白質的模板用。反轉錄酶是一類存在於部分 RNA 病毒中具有反轉錄活性、能以單鏈 RNA 為模板合成 DNA 的酶。由反轉錄酶催化反轉錄合成的 DNA 稱為互補 DNA。

中文	英文 / 學名	定義或註解
輔助性 T 細胞	Helper T4 cell；CD4+ TH	淋巴球有 T、B 細胞之分，利用細胞表面特殊的接受器蛋白（CD）來分類。T 輔助細胞（TH 細胞）在免疫系統中是一種很重要的 T 細胞，它們透過釋放細胞因子來幫助其他免疫細胞的活動。這些細胞有助於抑制或調節免疫反應。
舌白斑	Leukoplakia	一般是指粘膜上牢固附著的白色斑塊，其與罹癌的風險增加有關。病灶的邊緣通常是不規則突起的，病變隨時間而變化。一般沒有其他症狀。通常發生在口腔內，雖然有時胃腸道，泌尿道或生殖器其他部位的粘膜可能會受到影響。
全身持續性淋巴腺腫	Persistent generalized lymphadenopathy；PGL	持續性淋巴腺腫，是專指在身體幾個不同區域發生的疼痛性淋巴結腫大，超過三至六個月，其中大多找不到病因。這種情況在愛滋病潛伏期的病人上經常發生。
AIDS 相關症候群	AIDS-related complex；ARC	愛滋病經過一段時間長短不一的潛伏期，因不明原因或其他因素（大多是宿主本身的免疫力已下降到某一程度）共同影響下，病毒開始「再活化」。此時，因免疫力逐漸消失，慢慢出現輕微的發燒、盜汗、呼吸急促，接著進行到嗜睡、不明原因的體重減輕、不明慢性腹瀉、舌白斑、全身持續性淋巴腺腫等所謂的 AIDS 相關症候群。
卡波西氏肉瘤	Kaposi's sarcoma	是一種可以在皮膚、淋巴結或其他器官中形成腫塊的癌症。皮膚病變通常呈紫色。它們可以單獨在有限的區域內出現，或者廣泛存在。可能會逐漸或迅速惡化。
節肢動物媒介病毒	Arthropod-borne virus	是指一群分屬好幾科並以節肢動物為傳染媒介的病毒，這些病媒節肢動物主要是以吸血的昆蟲為主。病毒在蟲體內繁殖但不會造成節肢動物死亡，大量的病毒還存在於蟲體唾液腺內，因叮咬宿主而在宿主間流傳，有些動物如人類可能會因而生病。

中文	英文 / 學名	定義或註解
日本（B 型）腦炎病毒	Japanese B encephalitis virus	屬於黃病毒科下黃病毒屬的一種小型 RNA 節媒病毒。在臺灣，豬是日本（B 型）腦炎病毒（一九六二年以前的舊名為日本 B 型腦炎）最重要的保存宿主。病媒三斑家蚊先叮到受感染的豬隻，吸入含有病毒顆粒的豬血，萬一再來叮人後，蚊子唾液裡的病毒會從傷口處進入人體。當然，豬傳豬、豬傳人、人傳人、人傳豬都有可能發生，端視人豬之間的親密度及病媒蚊的生活史及特色而定。
三斑家蚊	Culex tritaeniorhynchus	
黃病毒科	Family Flaviviridae	黃病毒科的病毒主要感染哺乳類動物，遺傳物質為單股線型的 RNA。黃病毒科下黃病毒屬有一群節媒病毒與人類的疾病有關。黃病毒科中含有 65 種直徑 30 ～ 50 奈米、具有套膜及單股正向 RNA 的病毒，其套膜只含有單一的醣蛋白和脂質，這與「真正的」套膜病毒不同。病毒的抗原性與套膜病毒科的阿法病毒屬相似。
黃病毒屬	Genus Flavivirus	
腫瘤病毒	Tumor virus；Oncovirus	是一種可以引起癌症的病毒。腫瘤病毒起源於一九五〇～一九六〇年代，急性反轉錄病毒動物感染的研究。亦可稱為 Oncovirus，表示其 RNA 病毒來源。現在指具有致癌性的 DNA 或 RNA 基因的任何病毒，絕大多數的動物病毒不會導致癌症，可能是因為病毒與宿主之間長期共同進化。腫瘤病毒不僅在流行病學中很重要，而且在細胞機制如視網膜母細胞瘤蛋白的研究中也很重要。
傳染性軟疣病毒	Molluscum contagiosum virus	屬於痘病毒科，與痘病毒科的其他病毒有著複雜的結構，包括表面的膜、核心、及側體。無法在體外轉移給動物，對養殖的人類和猴細胞均可引起細胞致病效應（CPE），感染人類引起傳染性軟疣。

中文	英文 / 學名	定義或註解
接觸抑制作用	Contact inhibition	在細胞生物學中，接觸抑制是指兩種不同但關係密切的細胞，在細胞增殖或運動時所產生的接觸抑制作用。多數的情況是當兩個細胞因分裂增殖而相互接觸時，它們會嘗試改變細胞運動的方向，以避免發生「碰撞」。兩種類型的接觸抑制均是正常細胞的特性，並有助於調節適當的組織生長、分化和發育。
乳頭瘤病毒科	Family Papillomaviridae	該類病毒感染人體的表皮和黏膜組織，目前約有 170 型的 HPV 被鑑別出來，有時 HPV 入侵人體會引起疣甚至癌症，但大多數是沒有任何臨床症狀。
子宮頸上皮內瘤樣病變	Cervical intraepithelial neoplasia；CIN	也稱為子宮頸非典型增生，是子宮頸不典型增生和子宮頸鱗形細胞原位癌的總稱，也是子宮頸浸潤癌的癌前期病變。引起 CIN 的主要原因是 HPV 在子宮頸部位的慢性感染，特別是高感染度的 16 或 18 型 HPV。
伯奇氏淋巴瘤	Burkitt's lymphoma	以外科醫生（Denis Parsons Burkitt）來命名，一九五八年在非洲工作時 Burkitt 首次描述這種淋巴系統（病毒感染了 B 細胞）的癌症。後來，Epstein 與他的學生 Barr 在做伯奇氏淋巴瘤的組織培養時，發現一種新的病毒。經證實其特性與疱疹病毒科的成員相似，為紀念他們，以兩人姓氏名為 Epstein-Barr virus。
艾普斯坦巴爾病毒（EB 病毒）	Epstein-Barr virus；EBV	
傳染性單核球增多症	Infectious mononucleosis	大約有九成是由 EB 病毒感染所引起，常見於青年及兒童，主要是經由唾液交換（法式親吻）傳染，故又稱接吻病。特徵為發熱；淋巴結、脾臟腫大；T 淋巴球顯著增加，持續兩三星期慢慢復原。
接吻病	Kissing disease	
鼻咽癌	Nasopharyngeal carcinoma；NPC	是鼻咽部最常見的癌症，最常見於後外側鼻咽或咽部凹陷處，約佔一半。NPC 發生在兒童和成人身上。NPC 的發生原因、臨床表現和治療方面與頭頸部其他癌症有顯著差異。東亞和非洲的某些地區較常見，其病因可能與飲食、遺傳因素甚至病毒感染有關。

中文	英文 / 學名	定義或註解
EB 早期抗原	EB early antigen antibody；EBEA-Ab	在 EB 病毒感染早期、未出現症狀前即生成的抗體（有 IgA 和 IgG），痊癒後半年內消失。
EB 囊鞘抗原抗體	EB viral capsid antigen antibody；EB-VCA-Ab	EBV 感染的潛伏期為四～六星期，於感染早期 IgM、IgG 陸續生成。IgM 先消失，IgG 在症狀出現時來到高峰值，持續到疾病恢復後數個月逐漸消退，並以低效價維持終生。至於 EB-VCA IgA 則是指存在於呼吸道、腸胃道、泌尿生殖道、口腔等外分泌物中主要的雙體免疫球蛋白，局部比全身性感染時更易生成 IgA。IgA 佔血清免疫球蛋白總量 15% 左右，當測到血中有 VCA IgA 所代表的意義，很有可能是潛伏在鼻咽部位的 EBV 活化，重新啟動了免疫反應。
漿細胞	Plasma cell	是指經免疫細胞交互作用特化後之一種位於組織黏膜上的 B 淋巴球，主要功能在於生成對抗原有特異性的免疫球蛋白（抗體）。
EB 核心抗原抗體	EB nuclear antigen antibody；EB-NA-Ab	在恢復期才出現的抗體(有 IgA 和 IgG)，可終生存在。當 EB-VCA IgM 陽性時，若測不到 EB-NA IgG，則可視為急性感染。
腮腺炎病毒	Mumps virus	腮腺炎病毒是典型的副黏液病毒。具有套膜，核蛋白不分段、呈螺旋狀，內部基因體為負向單股 RNA。病毒極易生長於雞胚或養殖細胞內，人類可能是唯一的天然宿主，實驗動物可用猴子，引起與人類相似的症狀。
人類腸道細胞致病性病毒	Enteric cytopathogenic human orphan virus；ECHO virus	於一九五〇年代因細胞培養而發現，當時並未發現這些病毒與致病性有關，現已知部分病毒型可引起輕微的呼吸道、腸道及中樞神經系統疾病。ECHO 病毒亦是典型的腸病毒，形態與性質類似克沙奇病毒，目前已知有 32 種血清型。

中文	英文／學名	定義或註解
克沙奇病毒	Coxsackievirus	克沙奇病毒的大小、外形、結構及性質與小兒麻痺病毒類似，亦為典型的腸病毒。病毒分為 A、B 兩大群，A 族包括 23 個血清型；B 族有 6 個血清型。克沙奇病毒與其他腸病毒最大之不同處，在於對新生小白鼠特別具有致病力。可能是經腸胃道及呼吸道感染，A 族侵襲骨骼肌；B 族則是引起腦炎及心肌、胰臟、肝臟之炎症變化。
克沙奇病毒 A 族	Coxsackievirus group A	
克沙奇病毒 B 族	Coxsackievirus group B	
疱疹性咽峽炎	Herpangina	克沙奇感染所引起的疾病包括疱疹性咽峽炎、夏季熱、流行性胸痛、無菌性腦膜炎、新生兒心肌炎或心包炎、普通感冒、手口足病等。病毒廣布於大自然，人類可能是其唯一的天然宿主，病毒的傳播方式是經由糞便汙染、飛沫傳播或直接接觸。傳播速度非常快。
夏季熱	Summer fever	
流行性胸痛	Pleurodynia	
心包炎	Pericarditis	
腸病毒 71 型	Enterovirus 71	可能是新（變異）的腸病毒病毒株，不給予新名稱，直接以號碼 68 至 72 稱之。腸病毒 71 型與小兒麻痺病毒類似，會感染腦部，造成中樞神經系統的嚴重併發症。
脊髓灰白質炎病毒	Poliovirus	俗稱小兒麻痺病毒，為小 RNA 病毒科、腸病毒屬的一員，同屬病毒的構造和特徵大致相似。病毒顆粒甚為安定，在水中、牛奶或其他食品中可生存很久，傳播力很強。小兒麻痺病毒可感染的宿主範圍很窄，天然宿主僅限於人類，一般只能經由實驗接種（感染黑猩猩或猴子）。
小兒麻痺	Infantile paralysis	小兒麻痺屬於脊髓灰白質炎病毒急性感染。病毒感染率雖有驚人的九成五以上，但大都為無明顯症狀的次臨床感染，只有少數人或兒童會發病，大多只有發燒、不適感而已。嚴重時病毒侵犯中樞神經系統，破壞脊髓內的運動神經元而造成小兒鬆弛性麻痺症。這是一種以弱或癱瘓為特徵的疾病，並且在沒有其他明顯原因（如創傷）的情況下肌肉張力降低。
鬆弛性麻痺症	Flaccid paralysis	

中文	英文 / 學名	定義或註解
沙賓疫苗	Sabin vaccine	是一種口服的、減毒的活性小兒麻痺病毒疫苗，沙賓疫苗有單價和三價（型 1 和型 3）兩種製劑，臺灣現在大都採用三價的沙賓疫苗。
沙克疫苗	Salk vaccine	死的小兒麻痺病毒疫苗，常採注射用。預防小兒麻痺病毒急性感染唯一有效的方法乃是疫苗接種。
口蹄疫病毒屬	Genus aphthovirus	病毒在分類上為小 RNA 病毒科的口蹄疫病毒屬，病毒的大小、各種特性與人類的腸病毒類似。口蹄疫是一種急性的病毒感染症，也是世界各國最重視的家畜惡性傳染病。
狂犬病	Rabies	狂犬病是一種發生於中樞神經系統的急性傳染病，人類通常是被病毒感染的動物（常見如狗、貓）咬傷而感染。病毒侵害腦部後，引起嚴重的病理變化，導致動物或人類的性格由變成兇暴。
狂犬病病毒	Rabies virus	狂犬病的病原是狂犬病病毒。分類上屬於桿狀病毒。桿狀病毒的種類繁多，可感染哺乳動物（狼、犬、蝙蝠）、鳥類、魚蝦以及昆蟲。唯一能引起人類疾病的是狂犬病病毒。
桿狀病毒	Rhabdovirus	
登革熱病毒	Dengue virus；Dengue fever virus	登革熱病毒屬於節媒病毒，病毒的形體較小，存在於動物的血液裡，是一種具有套膜及單股正向 RNA 的病毒。登革熱病毒引起登革熱，主要是藉由白線斑蚊和埃及斑蚊為媒介來傳播。
登革熱	Dengue；Dengue fever	
登革出血性熱；出血性登革熱	Dengue hemorrhagic fever；DHF	當一地區同時有兩種以上不同血清型之病毒流行時，易發生登革出血性熱，這可能與人體的免疫增強反應有關。

中文	英文／學名	定義或註解
登革休克症候群	Dengue shock syndrome；DSS	嚴重一點的出血性登革熱甚至會導致休克，所以又稱為登革休克症候群，或是續發性登革熱。
漢他病毒	Hantavirus	漢他病毒為韓國出血熱的病原，漢他病毒屬於本洋病毒科之單股分段 RNA 病毒，漢他病毒引發出血熱的病理機制可能與不同的病毒型有關。漢他病毒普遍存在於鼠類。人類感染漢他病毒所引發的急性症候群有漢他病毒肺症候群和漢他病毒伴隨腎症候群出血熱。
韓國出血熱	Korean hemorrhagic fever；KHF	
本洋病毒科	Family bunyaviridae	又譯為布尼亞病毒科，屬於有套膜的負鏈 RNA 病毒。常見於節肢動物或囓齒動物體內，偶爾也可感染人類。除了漢他病毒外，均是透過節肢動物來傳播。感染病例通常與傳播媒介的活動性有關，例如蚊類傳播病毒常見於夏天。
漢他病毒肺症候群	Hantavirus pulmonary syndrome；HPS	為感染漢他病毒所引發的急性症候群，早期症狀為發燒、頭痛和嚴重的肌肉痛，四至五天後出現後期症狀如嚴重肺積水、咳嗽、呼吸急促，嚴重時甚至休克、死亡。死亡率高達 50%。
漢他病毒伴隨腎症候群出血熱	Hemorrhagic fever with renal syndrome；HFRS	主要見於亞、歐洲，除了類似感冒（發燒、疲倦、肌肉痛）的早期症狀外，主要是出血及嚴重的腎衰竭，甚至導致循環障礙，包括休克、出血、肺水腫，死亡率小於 10%。
顆粒性球刺激因子	Granulocyte stimulating factor；GCSF	是刺激骨髓產生顆粒性白血球並將其釋放到血流中的醣蛋白。在功能上，它是細胞因子和激素，由許多不同的組織產生。並可刺激前期或成熟嗜中性球的存活、增殖、分化及功能。

中文	英文／學名	定義或註解
伊波拉病毒	Ebola virus	伊波拉病毒與馬堡病毒同屬線病毒科，但獨立成伊波拉病毒屬。病毒具有套膜，為單股負向 RNA 病毒。在電子顯微鏡下可見到病毒呈直線形，亦有環形、U 字型或 9 字型。伊波拉病毒感染可導致伊波拉出血熱，罹患此病可致人於死，包含數種不同程度的症狀如噁心、嘔吐、腹瀉、全身痠痛、體內外出血、發燒等，病症與馬堡病毒感染相似。
伊波拉病毒屬	Genus Ebolavirus	
馬堡病毒	Marburg virus	
線病毒科	Family Filoviridae	
白面僧帽猴	White-faced capuchin monkey；Cebus capucinus	又稱為捲尾猴，也叫白頭捲尾猴、白面捲尾猴或白喉捲尾猴，是一種小型的新世界猴（新世界猴指的是闊鼻小目的猴子），生活在南美和中美的雨林地區。
感染性變性蛋白質	Proteinaceous infectious particles	簡稱為蛋白子，是一種醣蛋白，分離出來的病原體只有蛋白質而沒有核酸。能通過過濾器並且具有感染力，潛伏期較長，以往被稱作慢病毒。對一些化學或物理處理皆有抗性，可耐 80℃ 高溫，抗紫外線、甲醛及蛋白酶。
蛋白子	Prion	
慢病毒	Slow virus	
傳染性海綿樣腦病	Transmissible spongiform encephalophathy；TSE	人類和動物感染了蛋白子會使腦組織出現空洞的海綿樣變化，並有類澱粉樣顆粒堆積，造成漸進性腦功能退化，出現癡呆與活動失調等症狀。感染後往往要經過很長的潛伏期才發病，且不會刺激宿主產生干擾素。人在出現症狀後半年至一年死亡。是一種致死性很高的疾病。
類澱粉樣顆粒	Amyloid plaque	
羊括搔病	Scrapie	於一七三八年首度被發現，因為病羊會靠在柱子上磨擦頭部和身體抓癢，故名為括搔病。此為自然傳染的神經性疾病，造成羊腦部海綿樣病變，導致運動失調、癲癇、癱瘓，終至死亡。致病原蛋白子，會在羊群之間傳播，最有可能是母羊垂直感染給小羊。

中文	英文／學名	定義或註解
傳染性貂腦病	Transmissible mink encephalophathy；TME	可能是貂吃到了病羊的肉所引起，病症與羊括搔病相似。
牛海綿樣腦病	Bovine spongiform encephalophathy；BSE	俗稱狂牛症（Mad cow disease）。飼料的來源中若有病牛羊，牛隻將因食入帶有蛋白子的飼料而感染。狂牛症是一種進行性腦功能退化疾病，由於病牛腦部產生海綿狀空洞，產生行為異常、運動失調、痴呆、肌肉痙攣等，最後死亡。食用病牛製品，可能會將蛋白子傳給人類，造成新型庫賈氏病。
庫賈氏病	Creutzfeldt–Jakob disease；CJD	食用病牛製品，可能會將蛋白子傳給人類，造成漸進性腦功能退化，出現癡呆與活動失調等症狀。感染後往往要經過很長的潛伏期才發病，且不會刺激宿主產生干擾素。人類在出現症狀後半年至一年死亡。是一種致死性很高的疾病。
庫魯病	Kuru disease	是一種發生於巴布亞新幾內亞原始食人部落中的疾病，一般推測最早的庫魯病應來自於偶發性庫賈氏病的病人，傳染途徑為經由食用族人的儀式而感染。
賈庫氏病症候群	Gerstmann-straussler-scheinker；GSS	人類感染了蛋白子會引起致命性傳染性海綿樣腦病，使腦組織出現空洞的海綿樣變化，造成漸進性腦功能退化，出現癡呆與活動失調等症狀。所造成的疾病有庫魯病、賈庫氏病（症候群）及致死性家族性失眠症。
致死性家族性失眠症	Fatal familial insomnia；FFI	
人類海綿樣腦病	Human spongiform encephalopathy；HSE	即庫賈氏病，臨床上將人類的海綿樣腦病分為偶發性庫賈氏病、醫源性庫賈氏病、家族性庫賈氏病和變異性庫賈氏病等四種。

中文	英文 / 學名	定義或註解
偶發性庫賈氏病	Sporadic CJD	由於在人體細胞內的蛋白子發生偶發性突變，因產生突變的蛋白子所造成。根據目前的研究，發病年齡為五至六十歲，出現癡呆症狀，發生機率約為百萬分之一。
醫源性庫賈氏病	Iatrogenic CJD	由醫療行為所傳染，例如治療癲癇時植入被病原汙染又消毒不全的電極，或經由角膜移植而感染。
家族性庫賈氏病	Familial CJD	屬於遺傳性的傳染性海綿樣腦病。突變的蛋白子基因發生在生殖細胞而遺傳給下一代，出現行為失常、癡呆、運動失調等症狀。
變異性庫賈氏病	Variant CJD	屬於新型庫賈氏病。可能是因為食用患有狂牛症的牛肉而造成。發病年齡較偶發性庫賈氏病來得輕，約二至三十歲，主要出現憂鬱等精神方面的症狀。

• 寄生蟲與節肢動物

中文	英文／學名	定義或註解
原蟲	Protozoa	是指一群真核性的單細胞生物（原生動物）。目前已知的原蟲有一萬多種為寄生性，寄生人類又引起疾病的只有幾十種。
蠕蟲	Helminth	為多細胞的後生動物。較重要的有線蟲門、鉤頭蟲門、扁蟲門，扁蟲又可分為吸蟲與條蟲兩大類。
節肢動物	Arthropods	自然界中種類最多、分布最廣的一門生物。有多足、甲殼、昆蟲、蜘蛛等四綱。
寄生生活	Parasitism	某些較低等生物在生存競爭壓力下，隨著環境發生變化以及本身適應能力之差異，逐漸發展出一套以依賴其他生物來獲得生存空間的一種生活方式。
宿主	Host	一般稱被寄生的生物為宿主，有終宿主、中間宿主、保幼宿主、保蟲宿主、帶蟲者之分與定義。
體內寄生蟲	Endoparasite	是指寄生於動物宿主體內的寄生物。
體外寄生蟲	Ectoparasite	是指寄生於動物宿主體表並不會侵入體內的寄生物。
暫時性寄生蟲	Temporary parasite	是指在寄生物的生活史中的某一時期必須寄生在宿主身上的寄生物。
永久週期性寄生蟲	Periodical parasite	整個生活史都必須在宿主身上完成，但某一段有週期性的時間可離開宿主自由生活。

中文	英文 / 學名	定義或註解
專性寄生蟲	Obligatory parasite	指寄生物一生中至少有一階段必須在宿主體內完成。
兼性寄生蟲	Facultative parasite	可寄生也可獨立自由生活。
感染型寄生蟲	Infective parasite	指在發育的生活史中,對宿主(是以人類為主)具有感染力時期的寄生蟲。
偶然性寄生蟲	Incidental parasite	指寄生蟲在一般的情況下不會感染人,但有時會意外寄生於人體,
病媒	Vector	傳播疾病的媒介,常是指節肢動物。有生物型和機械型攜帶病原體兩類。
人畜共通寄生蟲病	Zoonoses	是從脊椎動物到人類自然傳播的任何疾病或感染。人類飼養的家畜家禽在維持自然界中的人畜共通疾病感染中扮演重要的角色。人畜共通疾病的病原常是指可同時感染動物及人類的細菌或寄生蟲。
線蠕蟲	Nematodes	可簡稱線蟲。體型修長,呈圓桶線狀,兩側對稱,體表覆蓋有角皮層。並無真正的體腔,其內部各器官皆懸浮於「假體腔動物」特有的體液之內。
疥瘡	Scabies	一種由疥蟎寄生於皮膚,具有高傳染性的搔癢病症。
疥蟎	Sarcoptes scabiei	又稱疥蟲,為疥瘡的病原。疥蟎在分類上屬於蜘蛛綱,為一種八足的節肢動物。

中文	英文 / 學名	定義或註解
蜘蛛綱	Class arachnida	又名蛛形綱，是節肢動物下的一綱，約有六七百萬左右個物種，包括蜘蛛、蠍子、壁蝨、蟎等。
孔道	Burrow	雌疥蟎在皮膚表面啃食角質層，以獲取能量並方便產卵於 1～10 公厘的孔道內。疥蟎的挖掘活動及蟲卵在孔穴裡存在，使得皮膚出現難忍的奇癢。
衛氏肺吸蟲	Paragonimus westermani	在分類上為斜睪目、隱孔吸蟲科科、並殖屬的軟體動物，一種外形大小像花生米的吸蟲。成蟲寄生於人、貓、狗的肺臟。
川卷螺	Semisulcospira libertina	是一種具有鰓蓋的淡水螺類，屬於半鞭毛科的水生腹足類軟體動物。廣泛分布於東亞地區如中國、韓日和臺灣。在一些國家，它被作為食物來源。醫學上重要的是做為支睪吸蟲，肺吸蟲的第一中間宿主。
胞蚴	Sporocyst	通常是指毛蚴在第一中間宿主體內所發育成的第二期幼蟲。
雷蚴	Redia	在胞蚴內藏有多個雷氏幼蟲稱之。
尾蚴	Cercaria	通常是指雷蚴內所形成的數個有尾巴可泳動的第三期幼蟲（泳動幼蟲），此時期的幼蟲常自螺獅宿主逸出體外。
囊蚴	Metacercariae	尾蚴成熟後從螺獅體內釋出於外，在水生植物上或鑽入另一宿主內形成囊。

中文	英文 / 學名	定義或註解
卡氏肺囊（孢子）蟲	Pneumocystis carinii	由卡瑞尼於一九〇九年所發現的一種類似孢子蟲（但可細胞外寄生）的原生動物，目前分類地位未定，介於真菌與孢子蟲之間。
肺囊蟲病	Pneumocystosis	由卡氏肺囊（孢子）蟲感染所致的肺疾。
間質性漿原細胞肺炎	Interstitial plasma cell pneumonia	一種肺部間質被細胞侵潤後充滿細胞分泌物，造成肺泡隔膜增厚，出現發燒、呼吸急促、乾咳的肺炎。
囊內體	Intracystic body	有些原蟲在囊體期也會分裂生殖，囊內體是指在囊體內的小細胞。
大腸纖毛蟲	Balantidium coli	大腸纖毛蟲在分類上屬於纖毛蟲綱、結腸小袋科。是已知感染人類的唯一纖毛門成員。引起的大腸纖毛蟲症是一種人畜共通寄生蟲病，被汙染的水源是最常見的傳播機制。
纖毛蟲綱	Ciliata	
寄生致病性阿米巴	Pathogenic amoeba	阿米巴可分為等寄生致病性阿米巴、共生性或非致病性阿米巴、致病性獨立生活阿米巴、嗜糞性阿米巴四類，其分類的根據有外形、核的形態、囊體的大小與形狀及類染色質體的形態、數目。
共生性 / 非致病性阿米巴	Commensal or non-pathogenic amoeba	
致病性獨立生活阿米巴	Pathogenic free-living amoeba	
嗜糞性阿米巴	Coprozoic amoeba	
類染色質體	Chromatoid body	阿米巴原蟲特有類似染色體的胞器。

中文	英文 / 學名	定義或註解
痢疾阿米巴	Entamoeba histolytica	唯一具有致病性的阿米巴原蟲。
阿米巴痢疾	Amoebic dysentery	痢疾阿米巴寄生於人體時所引發的腸胃道病症，在被臺灣列為第二類法定傳染病。
阿米巴肝膿瘍	Amoebic liver abscess	痢疾阿米巴隨血液及淋巴侵入肝臟所造成的一種症狀，在肝右葉形成很多磚紅色的膿。
囊前期營養體	Pre-cyst trophozoite	指阿米巴在營養體形成一層細胞壁，準備要變成囊體的時期。
後囊期營養體	Meta-cystic trophozoite	當囊體被人吃進，經胃酸、小腸液消化刺激後，脫囊進行分裂的時期。
腸道阿米巴蟲症	Intestinal amoebiasis	有症狀的痢疾阿米巴蟲感染，可分為痢疾：症狀為腹痛、腹瀉、血便。和非痢疾性大腸炎：症狀為腹痛、腹瀉、寒熱、嘔吐。
阿米巴性腫瘤	Amoeboma	症狀為大腸壁上有細胞增生，以X光檢查易誤診為癌瘤。
腸道外阿米巴蟲症	Extra-intestinal amoebiasis	有些種類的痢疾阿米巴蟲致病力極強，侵入腸道外的組織後，造成特殊的病變。
續發性阿米巴蟲腦膜炎	Secondary amoebic meningoencephalitis	痢疾阿米巴蟲由腸道感染再轉移到中樞神經所引起的症狀為嚴重前額頭痛、發燒、神經性食慾減退、噁心、嘔吐、腦膜有興奮徵狀、頸部僵直。

中文	英文／學名	定義或註解
性接觸寄生蟲病	Sexually-transmitted parasitosis	泛指寄生性原蟲經由不潔或危險之性行為所傳播的局部或全身性病症。蟲體常是透過分泌物侵入受損的黏膜而傳染。
性接觸傳染病	Sexually transmitted disease；STD	醫學上較常用的正式名詞，與花柳病的定義有點不同。泛指經由不潔或危險之性行為（不完全指單純的交溝）所傳播的局部或全身性病症。
鞭毛滴蟲	Trichomonas spp.	為一群單細胞、真核性的原生動物，屬於寄生於腔道的滴蟲。
副基體	Parabasal body	鞭毛滴蟲具有像真核生物高基氏體但特化的胞器，與鞭毛形成有關。
營養體	Trophozoite	又稱為活動體。是指原蟲在良好的環境下，可攝食、運動、繁殖，具生命現象的蟲體型式。
前鞭毛	Anterior flagella	均是指陰道滴蟲獨特的鞭毛形式。四根從營養體頭部向前伸出；一根伸出往後面連接短的波動膜。
回鞭毛	Recurrent flagella	
軸柱	Costa	尾端沒有鞭毛伸出，為一退化的運動胞器，可能與泳動時保持平衡性有關。
蛔蟲	Ascaris lumbricoides	臺語的蛔蟲，一種最大型的腸道寄生性線蟲之一。分類上為胞管腎綱（Secernentea）、蛔蟲目（Ascaridida）、蛔蟲科（Ascarididae）的蛔蟲屬（Ascaris）。
蛔蟲病	Ascariasis	是指感染到蛔蟲所引起或輕或重的病症。

中文	英文 / 學名	定義或註解
交尾刺	Spicules	是指雌雄異體之公線蟲所特化的刺狀交配器官。
蟯蟲	Enterobius vermicularis	分類上為胞管腎鋼（Secernentea）下尖尾目、尖尾科（Oxyuridae）的一種小型蠕蟲，成蟲寄生於盲腸，夜晚雌蟲爬至肛門產卵，造成搔癢症。俗稱針蟲（Pinworm），形容像針尖一樣細小。
自體重複感染	Auto infection	常是指寄生於人體的線蠕蟲產卵後並未被排出體外，直接發育成感染型幼蟲又感染人體。
鉤蟲病	Hookworm disease	是一種寄生於人以及犬貓腸道的線蟲。蟲體呈灰白色或粉紅色，頭部稍微彎曲，這個前端彎曲形成了一個明確的鉤形。因而得名。最大特色是擁有發達的口囊和切齒，藉以勾咬住腸壁。
鉤蟲	Hhookworm	人體腸道有十二指腸鉤蟲和美洲鉤蟲，而寄生在貓狗為主的動物則是犬鉤蟲、錫蘭鉤蟲以及巴西鉤蟲。其中以十二指腸鉤蟲對人類的危害最大。上述五種鉤蟲，除了巴西鉤蟲外，臺灣都有。
腹齒	Buccal capsule teeth	又名切板（Cutting board），是鉤蟲口器的咬著構造，十二指腸鉤蟲是兩對大尖牙；美洲鉤蟲則是呈整片板狀齒。
桿狀幼蟲	Rhabditiform larvae	有些線蟲的初期幼蟲，體型較粗短。
絲狀幼蟲	Filariform larvae	桿狀幼蟲經兩次脫皮後所形成較纖細的幼蟲，常為感染型。
著地癢	Ground itching	鉤蟲幼蟲鑽入皮膚時所引起的發癢及紅腫等症狀。

中文	英文 / 學名	定義或註解
爬行疹	Creeping eruption	動物的鉤蟲幼蟲誤鑽入人的皮下時所引起的皮內幼蟲移行症，主要症狀為紅疹及發癢，皮膚上出現稍微隆起、蜿蜒伸展的病灶。
薑片蟲病	Fasciolopsiasis	即是由布氏腸吸蟲所引起的感染症。
布氏薑片蟲	Fasciolopsis buski	分類學上為複殖亞綱（Digenea）、棘口吸蟲目（Echinostomida）、（Fasciolidae）片形吸蟲科、（Fasciolopsis）薑片蟲的一種大型的腸道吸蟲。因外觀極像薄切薑片，俗稱薑片蟲。
吸蟲	Fluke；Trematode	在分類學上屬於扁蠕蟲（Platyhelminth）的一種無脊椎動物。
圓葉目	Order Cyclophyllidea	屬於扁形動物門下的一分目，大多數寄生於人體的條蟲屬之。
擬葉目	Order Pseudophyllidea	與圓葉目同為扁形動物門下的一分目，少數種寄生於人體的條蟲屬之。
焰細胞	Solenocyte；Flame cell	條蟲體節是由實質組織所組成，沒有消化道，因此特化出一種專門可將代謝廢物排出體外的特殊細胞。
有鉤條蟲	Taenia solium	分類上為真條蟲亞綱（Eucestoda）、圓葉目（Cyclophyllidea）下（Taeniidae）帶蟲科的一種條蟲。又稱豬肉條蟲，成蟲長 2～7 公尺，體節少於一千節。
囊尾幼蟲	Metacestode	囊尾蚴是某些條蟲的幼蟲階段，充滿包囊。在條蟲感染中，可以以游離的形式看到囊性內體，並將其封閉在生物組織如腸粘膜中。

中文	英文 / 學名	定義或註解
囊尾幼蟲症	Cysticercosis	如果囊尾幼蟲不安於「腸道」，四處「趴趴走」到皮下組織、眼、腦、肌肉、心臟、肝、肺等部位，而見有發燒、疲倦、衰弱、肌肉疼痛及痙攣的病徵。這種偶發的寄生蟲病，嚴重時會致命。
無鉤條蟲	Taenia saginata	分類上為真條蟲亞綱（Eucestoda）、圓葉目（Cyclophyllidea）下（Taeniidae）帶蟲科的一種條蟲。
牛肉條蟲	Beef tapeworm	成蟲為乳白長帶狀，體長較平均，約 4～5 公尺，體節介於一千至兩千節。人吃了含有囊尾幼蟲且未煮熟的牛肉而感染。
體節	Proglottids	又稱為節片。寄生於人體之條蟲成蟲蟲體的基本構造，其片數、形態大小視種類而異，差距很大。
六鉤幼蟲	Hexacanth embryo；Oncosphere	頭節含有鉤的條蟲，在卵內的胚胎內即呈有鉤狀物，孵出後稱為六鉤幼蟲。
頭節	Scolex	顧名思義，所有條蟲頭部的首節稱之。視物種不同，上有吸盤或吸溝、鉤狀物或突起物等，以利附著在宿主組織內。
複殖亞綱	Digenea	寄生人體的吸蟲均屬於複殖亞綱，生活史複雜。成蟲寄生於脊椎動物，幼蟲寄生於螺獅。複殖亞綱吸蟲的大小和體形因種類不同差異頗大，住留在血液或組織的吸蟲形態較為特殊。

中文	英文 / 學名	定義或註解
螺獅	Snail	螺獅又名蜗蝓，並不是生物學上一個分類的名稱。一般是指腹足綱的陸生所有種類，屬於貝類軟體動物。一般英文並不區分水生的螺類和陸生的蝸牛，中文的蝸牛單指陸生種類，雖然也包括許多不同科屬的動物，但形狀都相似。
中華肝吸蟲	Clonorchis sinensis	又稱中華支睾吸蟲，為吸蟲綱、後睾科的吸蟲，最大特色是成蟲有繁複的分支睾丸以及容易辨識的蟲卵。
毛蚴	Miracidium	指吸蟲類生活史的第一期幼蟲，剛從卵孵出。
保蟲宿主	Reservoir host	是指除了人之外，寄生蟲的其他動物終宿主。
支睾吸蟲症	Clonorchiasis	中華肝吸蟲寄生在人類的膽管和膽囊，以膽汁為食。全世界估計有三千多萬人受到感染，多為東亞和東南亞的河川地區居民，患者可能有黃疸、腹瀉、或其他肝膽病變。
吡喹酮	Praziquqntel	一種廣泛被使用且有效的驅吸蟲藥。
弓蟲病	Toxoplasmosis	由剛地弓（形）蟲感染所致的全身組織及腦部病變，通常病徵為輕微或具有自限性，但是會對胎兒和具有免疫缺陷的人或貓造成嚴重甚至是致命的傷害。屬於人畜共通傳染病之一。
剛地弓（形）蟲	Toxoplasma gondii	是肉孢子蟲科弓蟲屬的唯一物種，屬於哺乳動物體內的寄生物，已確定的宿主是貓。而剛地弓（形）蟲的帶蟲者包括了很多的恆溫動物。在宿主體內的生活史及傳播途徑頗為複雜。

中文	英文 / 學名	定義或註解
速殖子	Tachyzoite	弓蟲生活史中會出現兩種裂殖小體。速殖子大小約 2～4×4～8 微米，而緩殖子存在於組織囊內，組織囊大小 5～109 微米，速殖子和緩殖子的形狀都像新月、香蕉或弓。終宿主為貓科動物，依感染的情況有腸內期和腸外期之分別。中間宿主較廣泛，幾乎所有溫血動物如人類都有可能。
緩殖子	Bradyzoite	
組織囊	Cyst	
胎兒先天性弓蟲症	Congenital toxoplasmosis	孕婦若曾感染過弓形蟲，很容易透過胎盤造成胎兒先天性弓蟲症。除了導致流產、死胎外，受到感染的胎兒生下來後常見有視網膜炎、腦脊髓炎、水腦症、小腦症和畸型。
廣東（住）血線蟲	Angiostrongylus cantonensis	是一種寄生於動物組織的線蟲，分類上為色矛綱下圓線蟲目的住血線蟲科。
線蠕蟲	Nematode；Roundworm	可簡稱線蟲。體型修長，呈圓桶線狀，兩側對稱，體表覆有角皮層。並無真正的體腔，其內部各器官皆懸浮於「假體腔動物」特有的體液內。
非洲大蝸牛	African giant snail	生活在陸地上的大螺獅，一種背著黃棕色大殼的軟體動物，爬行過後會留下黏液痕跡。臺灣的炒螺肉即是用此蝸牛做為食材。
廣東（住）血線蟲病	Angiostrongyliasis	定義為腦膜腦炎之腦脊液裡有大量的嗜酸性球（正常只有很少量）浸潤，發燒、頭痛、頸部僵硬、嘔吐、煩燥等症狀可持續二到十天，少有併發症。若為廣東（住）血線蟲的幼蟲侵犯人類的中樞神經系統所引起的可稱為廣東（住）血線蟲病。
嗜伊紅酸性腦膜腦炎	Eosinophilic meningoencephalitis	

中文	英文／學名	定義或註解
斑氏絲蟲	Wuchereria bancrofti	在分類上斑氏絲蟲為旋尾亞目（Spiruria）下潘尾絲蟲科（Onchocercidae）的一種寄生於人體組織血液的線蟲。科內還有一個知名的犬心絲蟲屬。馬來絲蟲也是一種寄生於人體組織血液血絲蟲，在分類上屬於潘尾絲蟲科下另外獨立的馬來絲蟲屬。
馬來絲蟲	Brugia malayi	
潘氏絲蟲科	Family Onchocercidae	
微絲蟲	Microfilaria	血絲蟲在血中的幼蟲即被稱為微絲蟲，長約210～320微米，體外具有鞘。
血絲蟲病	Filariasis；Onchoceriasis	寄生於人體組織血液的血絲蟲成蟲及微絲蟲所引起的病症稱之。
淡色家蚊	Culex pipiens	別稱庫蚊，是蚊科下一屬的蚊子，常見的有尖音庫蚊（淡色家蚊）、致倦庫蚊、三帶喙庫蚊、三斑家蚊、環狀家蚊、熱帶家蚊等。成蚊翅膀水平展開時透明，翅膀與足部不帶班點或條紋。這兩種家蚊是斑氏絲蟲在臺灣最重要的宿主，金門曾有不少血絲蟲病病例。
熱帶家蚊	Culex quinquefasciatus	
曼蚊	Mansonia	曼森屬的蚊子為大型蚊，黑色或棕色，翅膀和雙腿閃閃發光。牠們在含有某些水生植物的池塘和湖泊中繁殖。可傳播各種節媒性病毒腦炎。
乳糜尿	Chyluria	最常見於血絲蟲寄生所致外圍淋巴管阻塞，該區域隨後的局部炎症使得淋巴管擴張和淋巴管破裂所引發的尿瘺發展，這使得白血球、脂肪、脂肪細胞、可溶性維生素進入尿液。讓患者的尿液呈現像豆漿般的顏色與外觀。
陰囊積水	Hydrocoele	為明顯的睪丸鞘膜內透明液體的積累，膜的最內部包含睪丸。主要的鞘膜積液導致在患側陰囊無痛腫大、且被認為是兩層鞘膜之間流體分泌的吸收缺陷。次要的鞘膜積液則是指繼發於任何炎症或睪丸贅生物之液體。

中文	英文 / 學名	定義或註解
象皮病	Elephantiasis	又稱淋巴絲蟲病。許多被血絲蟲感染的患者並無症狀，然而有些個案卻出現手臂、腳或是生殖器的嚴重水腫，同時患部皮膚變厚並伴隨著疼痛。因淋巴功能障礙，導致發燒、淋巴水腫、淋巴管炎、陰囊水腫，而淋巴液的漏出，刺激皮下組織使皮膚增生、肥大與腫大，外觀似象皮或象腿，經常發生於下肢。
埃及斑蚊	Aedes aegypti	起源於非洲，但如今則可在全球熱帶與亞熱帶區域發現到。主要分布於中國大陸、臺灣、港澳、星馬（稱為埃及伊蚊），是一種會傳播登革熱、茲卡熱、黃熱病與其他疾病的蚊子。可藉由腿部的白色標記與胸節上表面的里拉琴形狀來辨識。雌蚊的平均翅膀長度變化很大。
白線斑蚊	Aedes albopictus	也稱做亞洲虎蚊，屬蚊科，其特徵是有帶白色條紋的腿及小而黑白色的身軀。來自東南亞，散布於馬達加斯加往東到紐幾內亞，北至朝鮮半島的緯度地區。與埃及斑蚊同為登革熱的病媒蚊。
瘧疾	Malaria	中文俗稱「打擺子」、「冷熱病」，是種具有歷史、全球性的重大傳染病。病原為瘧原蟲，藉由雌的瘧蚊叮咬吸血而傳播。
瘧原蟲	Plasmodium sp.	分類上為頂卡綱、真球蟲目、血孢子蟲亞目、虐原蟲科的一群致病性血孢子蟲，藉由瘧蚊來傳播。
瘧蚊	Anopheles sp.	蚊科下瘧蚊屬中約有三、四十種瘧蚊會傳播瘧疾（主要工作），瘧原蟲似乎只愛在終宿主瘧蚊體內行有性生殖。
孢子生殖	Sporogony	瘧原蟲囊體產生孢子的過程。
裂體生殖	Schizogony	由營養體產生裂殖體的過程，在紅血球內一次需要四十八至七十二小時。

中文	英文 / 學名	定義或註解
配子生殖	Gametogony	由裂殖小體再產生大小配子的過程，準備行有性生殖的過程。
紅內期	Erythrocytic stage	瘧原蟲孢子體進入紅血球內寄生與生殖的時期，常是此期造成人生病。
間日瘧原蟲	Plasmodium vivax	引起隔日瘧（Tertian malaria）的一種瘧原蟲，分布於熱帶至溫帶國家。
網狀紅血球	Reticulocyte	是指一種尚未完全成熟的紅血球，占所有末稍血中紅血球總數的 0.5～1.5%。
戒指型	Ring form	隔日瘧原蟲營養體在紅血球內被觀察到的一種特殊型態。細胞質為環狀部分，環上的一紫紅點為細胞核。
薛氏小點	Schuffner's dots	卵形瘧原蟲和間日瘧原蟲的營養體在紅血球內形成一種「戒指型」的蟲體，環形細胞質周圍有一紫紅點稱之，這些血液抹片所觀察到的特殊蟲體胞器可用於蟲種鑑別。
阿米巴型	Amoeboid form	三日瘧原蟲的營養體常橫於紅血球細胞中，呈帶狀（Band form），又稱為帶狀營養體。
大配子母細胞	Macrogametocyte	部分裂殖小體在紅血球內進行減數，產生配子母細胞釋出於血流中。當瘧蚊叮咬人時，隨血液進入蚊胃壁外，繼續發育分化成雌配子。
小配子母細胞	Microgametocyte	小配子母細胞經外鞭毛形成的過程，產生 6～8 根鞭毛狀突出物，之後脫落形成雄配子，在蚊胃內游動。
裂殖小體	Schizont	瘧原蟲在紅血球內的營養體準備生殖分裂時發育成裂殖體（Segmenter），當破壞紅血球會釋出許多的小孢子稱之。很小，直徑約 1.2 微米。

中文	英文 / 學名	定義或註解
三日瘧原蟲	Plasmodium malariae	三日瘧原蟲一次紅內期的裂體生殖需要七十二小時，引起三日瘧（Quartan malaria）。
帶狀	Band from	指三日瘧原蟲的營養體，又名阿米巴型。
齊氏小點	Zieman's dots	圍繞在三日瘧原蟲成熟裂殖小體外的獨特著染顆粒。
惡性瘧原蟲	Plasmodium falciparum	在紅血期內的裂體生殖一次需要三十六至四十八小時，引起惡性間日瘧或稱熱帶瘧。
染色質點	Double chromatin dots	因一個紅血球可被兩個以上的惡性瘧原蟲感染，因此常可看到戒指型有兩個染色質點（細胞核）。
茂氏裂縫	Maurer's clefts	又稱為茂氏小點，在惡性瘧原蟲阿米巴型營養體後期出現，相當於薛氏小點。
卵形瘧原蟲	Plasmodium ovale	引起瘧疾（Malaria）的一種瘧原蟲，主要分布於非洲的亞熱帶以及熱帶國家。
異種生殖	Heteroxenous	瘧原蟲為專性細胞內寄生蟲，且有世代交替現象，需在中間及終宿主間完成的生殖方式。
紅外期；紅前期	Pre-erythrocytic stage	瘧原蟲孢子體進入人體，還未侵襲紅血球前的時期。及所謂的（Tissue form）組織型，形狀為長橢圓形或卵圓形。
外鞭毛形成	Exflagellation	指雄配子母細胞在蚊胃壁外形成鞭毛的過程。
潘氏瘧蚊	Anopheles pattoni	蚊科下瘧蚊屬中的一種瘧蚊，瘧疾傳播最主要的病媒蚊。
血栓	Thrombus	通常是指紅血球通過血管的阻力增加時，血液黏性也相對增加，造成紅血球堆積在微血管壁所形成。

中文	英文／學名	定義或註解
黑水熱	Blackwater fever	多見於惡性瘧之嚴重患者，為一種過敏性疾病。
休眠小體	Hypnozotie	瘧原蟲在肝細胞蟄伏不感染紅血球的晚型裂殖小體。
晚型	Late form	
犬弓蛔蟲	Toxocara canis	又稱狗蛔蟲，是世界上分布最廣的犬科動物腸道寄生蟲。在成犬中，感染常是無症狀的。相比之下，犬弓蛔蟲的人類感染可能是致命的。
弓蛔蟲	Toxocara sp.	是一類寄生於犬、貓的常見蛔蟲，與人的蛔蟲有相似之形態和生活史。當狗或人誤食感染型蟲卵，臨床上會造成弓蛔蟲病。
弓蛔蟲病	Toxocariasis	
貓弓蛔蟲	Toxocara cati	與犬弓蛔蟲在形態大小、生活史及分類學上均相同，只是終宿主是貓科動物，偶而也可感染人類。
頸翼	Cervical alae	弓蛔蟲蟲體最前端向外側長出的特殊構造，功能可能與幫助鑽爬有關。
眼球幼蟲移行症	Ocular larva migrans；OLM	是指弓蛔蟲幼蟲移行到眼球時停止成長，而後被白血球包圍形成肉芽腫。眼部的幼蟲移行病變常見於年紀稍大的病童。
內臟幼蟲移行症	Visceral larva migrans；VLM	泛指有些腸道寄生蟲感染人類時無法發育為成蟲，只好亂鑽亂跑，穿過腸壁經由血液抵達肝、肺、腦、眼、腎或肌肉等組織，造成各種臨床病症。
嗜異癖	Pica	又稱異食症、亂食症，主要表現於持續性地攝取非營養的物質，如泥土，肥皂或任何異物等。這類行為需持續一個月以上，並且在患者食用的物質被認為不適合其年齡應有的發展水平。病因尚不清楚，可能的解釋包括礦物質缺乏症和精神異常等。異食癖在女性和兒童中更為常見。

中文	英文 / 學名	定義或註解
上皮	Tegument	所有的吸蟲均無真正體腔，其表層上皮為活組織，與線蟲的角質上皮不同。
血吸蟲病	Schistosomiasis	泛指六種主要血吸蟲寄生於人類所引起病症的總稱。
日本 （住）血吸蟲	Schistosoma japonicum	日本血吸蟲是寄生於哺乳類肝門靜脈和腸系膜靜脈的寄生蟲、寄生於人類的六種主要血吸蟲之一。在分類上為扁蠕蟲門下吸蟲綱、裂體科的吸蟲。
動物株	Enzootic（animal）strain	通常是指同屬不同種的寄生蟲，只寄生於動物身上，若偶而感染人類時不會在人體內發育為成蟲。
湖北釘螺	Oncomelania hupensis	與臺灣釘螺、邱氏釘螺均為同屬的螺獅，因外殼像是小螺絲釘而得名，大多分布於中國南方水域及臺灣。為日本（住）血吸蟲最重要的第一中間宿主。
童蟲	Schistosomulum	專指血吸蟲類的尾蚴有機會鑽入人體內，脫尾部而成為一種介於幼蟲和成蟲的生活史蟲形。
泳者癢	Swimmer's itch	日本（住）血吸蟲感染人類，尾蚴鑽入皮膚到雌蟲產卵（潛伏期）所造成的皮膚搔癢症。

參考書籍和資料

1. 詹哲豪、林琇茹等；微生物學，一版一刷。華杏出版（股）公司，台北；
   2010 年。

2. 詹哲豪、林琇茹等；簡明微生物學，七版一刷。華杏出版公司，台北；
   2006 年。

3. 詹哲豪：蟲蟲危機 你需要知道的寄生蟲 & 節肢動物圖鑑及其疾病與預
   防！，初版一刷。晨星出版有限公司，台中；2017 年。

4. 詹哲豪：健檢報告完全手冊，初版一刷。晨星出版有限公司，台中；
   2014 年。

5. 閻啟泰、楊定一等；實用微生物及免疫學，初版一刷。華杏出版（股）
   公司，台北；2011 年。

6. 林金絲；實用傳染病防治學，二版三刷。華杏出版（股）公司，台北；
   2008 年。

7. 汪蕙蘭：醫用微生物及免疫學，初版一刷。新文京開發出版有限公司，
   新北市；2014 年。

8. 曾道一：基礎微生物學精華，二版。新文京開發出版有限公司，新北市；
   2014 年。

9. 王南歷：微生物學要論，初版。合記出版，台北；1978 年。

10. 王貴譽、張瑞烽：微生物學，五版。中央出版，台北；1993 年。

11. 劉武哲：醫用病毒學及其研究方法，初版。國立編譯館，台北；1990 年。

12. Boyd, R. F.：General Microbiology，二版。Times Mirror/Mosby Publishing，
    USA；1984 年。

13. Davis, B. D., et al：Microbiology，三版。Harper & Row，New York USA；
    1981 年。

14. Finegold, S. M. & Martin, W. J.：Diagnostic Microbiology，六版。
    Missourist Louise: C. V. Mosby；1982 年。

www.en.wikipedia.org	www.youtube.com
www.shutterstock.com	www.diseaseshow.com
www.lifetec.com.tw	www.viralzone.expasy.org
www.cdc.gov.tw	www.patientcareonline.com
www.eol.org	www.clinicalgate.com
www.tgw1916.com	www.mycologyadelaide.edu.au
www.keywordsling.com	www.abcdcatvest.org
www.huidziekten.nl	www.gunggaimedia.com
www.baike.com	www.slideshare.com
www.big5.wiki8.com	www.bacteriologynotes.com
www.pinterest.com	www.quora.com
www.blog.xuite.net	www.darwin.bio.uci.edu
www.webmed.com	www.veterina.info.com
www.studyblue.com	www.disease.lifepedia.net.com
www.slideshare.net	www.minipiginfo.com
www.baike.baidu.com	www.souid.com
www.researchgate.net	www.52qe.cn
www.medicine.academic.ru.com	www.twitter.com
www.cdc.gov.com	www.blog.nownews.com

國家圖書館出版品預行編目資料

流行病：你需要知道的 101 個病原體圖鑑 / 詹哲
豪著 . -- 初版 . -- 臺中市：晨星 , 2019.08
　　面；　公分 . --（看懂一本通；005）
ISBN 978-986-443-900-3（平裝）

1. 流行病學　2. 病原體

412.4　　　　　　　　　　　　108009905

看懂一本通 005

流行病
你需要知道的 101 個病原體圖鑑

作者	詹哲豪
編輯	李俊翰
校對	賴韋任、IVY
美術設計	張蘊方
封面設計	張蘊方

創辦人	陳銘民
發行所	晨星出版有限公司
	台中市 407 工業區 30 路 1 號
	TEL：（04）23595820　FAX：（04）23550581
	E-mail:service@morningstar.com.tw
	http://www.morningstar.com.tw
	行政院新聞局局版台業字第 2500 號
法律顧問	陳思成律師
初版	西元 2019 年 08 月 01 日

郵政劃撥	22326758（晨星出版有限公司）
讀者服務	（04）23595819 # 230
印刷	上好印刷股份有限公司

定價：350 元

（缺頁或破損的書，請寄回更換）

ISBN 978-986-443-900-3

Printed in Taiwan.

線上回函
加入晨星，即享『50 點購書金』
填寫心得，即享『50 點購書金』

407
台中市工業區 30 路 1 號

晨星出版有限公司

請沿虛線摺下裝訂，謝謝！

更方便的購書方式

(1) 網　　站：http://www.morningstar.com.tw
(2) 郵政劃撥　賬號：22326758
　　　　　　　戶名：晨星出版有限公司
　　　　　　　請於通信欄中文明欲購買之書名及數量
(3) 電話訂購：如為大量團購可直接撥客服專線洽詢

◎ 如需詳細書目上網查詢或來電索取。
◎ 客服專線：04-23595819#230　　傳真：04-23597123
◎ 客戶信箱：service@morningstar.com.tw